互联网＋乡村医生培训教材

总主编　何清湖　宋春生

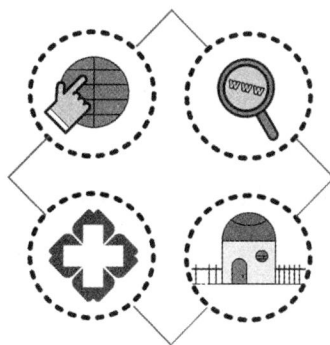

初级卫生保健

（供乡村医生、全科医生等基层医护人员用）

主编　蒋小剑　刘　娟

全国百佳图书出版单位

中国中医药出版社

·北 京·

图书在版编目（CIP）数据

初级卫生保健 / 蒋小剑，刘娟主编 . —北京：中国
中医药出版社，2021.11
互联网＋乡村医生培训教材
ISBN 978-7-5132-7156-1

Ⅰ . ①初…　Ⅱ . ①蒋… ②刘…　Ⅲ . ①卫生保健—职
业培训—教材　Ⅳ . ① R161

中国版本图书馆 CIP 数据核字（2021）第 176089 号

中国中医药出版社出版

北京经济技术开发区科创十三街 31 号院二区 8 号楼
邮政编码　100176
传真　010-64405721
河北品睿印刷有限公司印刷
各地新华书店经销

开本 787×1092　1/16　印张 14.5　字数 289 千字
2021 年 11 月第 1 版　2021 年 11 月第 1 次印刷
书号　ISBN 978-7-5132-7156-1

定价　59.00 元
网址　www.cptcm.com

服 务 热 线　010-64405510
购 书 热 线　010-89535836
维 权 打 假　010-64405753

微信服务号　zgzyycbs
微商城网址　https://kdt.im/LIdUGr
官 方 微 博　http://e.weibo.com/cptcm
天猫旗舰店网址　https://zgzyycbs.tmall.com

如有印装质量问题请与本社出版部联系（010-64405510）

《初级卫生保健》编委会

前　言

习近平总书记指出："没有全民健康，就没有全面小康。"2020 年 10 月，中国共产党第十九届中央委员会第五次全体会议审议通过了《中共中央关于制定国民经济和社会发展第十四个五年规划和二〇三五年远景目标的建议》，其中明确指出："坚持把解决好'三农'问题作为全党工作重中之重，走中国特色社会主义乡村振兴道路，全面实施乡村振兴战略。"

随着社会主义新农村建设的不断推进、医药卫生体制改革的日益深化和农村疾病流行模式的逐步改变，农村居民对乡村医生的整体素质寄予了新的期待，农村卫生工作对乡村医生提出了更高要求。乡村医生是我国医疗卫生服务队伍的重要组成部分，是最贴近亿万农村居民的健康"守护人"，是发展农村医疗卫生事业、保障农村居民健康的重要力量。长期以来，受多种历史条件影响，我国乡村医生业务素养整体不高，乡村医疗服务水平比较低下，与乡村经济蓬勃发展、农村居民医疗卫生服务需求日益增长的速度不相适应。因此，全面加强乡村医生队伍建设，提升乡村医疗服务水平，构建和谐稳固的基层医疗服务体系，是新时代发展对乡村医疗服务提出的新要求，是达到全面实施乡村振兴战略目标的重要内容。

立足国情，紧扣需求，尊重规律，制定实施全面建成小康社会阶段的乡村医生教育规划，强化素质能力培养培训，加快乡村医生队伍向执业（助理）医师转化，提高整体服务水平，逐步缩小城乡基层卫生服务水平的差距，已经成为当前和今后一段时期深化医改、加强农村卫生工作、推进新农村建设、保障和改善民生的一项重要而紧迫的任务。

为全面落实党中央重要决策部署，中国中医药出版社和湖南中医药大学共同策划了《互联网＋乡村医生培训教材》的编写出版工作。旨在通过编写规范化教材，以互联网＋网络远程教学、面授讲座和临床辅导教学相结合等方式，提升乡村医生专业理论水平和临床操作技能，以满足新时代基层人民的健康需求。

为了编写好本套教材，我们前期做了广泛的调研，充分了解了基层乡村医生的切实需求，在此基础上科学设置了本套教材内容体系和分册章目。本套教材共设置了《中医基本理论》《经方临床应用》《中医经典名句》《中医适宜技术》《名医医案导读》《中医名方名药》《中草药辨识与应用》《健康教育中医基本内容》《初级卫生保健》《西医诊疗技能》《常见疾病防治》《危急重症处理》12本分册，编写过程中注重突出以下"五性"特色。

1. 科学性。力求编写内容符合客观实际，概念、定义、论点正确，论据充分，实践技能操作以卫生部门标准或规范、行业标准、各学会规范指南等为依据，保证内容科学性。

2. 实用性。《互联网＋乡村医生培训教材》主要是针对在职的乡村医生，在教材编写的基本要求和框架下，以实际需求为导向，充分考虑基层医疗"简、便、廉、验"的客观要求，根据乡村医生的切实需求设置教材章目，注重技能水平的提高和规范化。

3. 先进性。医学是一门不断更新的学科，在本套教材的编写过程中尽可能纳入最新的诊疗理念和技术方法，避免理论与实践脱节。

4. 系统性。在明确培训的主要对象是在职乡村医生的基础上，有针对性地设置了培训章节和条目，内容强调六位一体（预防、医疗、康复、保健、计划生育、宣传教育），并充分考虑到学科的知识结构和学员认知结构，注意各章节之间的衔接性、连贯性及渗透性。

5. 启发性。医者意也，要启发悟性，引导乡村医生在培训教育和工作实践中不断发现问题、解决问题，从而在工作中不断提高自己的医疗实践能力。

另外，本套教材在整体展现形式上也有较大创新：以纸质教材为主体，辅以多元化的数字资源，如视频、音频、图片、PPT等，涵盖理论阐述、临床操作等内容，充分体现互联网＋思维。

为了尽可能高标准地编写好全国首套基层医生规范化培训教材，我们公开在全国进行了各分册编写人员的遴选，参编人员主要来自全国各大高校和三级甲等医院中学验俱丰的医学专家、学者。全体编写人员肩负使命与责任，前后历时两年余，反复打磨，在完成教材基本内容的基础上，又完善了教学大纲和训练题库，并丰富了数字教学资源，力求编写出一套以在职乡村医生为主要对象、线上线下相融合的基层医生继续教育精品教材，填补乡村医生规范化培训教材的空白。

习近平总书记指出：当今世界正经历百年未有之大变局，我国正处于实现中华民族伟大复兴的关键时期。当前，我国医疗卫生事业发展迎来历史机遇期，进一步转变医学目的，实现我国医疗卫生工作重心下移、战略目标前移，需要全体医务工作者的共同努力。我们真诚希望本套教材的出版和使用，能够为我国乡村医生系统规范化培训提供教材蓝本，为全面提升乡村医疗卫生水平提供助力。

由于我们是首次系统编写乡村医生培训教材，加之融合互联网技术的应用，没有太多经验可以借鉴，本套教材的内容和形式尚有不足之处，希望广大读者能不吝指出，以便我们及时修订和完善，不断提高教材质量。也真诚希望广大乡村医生能够有所收获，在充满希望的美丽乡村建设中，更加有所作为！

何清湖　宋春生
2020 年 11 月孟冬

编写说明

　　《初级卫生保健》是为实现"健康中国"战略需求和满足乡村医生系统化培训的需要，依据中国中医药出版社对该系列教材编写总体思路的指导意见编写而成。本教材可用于乡村医生培养、社区卫生服务机构专业技术人员培训，并可供社区卫生服务改革领域、社区建设领域、社区工作研究领域的实践工作者阅读。

　　本教材依据现代医学模式，基于大卫生大健康理念，以提高人群健康水平为目标，体现贴近社会、贴近社区、贴近农村卫生保健的"三贴近"特点，突出实用性。本教材编写紧紧围绕初级卫生保健的五大原则、四个方面、八项要素，以一系列基本的、基础的、有益于保护人群健康的基本理论、政策、方法措施为内容；提供预防传染病、地方病、慢性病、妇幼保健、围生期保健、意外伤害防治和老年保健等方面的技术和方法，结合有关新理念、新技术、新方法，提高从业者全方位、全周期保障人民健康的能力。

　　全书共十章，主要包括概述、社区公共卫生、社区健康教育与健康促进、社区卫生保健、慢性病的预防与管理、社区卫生服务管理、居民健康档案的建立与管理、家庭健康照顾、社区康复、卫生应急。基于互联网＋网络远程教学，包括纸质教材和数字化资源教材，数字化资源教材主要通过知识拓展、微课、微视频、自测题等形式呈现，便于基层专业技术人员自学，提升其专业理论水平和实践技能。

　　本教材参编者来自11所高等医学院校及其附属医院的一线教师和医务工作者，编写分工如下：第一章由蒋小剑、陈红涛编写；第二章由张寒冰编写；第三章由孙玫编写；第四章由刘娟、宁艳花编写；第五章由谢和秀、安然编写；第六章由张维编写；第七章由宋小花编写；第八章由倪云卫编写；第九章由高燕鲁、王晓妍、姚勤编写；第十章由石泽亚编写。全书最终由主编统稿。

本教材的编写得到了中国中医药出版社和湖南中医药大学、宁夏医科大学等参编院校的大力支持，在此一并致谢！

由于笔者水平有限及缺乏编写经验，书中难免存在缺憾之处，敬请广大读者提出宝贵意见，以便再版时修订完善。

《初级卫生保健》编委会

2021 年 6 月

目 录

第一章 概 述

学习目标

1. 识记 初级卫生保健的概念。
2. 理解 初级卫生保健的思想内涵、特征和战略崛起的时代背景。
3. 运用 结合初级卫生保健的基本任务和内容，阐述如何为人民群众提供全方位全周期的健康服务。

1978 年世界卫生组织（World Health Organization，WHO）和联合国儿童基金会在哈萨克斯坦的阿拉木图召开国际初级卫生保健大会，发表了《阿拉木图宣言》，提出"2000 年人人享有健康"的全球目标，并将初级卫生保健（primary health care，PHC）确定为实现全球目标的基本途径。40 余年后的今天，全民健康覆盖（universal health coverage，UHC）已经成为新的目标，但初级卫生保健依然是实现全球健康的基本途径。

初级卫生保健是指基于切实可行的科研证据，采取为社会所接受的方式与技术，通过社区内个人及家庭的积极参与且居民和国家能够承担所发生的费用，而使个人和家庭能够普遍获得的基本卫生保健。它是"人人享有卫生保健"的重要策略，是国家卫生体制的一个重要组成部分，是个人、家庭、社区与国家保健体系接触的第一环。

第一节 初级卫生保健战略的起源与背景

一、初级卫生保健战略起源

初级卫生保健战略的起源最早可以追溯到 18 世纪末至 19 世纪中叶的欧洲公

共卫生运动。18世纪中叶，欧洲大量农民因工业革命流入城市成为产业工人，在资本家的剥削和压榨下，工人处于极其恶劣的工作与生活环境，出现了严重的健康问题。城市恶劣的公共卫生状况将当时卫生工作的重点从个人卫生转向社会公共卫生。圣·西门和欧文等乌托邦主义者开始研究生活方式和健康之间的关系，呼吁人们应该享有未被污染的空气、水和清洁的生活环境，并希望能以此推动公共卫生的发展。

进入19世纪后，有关社会问题的调查报告间接或直接地揭示了当时疾病发生和流行的社会原因，如埃德温·查德维克在1842年发表的《大英帝国工人卫生状况的调查报告》、鲁道夫·魏尔在1848年发表的《上西里西亚斑疹暴发原因及对策报告》等，在一定程度上推动了当时的公共卫生运动。而这些以改善工人的工作环境和生活条件为目的的公共卫生运动，在欧洲当时取得了显著的健康促进效果。

19世纪后期至20世纪中叶，随着生物医学的快速发展，抗生素、疫苗等相继问世，并取得近乎神奇的临床疗效。与此同时，欧美国家迅速形成了以医院为中心、药物治疗为手段的卫生保健体系，并通过殖民统治将此体系和生物医学可以解决所有健康问题的观念传播到殖民地国家。同时，公共卫生领域用社会行动解决健康问题的集体行动路径的观念被逐步弱化，导致在公共卫生领域内生物医学模式逐步取代集体行动模式，并成为主导模式。

二、《阿拉木图宣言》

20世纪50年代，生物医学在疾病治疗方面已经取得巨大成就，但在卫生保健领域，以生物医学为基础和核心的卫生保健体系却开始受到人们的质疑和批判。20世纪60年代，因生物医学保健体系在发展中国家的可行性受到质疑，部分发展中国家和国际组织开始合作探索替代性卫生保健道路。1975年，WHO和联合国儿童基金会对中国、印度等多个发展中国家的卫生保健实践进行调研后，发表了题为《发展中国家满足人民基本保健需求的替代性道路》的研究报告，并在随后的两年多时间内共召开了7次有关会议以谋求发展国际卫生保健的途径。

基于以上背景，1978年9月6～12日，WHO和联合国儿童基金会在哈萨克斯坦的阿拉木图联合召开并主持了国际初级卫生保健会议。共有来自134个政府代表团和67个国际性组织的3000名代表出席，大会通过了著名的《阿拉木图宣言》。该宣言首次系统阐述了"初级卫生保健"的概念内涵、基本原则实施方法、技术以及具体工作任务等内容，是初级卫生保健战略架构的形成标志。

《阿拉木图宣言》的发布被认为是世界卫生事业发展史上的一次革命，其所倡导的初级卫生保健是作为一条替代性的卫生保健发展道路被探索、被提出并被倡导的。它要替代的卫生保健发展道路是在当时占统治地位的、以生物医学为基础和核心的卫生发展道路。

初级卫生保健战略是要变革原有的以生物医学为基础和核心的卫生保健体系，打破其自我封闭性，使之能够通过与社会各部门协作、社区居民共同参与的组织方式提供人人可获得的、可靠的，集健康促进、疾病预防、治疗和康复为一体的综合性基本卫生保健服务。初级卫生保健战略还把保障国民健康的义务主体从过去的个人及其家庭扩展到政府，让政府和国民一起共同承担保障国民健康的义务。

三、《阿斯塔纳宣言》

2018 年 10 月 WHO 和联合国儿童基金会在哈萨克斯坦首都阿斯塔纳（现称努尔苏丹）召开了全球初级卫生保健会议，会议重申了《阿拉木图宣言》，并发表了《阿斯塔纳宣言》，宣言在"建立可持续的初级卫生保健服务"等 4 个关键领域作出承诺：在所有部门为增进健康作出大胆的政治选择；建立可持续的初级卫生保健服务；增强个人和社区权能；使利益相关者的支持与国家政策、战略和计划保持一致，为实现全民健康覆盖提出了行动方向。

《阿斯塔纳宣言》重申了具有历史意义的 1978 年《阿拉木图宣言》。该宣言是世界领导人就初级卫生保健达成的第一项协议，其为普及初级卫生保健奠定了基础，但过去 40 余年中的进展并不平衡。在世界各地，人们的卫生需求仍未得到满足，尤其是发展中国家人民和弱势群体。世界上大约一半的人口无法获得基本卫生服务，包括非传染性和传染性疾病的护理、妇幼保健、心理健康、性健康和生殖健康等方面的卫生服务。《阿斯塔纳宣言》旨在增加对初级卫生保健的投资，来应对目前全球医疗卫生领域面的一系列复杂问题，如全球疾病谱的改变、人类平均寿命增加、日益严重的气候变化和环境污染等，以实现全民保健。

《阿拉木图宣言》和《阿斯塔纳宣言》的核心思想是公正、公平、团结，均明确指出人人健康是最重要的社会目标，并认为初级卫生保健是实现人人健康的重要途径。健康是基本人权，随着社会发展和医学、科学技术的进步，健康的基本人权应得到更好地实现。《阿斯塔纳宣言》的意义在于对人类社会健康理想的强调和重申。这个承诺上承《世界卫生组织宪章》中健康与健康权的宣言以及《阿拉木图宣言》中人人健康的理想；下启全民健康覆盖、"不让一个人掉队"的联合国可持续发展目标。尽管人人健康的理想是难以实现的，但每个国家及其政府与人民，都可以尽最大的努力去接近这个理想。

第二节 初级卫生保健战略

一、选择性初级卫生保健

1979 年，即《阿拉木图宣言》发布的第二年，J.A. 华尔西和 K.S. 华伦在一个主题为"发展中的健康和人口问题"的会议上发表了题为《选择性初级卫生保健：一个适合发展中国家疾病控制的过渡性策略》的论文，该论文认为《阿拉木图宣言》的目标是无可辩驳的，但是它的内容过于宽泛、成本高昂、需要数量庞大的经过培训的人员，这在经济衰退、卫生投资削减的发展中国家是无法实现的。因此他们提出，在无法同时解决人民面临的多种健康问题的情况下，应该根据疾病的流行程度、发病率、死亡率和可控性，选择区域内最严重的公共卫生问题作为初级卫生保健服务的优先项目。与《阿拉木图宣言》倡导的初级卫生保健的综合性特征相对应，他们观点被称之为"选择性初级卫生保健"。作为本次会议提出的一个新的理念，它意味着一个适合于发展中国家控制主要疾病问题且低成本的技术干预模式，很快就得到多数国家的响应。到 20 世纪 80 年代，仅有古巴、尼加拉瓜、莫桑比克等极其少数国家还坚持综合性初级卫生保健战略，绝大多数当初签署《阿拉木图宣言》的政府和非政府组织都放弃了《阿拉木图宣言》所倡导的综合性初级卫生保健战略。

选择性初级卫生保健致力于运用技术性手段消除影响目标人群健康的表面的、直接的原因，却忽视其深层的社会经济文化行为等多方面原因，其实质是治标不治本的。如口服补液项目的目的是为了解决儿童因腹泻脱水引发的死亡问题，却无视引发儿童腹泻致死的背后原因是营养不良和缺乏符合卫生标准的饮用水等。因此，有学者指出这种脱离社会、经济、文化环境，丝毫不触动疾病的社会根源的选择性初级卫生保健项目是"在真空中谈健康问题"，是新瓶装旧酒，即简单的生物医学健康观。

2008 年，在倡导初级卫生保健的《阿拉木图宣言》发布 30 周年之际，WHO 在阿拉木图发布了主题为《初级卫生保健：过去重要、现在更重要》的世界卫生报告，号召全体成员国重振初级卫生保健战略。

因选择性初级卫生保健的失败，少数国家坚持综合性初级卫生保健获得成功。生物医学保健体系面临的当代危机、健康问题的非生物学因素日益凸显以及健康价值在 21 世纪的上升共同构成了重振综合性初级卫生保健的驱动力。

二、综合性初级卫生保健

初级卫生保健是社会发展的一部分和社会公正的体现，是全世界获得比较满意的健康水平的关键所在。初级卫生保健是卫生体系的核心，其他各级都围绕这个核心，其他各级的工作都集中在支持初级卫生保健工作上，以使其能持久地提供必不可少的卫生保健。卫生资源的分配应该优先满足发展初级卫生保健的需要。

（一）初级卫生保健的思想内涵

1. 初级卫生保健的基本含义 从居民的需要和利益角度，初级卫生保健是居民最基本且必不可少的，是社区居民个人、家庭和团体均能够获得的，应费用低廉、群众乐于接受；从其在卫生工作中的地位和作用角度，初级卫生保健以大卫生观念为基础，使用的应该是切实可行、学术上可靠的方法和技术，是最基层的第一线卫生保健工作，是国家卫生体制的重要组成部分；从政府职责和任务的角度，初级卫生保健是各级政府和有关部门的共同职责，是各级人民政府全心全意为人民服务、关心群众疾苦的重要体现，是各级政府、组织、有关部门和社会各界参与卫生保健活动的有效形式；从社会和经济发展的角度，初级卫生保健是社会保障的重要组成部分，是社会经济总体布局的组成部分，必须与社会经济同步发展，是社会主义精神文明建设的重要标志和具体体现。

2. 初级卫生保健的基本任务 初级卫生保健致力于解决居民团体的主要卫生问题，并相应地进行增进健康、预防、治疗和康复等各项工作，消灭健康状况的不平等，使卫生资源的分配更加均衡，使所有人民享有能使他们过着社会及经济富裕生活的健康水平。具体体现在以下四个方面：一是健康促进，包括健康教育、保护环境、合理营养、饮用安全卫生水、改善卫生设施、开展体育锻炼、促进心理卫生和养成良好的生活方式等；二是预防保健，积极开展社会人群健康、疾病的客观规律、人群所处的环境与人类社会活动的相互关系等研究，采取积极有效的措施，预防各种疾病的发生、发展和流行；三是合理治疗，包括及早发现疾病，及时提供医疗服务和有效药品，避免疾病的发展和恶化，促进早日好转痊愈，防止带菌（虫）和向慢性发展；四是社区康复，对丧失了正常功能或功能上有缺陷的残疾者，通过医学的、教育的、职业的和社会的措施，尽量恢复其功能，使其重新获得生活、学习和参加社会活动的能力。

3. 初级卫生保健的基本原则及策略

（1）公正原则　健康是基本人权。人民健康状态因发达国家与发展中国家以及国家内部而出现严重不平等、不均衡，在政治上、社会上及经济上都是不能接受的。主要策略：优先推广、发展并坚持初级卫生保健，使之普及全体居民。把妇女、儿童、贫困人口、缺医少药的地区和居民作为优先突破的重点等。

（2）可靠性、可及性、负担得起原则　初级卫生保健应该以经验和有关研究成果为基础，充分接近人民的生活和工作场所，方便人民的利用，并且是社区和国家能够负担得起的。主要策略：使用基本药物、适宜技术、传统医学，培养当地卫生工作者，鼓励卫生保健人员到被忽视的地区去工作等。

（3）综合服务性原则　提出群众中的主要卫生问题，并相应地提供促进、预防、治疗及康复服务等。主要策略：建立由居民团体的卫生人员、其他发展部门的工作人员、中间环节的工作人员、护士、助产士、内科医生等组成的卫生工作队，加强健康和预防教育、建立双向转诊系统等。

（4）社区参与原则　人民有个别地及集体地参与他们的卫生保健的权利和义务。主要策略：权力下放至居民团体的组织层级，培养居民的健康意识，通过对话让社区居民充分了解初级卫生保健观点和活动，让居民选择社区卫生保健工作者，成立群众性社区卫生保健组织等。

（5）跨部门合作原则　除卫生部门外，初级卫生保健还涉及国家及群众发展的各有关部门及有关方面，特别是农业、畜牧、食品、工业、教育、住房、群众工作、交通及其他部门，并要求所有部门的协作。主要策略：确定国家卫生政策和计划时充分注意卫生有关部门的作用，使之与初级卫生保健活动相一致，政府协调各部门工作，与其他部门采取联合行动，在有害健康的工农业活动中采取预防措施，建立有利于卫生保健信息流动的交通和通信设施等。

4. 初级卫生保健的工作内容　由于各国的社会背景和面临的卫生保健问题均有不同，初级卫生保健工作的具体内容也应因国别或地区的不同而不同，但至少应包括：宣传主要的卫生问题及认识、预防和控制这些问题的办法；改进食品供应和合理营养，促进安全用水的充分供应和保障基本环节卫生；提倡妇幼卫生保健和计划生育；主要传染病的预防接种；地方病的预防和控制；常见病和外伤的合理治疗；促进精神卫生；提供基本药物。

（二）初级卫生保健的特征

初级卫生保健主张健康是身心健康、社会幸福的总体状态，是一项基本人权，政府对人民的健康负有责任。不仅要用生物医学技术预防和控制影响健康的生物学因素，而且还要用社会综合发展手段解决影响健康的社会因素。和生物医学保健路径进行比较，初级卫生保健路径有如下特征，见表1-1。

表1-1　初级卫生保健与基于生物医学的卫生保健发展路径比较

项目	初级卫生保健路径	生物医学保健路径
健康观	健康是身心健康、社会幸福的总体状态，健康是人的基本权利	健康是疾病与体虚的匿迹
影响健康的原因	社会因素是生物学因素背后的决定性因素	生物学因素是健康的决定因素
健康义务主体	政府、社区、家庭、个人	个人、家庭
维护健康的根本方法	适宜的生物医学技术＋社会、经济、文化	生物学技术的整体综合发展
保健工作的重点	健康促进和疾病预防	疾病治疗
保健服务的提供	全社会参与提供保健服务，重视各民族的传统医学的参与	由受到正规教育的生物医学专业人员提供
保健服务的特征	可靠、可及、可负担	可靠性
保健服务的对象	所有有需要的人	部分付得起费用的人
保健服务的使用	免费或支付少量费用	付费
保健行动中的决策	所有相关者共同协商	医学专业人员决定
保健系统的业绩评价	人口的健康指标的改善情况	疾病指控指标的改善情况

三、为人民群众提供全方位全周期的健康服务

2017 年 10 月 18 日，习近平在中国共产党第十九次全国代表大会上对实施健康中国战略作了总体部署，指出人民健康是民族昌盛和国家富强的重要标志，提出要深化医药卫生体制改革，完善国民健康政策，为人民群众提供全方位全周期健康服务。

全方位全周期健康服务是指覆盖每个人从生到死的全生命周期，涵盖预防、急病、慢病、康复、养老等公平可及、系统连续的健康服务。健康服务需要基层、社区、疾控、医院、护理等各类机构合理分工、有效协作。“健康中国”从 2016 年的全国卫生与健康大会上的“优先发展战略地位”到十九大报告中的“实施健康中国战略”“完善国民健康政策，为人民群众提供全方位全周期健康服务”。由此可见，中国医改正在升级，从一个部门到多个部门；从政府重视，到中央统筹；从以前单纯关注治病，未来则变成关注健康。实施健康中国战略，已不再是卫生一个部门的事，而是要融入“四个全面”“五位一体”的战略布局。

人民健康是民族昌盛和国家富强的重要标志。为推动实施健康中国战略，树立大卫生、大健康理念，把以治病为中心转变到以人民健康为中心，预防控制重大疾病，积极应对人口老龄化，加快老龄事业和产业发展，为人民群众提供全方位全周期健康服务。

第三节 振兴初级卫生保健战略举措

2008 年 10 月 14 日，WHO 和联合国儿童基金会在哈萨克斯坦阿拉木图发布了题为《初级卫生保健：过去重要、现在更重要》的 2008 年世界卫生报告，以纪念《阿拉木图宣言》发表 30 周年。报告再次确认了“社会公正和人人享有更佳健康的权利，参与以及团结”的《阿拉木图宣言》所追寻的价值观，并把这个价值观具体化为全球卫生保健系统变革的具体改革措施，包括全民保险的改革、服务提供的改革、公共政策的改革、领导力的改革。

一、全民医保改革

卫生公平性是初级卫生保健追求的核心价值之一，但如果顺其自然，卫生体系不会朝着更加平等的目标迈进。处理卫生保健的社会决定因素，并使卫生体系更加有助于卫生公平性，需要广泛的干预措施。一方面是对社会阶层化和政治不平等的干预，如降低社会的阶层化；保护人群，尤其是弱势人群使其免于接触危害健康的环境；缓和可进一步导致社会阶层化的不平等结果。另一方面是对卫生保健服务利用的干预，即为全体人民提供卫生保健服务的保险。尽管全民保险还不足以保证人人享有卫生保健和确保卫生保健的平等性，但全民保险至少提供了

一个必要的基础。推行健康保险全民覆盖主要面临三个方面的覆盖率：覆盖的广度，即享受社会健康保障人口的比例；覆盖的深度，即扩展能够有效满足人们健康需求的基本服务范围；覆盖的高度，即统筹和预付机制所覆盖的卫生保健费用比例（提高此比例可减少服务点对"共付费用"的依赖性）。同时，针对妇女、青少年等弱势群体提供特别设计的、有针对性的外展服务是对全民保险的有益补充。

二、服务提供的改革

初级卫生保健所倡导的服务改革就是要把传统的卫生保健改革成以患者为中心的初级保健，其以患者的卫生需求为重点，服务具有持续性、综合性和全面性等特征，强调人们参与管理自身健康及社区健康，有助于提高服务的效率，促进卫生公平。

为了确保初级卫生保健的这些显著特点得到应有的重视，有两个方面必须重视。一是依靠全民保险计划所提供的社会保障体系，以确保卫生服务可以直接并永久地获得；二是整合门诊保健和医疗机构中的全科与专科医师，使其归入本地的初级保健中心网络，使卫生服务的初始点从医院及专科医师转移至贴近服务对象的全科初级保健中心，使初级保健提供者负责包括患者、健康人以及选择或未选择卫生服务人群的所有健康问题，并通过赋予初级保健服务提供者行政管理权和采购权来加强他们作为协调其他各级保健服务机构的角色。

三、公共政策的改革

普遍可及的、具有社会保障功能的初级卫生保健是对人们期望生活在能保证和促进健康的社区和环境中这一美好愿望的积极回应，但初级卫生保健不可能以"孤岛"形式存在，要使其得到有效执行，需要一系列的公共政策与之配合。如与基本药物、技术、质量控制、人力资源和认证等有关的卫生系统政策就是初级保健和全民保险改革的基础；其次则是侧重优先卫生问题的公共卫生政策，包括技术性政策，项目规划以及公共卫生、疾病预防和健康促进等传统的公共卫生干预措施；另外，关键之处在于要相信人群健康的改善可以通过卫生领域以外的政策实现，即所谓的"所有政策体现健康"。

四、领导力的改革

人们逐渐达成共识，认为政府干预才能确保人们得到更平等的基本卫生保健服务，但这不能理解为政府强制性地对卫生部门进行集权式计划和完全的行政控制，社会运动机构和准政府自治机构已经逐渐扮演着复杂而具有影响力的政治角色，专业机构、商业利益机构和其他团体都在组织起来提高他们各自的谈判地位和保护各自的利益，因此，有效的调解必须取代过去过度单纯化的管理模式，纳入新的多个利益相关者政策对话机制，以制订初级卫生保健改革的战略。

本章小结

初级卫生保健是指基于切实可行的科研证据，并采取为社会所接受的方式与技术，通过社区的个人及家庭的积极参与，并且居民和国家能够承担所发生的费用，而使个人和家庭能够普遍获得的基本卫生保健。

初级卫生保健的基本任务：健康促进、预防保健、合理治疗和社区康复。

社区卫生保健的内容包括：宣传主要的卫生问题及认识、预防和控制这些问题的办法；改进食品供应和合理营养，促进安全用水的充分供应和保障基本环节卫生；提倡妇幼卫生保健和计划生育；主要传染病的预防接种；地方病的预防和控制；常见病和外伤的合理治疗；促进精神卫生；提供基本药物。

第二章　社区公共卫生

学习目标

1. 识记　地方病、食源性疾病、食物中毒、职业病的概念。常见地方病的防制措施、食物中毒的特征。

2. 理解　大气污染对健康的危害，食品污染对健康的影响。比较各种食物中毒的病原、中毒机制、临床表现；比较常见职业病的病因、临床表现、治疗和预防措施。

3. 应用　运用食物中毒的知识，能辨别常见的食物中毒并有效处理食物中毒事件。运用饮用水卫生、食品卫生、职业卫生、学校卫生的知识，能在辖区开展食源性疾病信息报告、饮用水卫生安全巡查、学校卫生服务工作。

案例引入

2018 年 4 月 17 日，央视财经报道了"身边的污染大户"，主要讲述了山西省某集团违法倾倒工业废渣污染农田的事件。该集团是一家生产化工产品的企业。企业长期把大量工业废渣——电石渣和粉煤灰倾倒入没有防渗层的巨型大坑里，大坑有 30 多米深，大坑周围不到 100 米就是某村居民的生活区，居民长期闻到浓烈的刺鼻气味，备受煎熬。乡村的小路上布满黄色的工业废渣，附近的农作物也受到影响，刚破土的小麦麦芽上布有黑黑的粉末，西红柿、西瓜等农作物大量死亡。电石渣和粉煤灰属于工业固体废物，随风飘散吸入人体后对呼吸道和眼睛有强烈刺激性，还有可能引起肺部的灼伤和炎症；而且一旦被雨水冲刷，极易渗透至地下，对地下水和土壤造成污染。

该企业不仅违法倾倒工业废渣，还将未经处理的工业废水直接排入山西省的母亲河——汾河。工业废水有时是白色，有时是黑色。大量废水造成附近庄稼死亡、农田被破坏。

请思考：结合以上案例，分析环境污染对人类造成哪些危害？

案例解析路径导航：

（1）直接危害　例如粉煤灰吸入人体后对呼吸道和眼睛有强烈刺激性，还有可能引起肺部的灼伤和炎症。

（2）间接危害　例如导致农作物死亡、地下水污染，从而使粮食减产、饮用水质量恶化。

第一节　环境卫生

人类和一切生物的生存都离不开周围环境。环境为人类和其他生物的生存提供了一切必要的条件，如空气、水、阳光、土壤等；同时，各种生物的活动，也对环境产生巨大的影响。

一、大气卫生

围绕地球四周的空气称为大气。大气污染是指进入大气中的污染物质超过了大气环境的容许量，直接或间接地对人类的健康产生危害的现象。火山爆发等自然因素可造成大气污染，工农业生产、交通运输、居民日常生活活动等均可造成大气污染。

（一）大气污染的种类

大气中主要的污染物概括起来可分为悬浮颗粒物和各种有害气体两大类。

1. 悬浮颗粒物　空气中可自然沉降的颗粒物称为降尘，而悬浮在空气中的粒径小于100μm的颗粒物通称总悬浮颗粒物，其中粒径小于10μm的称可吸入颗粒物（PM10）；粒径小于或等于2.5μm的，称为可入肺颗粒物（PM2.5），其粒径还不到人头发丝直径的1/20，能在大气中长期漂浮，不断蓄积，使空气能见度下降，严重影响空气质量。PM2.5越高，代表空气污染越严重。按照WHO的标准，PM2.5年平均浓度小于$10\mu g/m^3$是安全值。

2. 各种有害气体　空气中的有害气体主要有二氧化硫、氮氧化合物、光化学烟雾、一氧化碳、硫化氢、氨气、氯气等。其中二氧化硫是一种刺激性的气体，主要来源于含硫燃料（如煤）的燃烧以及硫矿石的冶炼。氮氧化合物对呼吸系统有很强的刺激作用，其主要存在于石油、天然气、煤的燃烧物还有汽车排放的尾气中。同时，氮氧化合物在逆温和强烈阳光等条件下，可与烃类化合物作用发生光化学反应，形成刺激性更强的光化学烟雾。

（二）大气污染对健康的危害

1. 直接危害

（1）急性中毒　污染物短时间、高浓度作用于人体，可产生急性中毒，甚至死亡，如印度博帕尔农药厂甲基异氰酸酯泄漏事件。

（2）慢性中毒 主要是大气污染物低浓度、长时间作用于人体，对机体产生慢性刺激作用，降低了机体抵抗力，因而诱发感染或其他疾病，使居民的总患病率增高，尤其是慢性阻塞性肺部疾患。如四日市哮喘病是日本有名的因大气污染而引起的公害病。

（3）"三致"作用 大气污染物还可使人体产生致癌、致畸、致突变，又称"三致"作用。

（4）非特异性损害 大气中某些污染物如甲醛、二氧化硫等具有致敏作用，可使机体发生变态反应。大气污染物还可使机体抵抗力下降、诱发各种常见病。

2. 间接危害 包括引起温室效应、破坏臭氧层、形成酸雨、影响太阳辐射和微小气候等等。

二、饮用水卫生

水是一切生命的重要基础，是人体重要组成部分。水体污染是指由于人类活动排放的污染物进入人体，超过了水体本身的自净能力，造成水质恶化，对人类的健康及其他生物的生长产生直接或间接危害的现象。80% 的人类疾病与饮用的水有关。污染的水体对健康的损害是多方面的，与水中化学性、物理性、生物性因素密切相关，可出现中毒性疾病、介水传染病和癌症等。

（一）水体化学性污染的危害

1. 中毒性疾病

（1）慢性甲基汞中毒 天然水中含汞量甚微，人类活动造成的水体汞污染，主要来自化工、塑料、仪表、冶炼、灯泡等工业废水以及废旧医疗器械。污染水体的汞，特别是底泥中的汞，在微生物的作用下可转化为毒性更大的甲基汞。甲基汞可溶于水，可从底泥回到水中，水生生物摄入的甲基汞，可以在体内积累，并通过食物链不断富集，最终危害人类。水俣病是由于长期食用了受甲基汞污染的海产品所致的，其实是慢性甲基汞中毒。

（2）慢性镉中毒 镉是人体非必需元素，在自然界中常以化合物状态存在，一般含量很低，正常环境状态下，不会影响人体健康。但随着采矿、冶炼和电镀工业的不断发展，大量的含镉废水排入河流而造成镉的污染。当环境受到镉污染后，镉可在生物体内富集，通过食物链进入人体引起慢性中毒。日本"痛痛病"即由于长期饮用受镉污染的河水及食用镉稻米，致使镉在体内蓄积而产生慢性镉中毒。

2. 水体富营养化 水体富营养化是指由于人类的活动，大量的氮、磷、钾等元素排入流速缓慢、更新周期长的地表水体，使藻类等水生生物大量生长繁殖，聚集成团块，漂浮于水面，影响水的性状，使水体溶解氧量下降、水质恶化，鱼

类及其他生物大量死亡的现象。因占优势的浮游藻类的颜色不同，水面往往呈现蓝色、红色、棕色等，这种现象在海洋中叫作赤潮，在淡水中叫作水华。此外，在富营养化水体中硝酸盐和亚硝酸盐含量大量升高，严重威胁着人类健康。

（二）水体生物性污染的危害

水中微生物绝大多数是天然的，对人体无致病作用，但若水体受人畜粪便、垃圾等污染，可使水体带有大量病原微生物和寄生虫，接触或使用未经消毒或消毒不彻底的水源，可导致介水传染病和寄生虫病的发生，如伤寒、霍乱、痢疾、甲型肝炎、阿米巴痢疾等。

1988 年 1 ~ 4 月，在我国的上海市发生甲型肝炎流行，患者达 35 万人，死亡 31 人。此次甲型肝炎的大流行是由于生食江苏启东地区所产毛蚶引起的，而当地养殖毛蚶的水体受到甲型肝炎病毒的严重污染。

（三）水体物理性污染的危害

水体物理性污染包括悬浮物污染、热污染、放射性污染。悬浮物是指水中含有的不溶性物质，包括各种固体物质和泡沫塑料等。悬浮物影响水体外观，妨碍水中植物的光合作用，减少氧气溶入，对水生生物不利。热污染来自各种工业过程的冷却水，冷却水温度较高，直接排入水体，可能引起水温升高、溶解氧含量降低、水中某些有毒物质的毒性增加，从而危及鱼类和水生生物的生长。放射性污染是由于放射性矿藏的开采、核试验以及同位素在医学、工业等领域的应用等，使放射性废水、废物显著增加，造成了水体的放射性污染。

三、住宅卫生

保证住宅具有良好的居住和家庭生活条件，可以保护和提高机体各系统的正常功能，防止疾病传播。

（一）室内空气污染的来源

1. 室内来源 燃料燃烧或烹调油烟，室内人类的活动，室内建筑装饰材料，家用电器的辐射，吸烟等。

2. 室外来源 室外工业生产、交通运输、取暖锅炉等排放的污染物，以及植物花粉和孢子、动物毛屑等变应原，都可通过门窗缝隙、各种管道缝隙等进入室内。

（二）室内空气污染对健康的危害

居室内常见的污染物有甲醛、香烟烟雾、烹调油烟、挥发性有机化合物、氡等，可对机体造成不同程度的危害。

1. 不良建筑综合征 不良建筑物综合征（sick building syndrome，SBS）是现代住宅室内多种环境因素联合作用对健康产生影响所致，其确切原因尚不十分清楚。新建或重新装修的办公楼内的工作人员为易感人群，表现出一系列非特异的症状，如眼、鼻、咽喉及上呼吸道刺激症状，头痛、疲劳、胸闷、全身不适，注意力不集中和工作效率低下等。一旦离开污染的建筑物后症状即可缓解，可能与建筑物内空气污染、空调系统通风不良、空气交换率低有关。

2. 建筑物相关疾病 建筑物相关疾病（building related illness，BRI）是由于人体暴露于建筑物内的有害因素引起的疾病，包括呼吸道感染、哮喘、过敏性皮炎、军团菌病、心血管病、肺癌等。BRI 的特点是患者的症状在临床上可以明确诊断，可以直接找到致病的空气污染物及污染源，必须进行治疗才能恢复健康。

3. 化学物质过敏 化学物质过敏（multiple chemical sensitivity，MCS）是由于多种化学物质作用于人体多种器官系统，引起多种症状的疾病。患者对多种化学物质过敏，多种器官同时发病，出现眼刺激感、咽喉痛、易疲劳、运动失调、失眠、恶心、哮喘、皮炎等症状，在致病因素排除后症状将会改善或消退。MCS 的特点是由低浓度化学污染物引发，但很难找到具体单一的致敏原；居住于同一环境者，其症状轻重程度有明显差异；症状呈慢性过程，具有复发性。

（三）室内空气污染的防治措施

室内空气污染的防治措施主要有：贯彻执行室内空气质量标准、合理的住宅平面配置、改善炉灶和采暖设备、通风换气、合理使用各种设施、选择合格建筑装饰材料和家具、合理规划住宅区、加强控烟教育和健全卫生法制等。

四、粪便和垃圾无害化处理

土壤作为生物圈中重要环境因素之一，在流动性和稀释净化能力方面远不如大气和水体所具有的特性。土壤一旦被污染，要彻底清除是很困难的。为了保护土壤不受污染，必须对粪便、垃圾、工业废渣等各种污染物进行合理的收集、运输、无害化处理和综合利用，提出各个环节的卫生学要求和措施。

（一）粪便的无害化处理

粪便无害化处理方法有很多，适合我国国情的方法有粪尿混合发酵法、堆肥法、沼气发酵法。

1. 粪尿混合发酵法 在厌氧环境中密闭发酵，借厌氧菌分解有机物产生大量的氨。游离氨可以渗入血吸虫和钩虫的卵壳并进入卵内，杀死虫卵。厌氧的环境也使其他病原菌死亡、粪便腐化为良好肥料。

2. 堆肥法 这是适合我国情况的处理垃圾、粪便的良好方法。其原理是把粪便和有机垃圾、作物秆、作物叶等堆积起来，在一定温度和微生物的作用下，分解有机物并产生高温。堆内温度最高可达到 60℃ ~ 70℃，病原体死亡并迅速形成大量的腐殖质。影响堆肥效果的因素主要有：①土壤微生物：高温菌的作用十分重要，为了加快堆肥的过程，可向堆中加已经成熟的堆肥粉或含有大量嗜热菌种的马粪；②碳氮比值：堆中含碳和含氮有机物的比例合适，一般为 30：1 或 40：1 左右；③ pH 值要合适，可用 1% ~ 2% 石灰溶液调节；④水分和空气：堆肥水分以 50% ~ 70% 为宜。要留有通气孔，或定期翻推以供给氧气，以便加速有机物氧化产生高温。

3. 沼气发酵法 此法原理是将粪便和垃圾、杂草等加污水，密闭于发酵池中，在厌氧菌的作用下分解有机物，产生大量的甲烷和一定量的二氧化碳。沼气发酵法需要一定的温度，还必须有完全的厌氧环境和合适的 pH 值，配料中不能有毒物以保证微生物的活动。

（二）垃圾的无害化处理

生活垃圾成分复杂、产量大、卫生问题多，但是垃圾中有用成分很多，应当科学处理和利用，变废为宝。垃圾的收集方法有两种：混合收集和分类收集。垃圾收集后先行压缩，再进行粉碎和分选。垃圾最常用的处理方法是填埋法和焚烧法。

五、公共场所卫生

公共场所是指人们经常聚集、从事工作、学习、社交、娱乐等各种社会活动，满足部分生活需求所使用的一切公用建筑物、场所及其设施的总称。与私人场所不同，公共场所有其共同的卫生学特点：①人口相对集中，相互接触频繁，流动性大；②设备、物品供公众重复使用，易污染；③健康与非健康个体混杂，易造成疾病特别是传染病的传播；④从业人员素质参差不齐、流动性大。因此，公共场所的卫生质量与整体人群的健康水平关系极为密切。其空气、微小气候（湿度、温度、风速）、水质、采光、照明、噪音以及顾客用具和卫生设施均应符合国家卫生标准和要求。

六、常见地方病

地方病是指具有地区局限性和依存性的一大类疾病，其突出的特征是地区性。地方病按病因可分为化学元素性地方病（又称地球化学性地方病）和自然疫源性地方病（又称生物源性地方病）两类。如果在自然环境中人体必需的某些化学元素过剩、缺乏，超出人体适应范围，将会引起化学元素性地方病，如碘缺乏病、氟中毒、砷中毒、克山病、大骨节病等。如果在病区自然环境中存在着病原微生物、寄生虫、昆虫及其宿主的生长繁殖的条件，将会引起自然疫源性地方病，该类地方病具有传染性，疾病分布与宿主的生活习性密切相关；如鼠疫、血吸虫病、布氏杆菌病、乙型脑炎、流行性出血热等。

我国地方病大多发生于广大农村、偏远山区和牧区等相对贫穷、落后的地区。其中被列为我国国家重点防治的地方病有：碘缺乏病、地方性氟中毒、大骨节病、克山病、地方性砷中毒和血吸虫病等6种。2018年12月国家卫生健康委员会等多部门联合发布《地方病防治专项三年攻坚行动方案（2018—2020年）》，方案中确定了总体目标为：3年之内（2020年底）持续消除碘缺乏危害，保持基本消除燃煤污染型氟砷中毒、大骨节病和克山病危害，有效控制饮水型氟砷中毒、饮茶型地氟病和水源性高碘危害，有效控制和消除血吸虫病危害，防治目标与脱贫攻坚任务同步完成。

（一）碘缺乏病

碘是合成甲状腺激素的重要元素，是人体必需的微量元素，与人体生长及智力发育密切相关。人体所需的碘主要来源于食物和水，当人体长期碘摄入不足时，即可出现一系列病理损害，表现为胎儿早产、死胎、先天性畸形、单纯聋哑、痴呆、甲状腺肿大、甲状腺功能低下等，这种由于自然环境缺碘，导致人体碘摄入量不足所引起的地方性疾病，称为碘缺乏病（iodine deficiency disorders，IDD）。

1. 碘缺乏病的流行特征

（1）地区分布　我国碘缺乏病流行区主要分布在东北、华北、西北、西南等地的山区，其总的地区分布特征是：山区多于平原，内陆多于沿海，农村多于城市。

（2）人群分布　碘缺乏病可发生在任何年龄。往往在儿童期开始出现症状，青春发育期患病率急剧升高，女性最高患病率在12～18岁，男性在9～15岁。男性成年后，患病率下降，而成年女性则因月经、怀孕、哺乳等生理因素的原因，患病率仍保持在较高水平。从性别上看，一般女性患病率高于男性。

2. 碘缺乏病的临床表现

在人体生长发育的不同时期发生缺碘，其临床表现也不同，主要表现有：

（1）地方性甲状腺肿　多见于成年人，俗称"大脖子病"。患者除颈部逐渐变粗外，并无明显症状。严重时，肿大的甲状腺可压迫气管、食道及周围神经，出现呼吸困难、吞咽困难、声音嘶哑等症状。临床上根据甲状腺肿大的情况，可分为弥漫性、结节性、混合型。

（2）地方性克汀病　其主要原因是胚胎期和出生后早期严重缺碘所致，使胎儿的大脑与中枢神经系统发育分化受到严重损害。患儿主要表现为呆、小、聋、哑、瘫，又称"呆小症"。

3. 碘缺乏病的防制措施

（1）碘盐　食盐加碘是预防碘缺乏病的首选方法，安全、有效、简单、经济。正常人每天碘的供给量为150μg，WHO划定的安全线是每天200μg。我国目前用碘酸钾作为碘的强化剂，食盐中碘的强化量为 20 ～ 30mg/kg。

（2）食物补碘　对婴幼儿、儿童、青少年、孕妇、乳母等重点人群提倡多食用含碘丰富的海产品，如海带、紫菜、海鱼等，以满足生理需要。

（3）加强健康教育与监测监督　每年的 5 月 15 日为全国碘缺乏病防治日。防治工作人员应深入碘缺乏病病区，开展健康教育活动，指导居民自觉食用加碘食盐；做好人群碘营养状况的调查及防治措施效果的评估，为决策提供可靠的依据。

（二）地方性氟中毒

地方性氟中毒简称地氟病，是一种以牙齿和骨骼损害为特征的慢性全身性疾病。它的发生与自然环境中氟含量过多有着密切的关系，是一种地球化学性疾病。

1. 地区分布　本病历史久远，是地球上分布最广的地方病之一，流行于世界五大洲的 50 多个国家和地区。我国也是地氟病发病最广、波及人口最多、病情最严重的国家之一。除上海市以外，各省、市、自治区都有不同程度的流行。根据环境介质不同，地氟病有不同的病因分型，各型的地区分布有如下特征：

（1）饮水型　最主要的病区类型。主要分布在北方干旱、半干旱地区，如东北三省、山西、内蒙古、陕西、青海等省份。该型氟中毒是由于当地居民长期饮用高氟水所致。

（2）燃煤型　主要分布在西南地区，如贵州、四川、云南、广西等。该型氟中毒是由于当地居民长期使用"无烟排道"的土炉、土炕，燃烧含氟量较高的石煤，导致食物及室内空气受到严重的氟污染，引发慢性中毒，也是我国"独有"的一种病区类型。

（3）饮茶型　主要分布在四川、青海、西藏、新疆、内蒙古、甘肃等地区。该型氟中毒是由于当地居民长期饮用含氟量很高的砖茶或用砖茶泡成的奶茶、酥油茶所致。

2. 人群分布　地方性氟中毒发病与年龄密切相关。氟斑牙主要发生在正在生长发育中的恒牙；氟骨症则主要发生在成年以后，且随着年龄增长，在病区居住时间越长，病情越严重。由于受妊娠、哺乳等因素的影响，女性氟骨症患者常多于男性。

3. 临床表现

（1）氟斑牙　是地方性氟中毒最早出现，最易识别的体征。氟斑牙主要发生在恒牙生长期，6 ～ 10 岁多发，无性别差异。当恒牙形成后再迁入高氟地区的人一般不患氟斑牙。根据牙齿的光泽、颜色、缺损情况等可将氟斑牙分为 3 种类型。①白垩型：牙齿表面失去光泽、透明度下降，粗糙似粉笔。②着色性：表现初见微黄色，逐年加重变为黄褐色或黑褐色。着色区可以是条纹、斑点、斑块甚至整个釉面。③缺损型：牙釉质损害脱落，呈点状或片状凹陷。咬合面有不同程度的磨损。以上各型多为混合存在，单独存在者少见。

（2）氟骨症 该病发病缓慢，发病年龄多在 20 岁以后，病情一般是女性比男性严重。主要表现是腰背及四肢大关节持续性疼痛，病情进一步发展可引起关节僵直，骨骼变形，出现上下肢弯曲、驼背等，严重时可致四肢及躯干关节固定、全身瘫痪。

4. 防制措施 减少氟摄入量是预防本病的根本性措施。根据病因分型的不同，其预防的侧重点也不同。饮水型氟中毒以改用低氟水源，降低水含氟量为主；燃煤型氟中毒以改良炉灶为主；饮茶型氟中毒主要应加强健康教育与自我保健。

第二节　食品卫生

一、食品安全与食品污染

（一）食品安全与食源性疾病

我国 2015 年 10 月 1 日实施的《中华人民共和国食品安全法》中，将食品安全定义为：食品无毒、无害，符合应当有的营养要求，对人体健康不造成任何急性、亚急性或者慢性危害。食源性疾病的定义为：食品中致病因素进入人体引起的感染性、中毒性等疾病，包括食物中毒。

（二）食品污染与食品污染物

在食品生产、加工、贮存、运输、销售到食用的全过程中，对人体健康有害的生物性、化学性和物理性物质进入食品的现象，称为食品污染（food contamination）。

1. 食品污染对健康的影响 ①食品失去食用价值。受污染的食品变味、变形、变色、腐败变质或营养成分破坏。②急性感染或中毒。③慢性危害。长期持续不断地摄入被某些有害物质污染的食物，可引起机体慢性中毒，如慢性铅中毒、痛痛病等。④致畸、致癌和致突变作用。

2. 常见的食品污染物及其危害

（1）食品细菌 包括致病菌、条件致病菌和非致病菌。致病菌直接引起人体疾病，可有两种方式污染食品。一是动物生前感染，如患沙门菌病的畜禽，其肌肉、内脏、乳、蛋都带有沙门菌；二是致病菌通过带菌者粪便、病灶分泌物、苍蝇、生活用具、水、工作人员的手等污染食品。国家卫生标准规定在任何食品中不得检出致病菌。

（2）黄曲霉毒素 黄曲霉毒素（afatoxin，AF）主要是黄曲霉、寄生曲霉产生的代谢产物，目前已分离鉴定出20多种。黄曲霉毒素耐热，在280℃时才发生裂解，毒性才能被破坏。我国长江以南高温高湿地区黄曲霉毒素污染要比北方地区严重，主要污染的粮食作物为花生和玉米，大米、小麦、豆类也可被污染。黄曲霉毒素有很强的急性毒性，其毒性为氰化钾的10倍。长期小剂量摄入黄曲霉毒素可造成肝脏慢性损害，引起肝炎、肝硬化和肝坏死等。黄曲霉毒素对动物有强烈的致癌性，可导致多种动物发生癌症。

（3）镰刀菌毒素 镰刀菌毒素是镰刀菌属中多种真菌所产生的代谢产物，常污染粮食。镰刀菌毒素包括单端孢霉烯族化合物、玉米赤霉烯酮、丁烯酸内酯、串珠镰刀菌毒素（伏马菌素）。联合国粮农组织和WHO联合召开的第三次食品添加剂和污染物会议，将镰刀菌毒素同黄曲霉毒素一样看待，认为是自然发生的最危险的食品污染物，已列入当前国际最重要的研究课题之一。

（4）农药 按照用途，可将农药分为杀（昆）虫剂、杀（真）菌剂、除草剂、杀线虫剂、杀螨剂、杀鼠剂、落叶剂和植物生长调节剂等类型。按化学组成及结构可分为有机磷、氨基甲酸酯、拟除虫菊酯、有机氯、有机砷、有机汞等类型。

使用农药可以减少农作物的损失、提高产量，增加粮食供应。但农药使用不当，可对环境造成严重污染，使环境恶化、物种减少、生态平衡破坏。进入环境中的农药，可通过多种途径污染食品。使用农药后，在农产品、食品及动物饲料中出现的农药及其代谢产物、降解物或衍生物统称为农药残留（pesticide residue），都能对人体产生危害。

（5）N-亚硝基化合物 N-亚硝基化合物（N-nitroso compound，NOC）是对动物具有较强致癌作用的一类化学物质，在已研究的300多种亚硝基化合物中，90%具有致癌性。N-亚硝基化合物的生产和应用并不多，但其前体物亚硝酸盐、硝酸盐和胺类则广泛存在于环境和食品中，在一定条件下，可转化合成N-亚硝基化合物。目前发现N-亚硝基化合物含量较多的食品有烟熏鱼、腌制鱼、腊肉、火腿、腌酸菜、啤酒及不新鲜的蔬菜等。流行病学研究表明，人类某些肿瘤可能与亚硝基化合物有关，如胃癌、食道癌、结直肠癌、膀胱癌以及肝癌，但目前尚缺少N-亚硝基化合物对人类直接致癌的资料。

（6）多环芳烃类化合物 多环芳烃类化合物（polycyclic aromatic hydrocarbon，PAH）是指两个或两个以上苯环稠合在一起的一系列烃类化合物及其衍生物，目前已鉴定出数百种，其中苯并芘是第一个被发现的环境化学致癌物，而且致癌性很强。

食品中的污染来源：①高温烹调加工时，食品成分发生热解或热聚合反应直接生成；②用煤、炭和植物燃料烘烤或熏制食品时直接污染；③土壤、水和大气中的PAH直接或间接污染植物性食品、水产品；④食品加工、贮存中被机油、沥青和包装材料等污染，如在沥青路上晾晒粮食或在内壁附着石蜡涂料的容器中存放牛奶均可使食品受到污染；⑤植物和微生物合成微量 PAH。

PAH 对人体的主要危害部位是呼吸道和皮肤，人长期处于多环芳烃污染的环境中，可引起急性或慢性损害，如日光性皮炎，痤疮型皮炎、毛囊炎及皮肤癌和肺癌等。人群流行病学研究资料显示，食品中苯并（a）芘含量与胃癌的发生相关，如在冰岛、匈牙利和拉脱维亚某些地区以及我国新疆胃癌高发区，居民经常食用含苯并（a）芘较高的熏肉、熏鱼类食品。

（7）二噁英类化合物 "二噁英"并不是一种单一物质，而是指结构和化学性质相似的两大类有机物，分别为多氯二苯二噁英（PCDDs）和多氯二苯并呋喃（PCDFs）。多氯联苯（PCB）等化合物的理化性质和毒性与二噁英相似，称为二噁英类似物。

食品中的污染来源：①主要来自环境的污染，如金属冶炼、纸浆的氯气漂白以及含氯农药的合成和使用，垃圾（特别是含聚氯乙烯的垃圾）、医疗废弃物、汽油的不完全燃烧，都可直接或间接污染食物；②食品包装材料的污染，如聚氯乙烯塑料、氯气漂白过的纸张，均可将其中残留的二噁英迁移到食物中；③意外事故的污染，如日本和我国台湾米糠油受到 PCB 的污染事件。

二噁英属极强毒性毒物，可使动物体重明显降低，伴有肌肉和脂肪组织急剧减少，称为消瘦综合征（wasting syndrome）。动物经皮肤或全身染毒接触二噁英后会出现氯痤疮，为二噁英毒性的特征标志。二噁英可使多种动物及人类接触者的肝脏受损，表现为肝大，肝功能异常；有致畸作用，孕妇经常接触二噁英会使胎儿中枢神经、泌尿、生殖系统受到伤害；有极强的致癌性，可使暴露人群患各种癌症危险性增加。

（8）吊白块 吊白块（rongalit）又称雕白粉，化学名称为甲醛次硫酸氢钠，为半透明白色结晶或小块，易溶于水。高温下具有极强的还原性，有漂白作用，在工业上用作漂白剂。由于吊白块对食品的漂白、防腐效果明显，可改变食品的感官性状（增白、爽口），增加韧性和延长保鲜时间，而且价格低廉，故常被不良商家掺入食品中使用。吊白块在食品加工过程中分解产生的甲醛是细胞原浆毒，能使蛋白质凝固，摄入 10g 即可致人死亡。长期食用吊白块漂白过的食品，可对机体的某些酶系统有损害，造成肺、肝、肾等的损害；同时也会影响中枢神经系统，导致失眠和生物节律紊乱，引起四肢麻木或震颤，甚至有致癌、致畸和致突变作用。

二、食物中毒

（一）食物中毒概述

食物中毒（food poisoning）是指摄入了含有生物性、化学性有毒有害物质的食品，或将有毒有害物质当作食品摄入后所出现的非传染性的急性、亚急性疾病，不包括暴饮暴食引起的急性胃肠炎、食物过敏引起的腹泻、食源性肠道传染病和寄生虫病，也不包括因长期摄入含有毒有害物质的食物引起的以慢性损害为主要特征的疾病。

食物中毒的特征是：①发病与食物有关。发病者在相近的时间食用了某种同样的食品，未食者不发病。②潜伏期短，呈暴发性。短时期内可能有多数人发病，发病曲线呈突然上升趋势。③中毒患者临床表现相似，以恶心、呕吐、腹痛、腹泻等急性胃肠炎症状为主。④人与人之间无传染性。

（二）食物中毒的分类

食物中毒按病原分为细菌性食物中毒、真菌及其毒素食物中毒、有毒动植物食物中毒、化学性食物中毒4类。

1. 细菌性食物中毒　细菌性食物中毒是指因摄入被致病菌或其毒素污染的食品所发生的急性或亚急性疾病，是食物中毒中最常见一类。细菌性食物中毒全年皆可发生，好发于夏秋季。

细菌性食物中毒根据发病机制又可分为：①感染性食物中毒（infectious food poisoning），细菌污染食品并大量繁殖，达到中毒数量，大量活菌随食物进入人体，侵犯肠黏膜，引起胃肠炎症状；②毒素性食物中毒（toxins of food poisoning），是细菌在食品中繁殖时产生的毒素（外毒素）引起的中毒，摄入的食品中可以没有产毒的活菌。

细菌性食物中毒多呈集体暴发，其发病率高、病死率低（除肉毒毒素中毒外）。抵抗力较弱的患者、老人、儿童临床症状较重。如能及时抢救，一般病程短，恢复快，预后好。我国常见的细菌性食物中毒主要有沙门氏菌食物中毒、葡萄球菌食物中毒、副溶血性弧菌食物中毒等，其流行病学特点参见表2-1。

表2-1　我国常见的细菌性食物中毒

类型	名称	病原	引起中毒的食品	临床表现
感染型食物中毒	沙门氏菌属食物中毒	沙门菌为革兰阴性杆菌。不耐热，100℃时立即死亡。20～30℃条件下可迅速繁殖，2～3小时即可达到引起中毒的细菌数量	主要是畜肉类及其制品，其次为家禽、鱼虾、奶蛋类	潜伏期12～36小时。主要症状为发热（38～40℃）、恶心、呕吐、腹痛、腹泻。大便为黄绿色水样便，偶带脓血。病程3～5天，预后良好。除上述胃肠炎型外，还可表现为类霍乱型、类伤寒型、类感冒型、败血症型，病程3～5天，预后良好
	副溶血性弧菌食物中毒	副溶血性弧菌为"嗜盐"菌，革兰染色阴性，在含盐3.5%的食物中生长良好，不耐高温，90℃环境中1分钟即可被杀灭。对酸敏感，在50%的食醋中1分钟即可灭活	主要是鱼、虾、蟹、贝类等海产品，其次是肉类、咸菜及凉拌菜	潜伏期一般在6～10小时，发病急，主要症状为恶心、呕吐、上腹部阵发性绞痛、频繁腹泻、发热（37～39℃）。大便呈洗肉水样便，重者为黏液便和黏血便，失水过多者可出现脱水、血压下降。病程1～3天，预后良好

类型	名称	病原	引起中毒的食品	临床表现
毒素型食物中毒	葡萄球菌食物中毒	主要是金黄色葡萄球菌，革兰染色阳性。适合在31～37℃、pH7.4、水分较多、蛋白质及淀粉丰富的环境中繁殖并产生肠毒素。葡萄球菌肠毒素（外毒素）是一种蛋白质，分为8种抗原型，以A型毒力最强。其肠毒素耐热性较强，破坏食品中该毒素须加热100℃持续2小时	主要为肉制品、剩饭、凉糕、奶类及其制品。此外，油煎荷包蛋、凉粉和米酒也可引起中毒	潜伏期1～6小时，主要症状为恶心、剧烈而频繁的呕吐，呕吐物中常有胆汁、黏液和血，同时伴有腹部剧烈疼痛。腹泻为水样便。体温一般正常，偶有低热。病程1～2天，预后良好
	肉毒梭菌食物中毒	肉毒梭状芽孢杆菌，革兰阳性厌氧菌，其芽孢耐热性极强，干热180℃加热5～15分钟或湿热100℃加热6小时方能杀死芽孢。该菌在无氧环境下18～30℃能生长并产生外毒素，即肉毒毒素，是一种强烈的神经毒素	多为家庭自制的发酵食品，如臭豆腐、豆酱、面酱、豆豉等。其次为罐头食品、火腿、腊肠、鱼罐头、酱菜等	潜伏期6小时至数天，一般为12～48小时。早期全身疲乏无力、头晕、头痛、食欲不振等，少数有胃肠炎症状，以后出现视力模糊、眼睑下垂、复视、瞳孔放大等神经麻痹症状；重症者出现咀嚼、吞咽、呼吸、语言困难，头下垂，运动失调，心力衰竭等。体温、血压正常。病死率较高，多死于病后4～8天
	致病性大肠杆菌食物中毒	致病性大肠菌株是革兰阴性杆菌，分为侵入型和毒素型两类。前者引起急性菌痢型，后者引起急性胃肠炎型。毒素型大肠杆菌产生的肠毒素，可分为耐热毒素和不耐热毒素。前者加热至100℃经30分钟尚不破坏，后者加热60℃仅1分钟即被破坏	各类食品均可受到致病性大肠杆菌污染，其中主要以肉类、水产品、豆制品、蔬菜，特别是熟肉类及凉拌菜常见	①急性菌痢型：主要症状为腹痛、腹泻、里急后重，体温38～40℃，呕吐较少，大便为伴有黏液脓血的黄色水样便。②急性胃肠炎型：潜伏期4～48天，主要症状为食欲不振、剧烈腹痛、呕吐和腹泻，腹泻1～2天，每天达5～10次，呈米泔水样便，无脓血。重度脱水者可发生循环衰竭

2. 真菌性食物中毒 真菌性食物中毒是指摄入了被真菌及其毒素污染的食物而引起的食物中毒。

（1）赤霉病麦中毒 麦类、玉米等谷物被镰刀菌侵染后引起赤霉病，除造成谷物减产外，还可引起人畜中毒。引起中毒的成分为镰刀菌产生的毒素。潜伏期10～30分钟，主要症状为恶心、眩晕、腹痛、呕吐、全身乏力，少数伴有腹泻、流涎、颜面潮红及头痛等，以呕吐最为明显，症状一般持续1天左右可自行消失。个别严重者可有呼吸、脉搏和血压的波动，本病四肢酸软、步态不稳、形似醉酒，故称为"醉谷病"。

预防措施包括加强田间和贮藏期的防霉措施，选用抗霉品种，及时脱粒、晾晒，降低谷物水分含量至安全值。对已霉变的谷物，采取措施（如用碾磨去皮法）除去毒素。制定粮食中赤霉病麦毒素的限量标准，加强粮食卫生管理。

（2）霉变甘蔗食物中毒　多见于我国北方地区的初春季节。致病物质主要是节菱孢霉菌产生的3-硝基丙酸（3-NPA），为神经毒，主要损害中枢神经系统。潜伏期最短仅十几分钟，重度中毒者多在2小时内发病。最初表现为一时性消化功能紊乱，如恶心、呕吐、腹痛、腹泻、黑便等；随后出现神经系统症状，如头晕、头痛、眼前发黑、复视等；重者可出现阵发性抽搐，发作时四肢强直，屈曲内旋，手呈鸡爪状，眼球向上，偏侧凝视，瞳孔散大，继而进入昏迷状态。患者可死于呼吸衰竭，幸存者则留下严重的神经系统后遗症。

预防措施包括加强宣传教育，教育群众不买、不吃霉变甘蔗；甘蔗在成熟后才可收割，贮存时应防止霉变，已霉变的甘蔗严禁售卖。

3. 有毒动植物食物中毒　有毒动植物食物中毒可发生于下列情况：①某些动植物在外形上与可食的食品相似，但含有天然毒素，如河豚、毒蕈；②加工烹调过程中未能除去或破坏有毒成分，如苦杏仁、未煮熟的豆浆；③食品保存不当而产生毒素，如发芽马铃薯可产生有毒物质龙葵素。

（1）河豚中毒　河豚是一种味道鲜美但含有剧毒的鱼类，在我国主要产于沿海及长江下游。河豚的有毒物质是河豚毒素（tetrodotoxin，TTX），为一种神经毒，几乎存在于鱼体的所有组织中，其中卵巢、肝脏含毒素最多，肾、血液、眼睛和皮肤次之。新鲜洗净的鱼肉一般不含毒素，当鱼的死亡时间较长时，皮肤及内脏的毒素可渗入肌肉组织。某些品种的河豚肌肉组织也具有毒性。TTX可阻断神经肌肉间的传导，可导致外周血管扩张及动脉压急剧降低，也可对呼吸中枢有抑制作用。河豚中毒的潜伏期为10分钟至3小时，早期出现手指、口唇和舌刺痛感，同时出现恶心、呕吐、腹痛、腹泻等消化道症状；继之出现以麻痹为特征的症状，四肢肌肉麻痹、身体摇摆、共济失调；严重者全身麻痹、瘫痪、语言障碍、呼吸困难、血压下降、昏迷，最后多死于呼吸衰竭。目前，河豚中毒无特效解毒剂，一旦发现必须迅速抢救，以去除毒物和对症治疗为主。

预防措施包括开展宣传教育，使群众认识河豚，以防误食。捕获的河豚禁止零售，必须统一收购、集中加工，去头、去内脏、去皮后，充分放血，肌肉反复冲洗，加2%碳酸氢钠处理24小时，制成鱼干或罐头，经检验合格后方可销售。

（2）毒蕈中毒　我国食用蕈有300多种，毒蕈80多种。毒蕈外形与食用蕈不易区别，常因采摘鲜蘑菇误食而中毒，多发生在高温多雨季节。毒蕈的有毒成分较复杂，几种毒蕈含同一毒素，或一种毒蕈含有多种毒素。根据中毒症状的不同，毒蕈中毒可分为4种类型：胃肠毒型、神经精神型、溶血型、脏器损害型。毒蕈中毒后，立即采取催吐、洗胃、清肠等措施尽快去除有毒物质；并对症治疗，神经精神型用阿托品治疗，溶血型可予肾上腺皮质激素及输血等，脏器损害型早期给予保肝治疗，同时可用巯基解毒药物等。

预防措施包括加强宣传教育，提高人群对毒蕈的识别能力，防止误采、误食。

4. 化学性食物中毒 化学性食物中毒在我国属常见的一类食物中毒，其发病率和病死率均较高，发病无明显的季节性和地区性。

（1）亚硝酸盐中毒 亚硝酸盐来源广泛，天然存在于水及蔬菜中，也可来自化工产品。亚硝酸盐中毒原因有：误将亚硝酸盐当作食盐食用、食品加工中过量加入或超范围使用亚硝酸盐、大量食用亚硝酸盐含量高的蔬菜等。亚硝酸盐为强氧化剂，进入机体后可使血中低铁血红蛋白氧化成高铁血红蛋白，从而引起组织缺氧。其特征性临床表现是口唇、指甲以及全身皮肤出现发绀，并有头晕、头痛、胸闷、心率过速、嗜睡、烦躁不安或呼吸急促等症状。亚硝酸盐食物中毒的特效治疗方法是采用1%亚甲蓝小剂量口服或缓慢静脉注射，亚甲蓝、维生素C和葡萄糖合用效果更佳。

预防措施包括防止亚硝酸盐污染食品或误食误用、勿食存放过久的变质蔬菜以及腌制不充分的蔬菜、加强对肉制品中硝酸盐和亚硝酸盐的管理。

（2）砷化物中毒 砷化物一般都有剧毒，最常见的是三氧化二砷，俗称砒霜，为无色无味的白色粉末。砷化物中毒的原因有：误把砒霜当成碱或盐食用、水果和蔬菜中残留有含砷杀虫剂、盛放砷的容器污染了食物等。进入机体后，砷与酶的巯基有很强的亲和力，使酶失去活性，细胞代谢发生障碍。砷化物中毒的临床表现为咽喉及上腹部烧灼感、恶心、反复呕吐、甚至吐出黄绿色胆汁、腹泻米泔样便，重者出现脱水、体温下降、意识消失。砷化物中毒后要尽早使用特效解毒剂，一般首选二巯基丙磺酸钠。

预防措施包括加强砷化物的管理、防止蔬菜水果农药残留量过高、盛放砷的容器不得再盛装食品或改制为炊具、砷化物毒死的畜禽应深埋销毁等。

第三节　劳动卫生

一、职业性有害因素的概念和分类

职业性有害因素（occupational hazards）是指在生产工作过程及其环境中产生或存在的对职业人群的健康、安全和作业能力可能造成不良影响的一切要素或条件的总称。职业性有害因素按其性质分为4大类，即物理性有害因素、化学性有害因素、生物性有害因素和不良生理心理性因素。

1. 物理性有害因素（physical hazards） 主要包括异常气象条件、异常气压、噪声和振动、电磁辐射等。

2. 化学性有害因素（chemical hazards） 主要有生产性毒物和生产性粉尘。

3. 生物性有害因素（biology hazards） 主要有细菌、病毒、真菌和生物源性变应原等。

4. 不良生理心理性因素（physical and psychological hazards） 主要包括人

体工效学问题、工作过度紧张、职业心理紧张等。

二、职业性病伤

职业性病伤（occupational disease and injury）是指由职业性有害因素引起的或与职业性有害因素有关的疾病及健康伤害。包括3大类，即职业病（occupational disease）、工作有关疾病（work related disease）、职业性外伤（occupational trauma），其中职业性外伤也称工伤（work injury）。

（一）职业病

1. 职业病的概念和分类

（1）职业病的概念 《中华人民共和国职业病防治法》将职业病定义为：企业、事业单位和个体经济组织等用人单位的劳动者在职业活动中，因接触粉尘、放射性物质和其他有毒、有害物质等因素而引起的疾病。不同国家的法定职业病不尽相同。法定职业病是依据规定需要报告的一类疾病，职业病病人则依法享受国家规定的职业病待遇。

（2）职业病的分类 根据2013年12月23日印发的最新版《职业病分类和目录》，职业病包括职业性尘肺病及其他呼吸系统疾病（19种）、职业性皮肤病（9种）、职业性眼病（3种）、职业性耳鼻喉口腔病（4种）、职业性化学中毒（60种）、物理因素所致职业病（7种）、职业性放射性疾病（11种）、职业性传染病（5种）、职业性肿瘤（11种）及其他职业病（3种）共10大类，132种。

2. 职业病的特点 病因明确；病因与疾病之间一般存在接触水平（剂量）–效应（反应）的关系；具有群发性；早期诊断、及时处理，预后良好；重在预防。

（二）工作有关疾病

由于劳动者受到生产环境或劳动过程中某些职业性有害因素的影响，致使劳动者机体抵抗力下降，从而使得职业人群中常见病、多发病发病率升高，这类与职业病有关的非特异性疾病统称为工作有关疾病，也叫职业性多发病。常见的工作有关疾病包括与职业有关的心血管疾病、骨骼与软组织损伤及生殖紊乱等，如煤矿工人易患风湿性关节炎；与职业有关的肺部疾病，如空气污染引起的慢性非特异性呼吸道疾病；与职业紧张有关的心身疾病，如由于工作繁重、加班等因素造成精神或身心疾病，比如焦虑、忧郁、神经衰弱综合征。

（三）工伤

在工作时间和工作场所内，因工作原因发生意外事故而造成的职业从业者的健康伤害。工伤可以造成缺勤及残疾，严重者可以导致死亡。事故的发生常与生产设备和防护措施不完善、劳动组织和生产管理不妥、作业环境布局不合理、个人心理状态欠佳等有关。需要加强安全生产监督管理力度和安全风险评估，防患于未然。

三、职业病管理

《中华人民共和国职业病防治法》（2017 年修订）是当前职业病管理的重要依据。

（一）职业病诊断

职业病诊断，应当综合分析下列因素：①病人的职业史；②职业病危害接触史和工作场所职业病危害因素情况；③临床表现以及辅助检查结果等。没有证据否定职业病危害因素与病人临床表现之间的必然联系的，应当诊断为职业病。职业病诊断证明书应当由参与诊断的医师共同签署，并经承担职业病诊断的医疗卫生机构审核盖章。

（二）职业病报告管理

用人单位和医疗卫生机构发现职业病病人或者疑似职业病病人时，应当及时向所在地卫生行政部门和安全生产监督管理部门报告。确诊为职业病的，用人单位还应当向所在地劳动保障行政部门报告。

1. 急性职业病报告 急性职业病由最初接诊的任何医疗卫生机构在 24 小时之内向患者单位所在地的卫生监督机构发出《职业病报告卡》。凡有死亡或同时发生 3 名以上急性职业中毒以及发生 1 名职业性炭疽时，接诊的医疗机构应立即电话报告患者单位所在地的卫生监督机构并及时发出报名卡。卫生监督机构在接到报告后直接报国家卫生健康委员会，并立即赴现场，会同人力资源和社会保障部门、工会组织、事故发生单位及其主管部门，调查分析发生原因，并填写《职业病现场劳动卫生学调查表》，报送同级卫生行政部门和上一级卫生监督机构，同时抄送当地人力资源和社会保障部门、企业主管部门和工会组织。

2. 非急性职业病报告 慢性职业病（如尘肺、慢性职业中毒等）以及其他非急性职业病由各级卫生行政部门授有职业病诊断权的单位或诊断组负责报告。并在确诊后填写《职业病报告卡》或《尘肺病报告卡》，在 15 天内将其报送患者单位所在地的卫生监督机构。尘肺病例的升期也应填写在《尘肺病报告卡》进行更正报告。尘肺病患者死亡后，由死者所在单位填写《尘肺病报告卡》，在 15 日之内报所在地的卫生监督机构。

（三）职业病患者管理

用人单位应当保障职业病病人依法享受国家规定的职业病待遇；安排职业病

病人进行治疗、康复和定期检查；对不适宜继续从事原工作的职业病病人，应当调离原岗位，并妥善安置；职业病病人的诊疗、康复费用，伤残以及丧失劳动能力的职业病病人的社会保障，按照国家有关工伤保险的规定执行；职业病病人除依法享有工伤保险外，依照有关民事法律，尚有获得赔偿的权利的，有权向用人单位提出赔偿要求。

（四）职业病预防管理

职业病的预防要遵循三级预防的原则，因其病因明确，故应以第一级预防为主，同时兼顾第二级预防与第三级预防。①第一级预防，是从根本上阻止职业性有害因素对人体产生的损伤作用。主要是通过改革生产工艺，合理利用防护设施及加强个人防护；使作业者尽可能不接触职业性有害因素，或控制作业场所有害因素的水平使其达到卫生标准。同时要注意职业禁忌证的检查，凡有职业禁忌证者不应从事相关专业。②第二级预防，指对职业人群实行职业健康监护，尽量早期发现职业损害，及时采取合理有效的治疗和处理措施，防止病情发展。③第三级预防，对已确诊为职业病的患者，给予积极合理的治疗和处理，预防并发症，促进其康复。

四、常见职业病

2017年，我国共报告各类职业病新病例26756例。职业性尘肺病及其他呼吸系统疾病22790例，其中职业性尘肺病22701例；职业性耳鼻喉口腔疾病1608例；职业性化学中毒1021例，其中急、慢性职业中毒分别为295例和726例；职业性传染病673例；物理因素所致职业病399例；职业性肿瘤85例；职业性皮肤病83例；职业性眼病70例；职业性放射性疾病15例；其他职业病12例。

（一）硅沉着病

硅沉着病（硅肺）是尘肺中最常见、进展最快、危害最严重的一种，是由于在生产环境中长期吸入含游离二氧化硅的粉尘（俗称矽尘）而引起的以肺组织进行性、弥漫性纤维组织增生为主的全身性疾病。硅沉着病的发生与粉尘中游离二氧化硅的含量、粉尘浓度、分散度、接尘时间、防护措施以及个体状况等因素有关。

1.临床表现 硅沉着病是一种进行性疾病，一经发生，尽管及时脱离粉尘作业，病变仍继续发展。其基本的病理改变是肺组织内有特征性的矽结节形成和弥漫性肺间质纤维化，临床可表现为：

（1）症状和体征 气短、胸闷、胸痛、咳嗽、咳痰、心悸等症状，其症状的多少和严重程度与肺部X线胸片表现的严重程度并不一定呈线性关系。硅沉着病的体征主要由并发症引起，如合并感染时，两肺底可闻及湿性啰音；合并肺气肿时，则呼吸音降低，出现唇绀、桶状胸等；严重时可出现右心衰竭，表现为呼吸困难、不能平卧。

（2）X线胸片表现　硅沉着病往往在症状和体征未出现前就可以出现典型的X线胸片表现。典型的X线胸片影像主要是出现圆形、不规则形小阴影和大阴影，它是硅沉着病病理改变的重要表现，也是硅沉着病的X线诊断依据。此外，在X线胸片上还可表现出肺门改变、肺纹理和胸膜改变以及肺气肿等影像，这些影像的变化对硅沉着病的诊断同样具有重要的参考价值。

（3）并发症　硅沉着病主要的并发症有肺结核、肺部感染、自发性气胸、肺源性心脏病等，其中最常见和最重要的是肺结核。一旦并发肺结核，会加速硅沉着病的病情进展和恶化，而且肺结核不易控制，两者相互促进，是造成病人死亡的主要原因。

2. 硅沉着病的治疗和预防

（1）治疗和处理　硅沉着病一经确诊，不论期别，患者都要及时调离接尘岗位。目前对硅沉着病尚无特效的根治药物，主要是对症治疗和积极防治并发症，消除和改善症状、以减轻病人痛苦，延缓病情进展、延长寿命。临床上常用的药物有克矽平、柠檬酸铝、粉防己碱等药物。

（2）预防　硅沉着病是一种不可逆的病理改变，一经发生，病变呈进行性发展，因此硅沉着病的预防应以一级预防为主，采取综合性的防尘措施。根据国情，我国总结出预防粉尘危害的八字经验，即"革、水、密、风、护、管、教、查"。

（二）铅中毒

1. 铅对机体的影响　在生产环境中，铅主要以铅烟、铅尘或铅蒸气形式经呼吸道吸入。另外也可以经消化道摄入，一般不能经完整的皮肤吸收。铅影响卟啉代谢，导致血红蛋白合成障碍，是铅中毒较早和重要的变化之一。尿中 δ - 氨基 - γ 酮戊酸（ALA）、粪卟啉以及血中的游离原卟啉（FEP）和锌原卟啉（ZPP）的升高，可作为铅中毒的诊断指标。铅直接作用于红细胞，使其脆性增加，寿命缩短，导致溶血和贫血；作用于血管，造成血管痉挛，引起腹绞痛、铅容或视网膜小动脉痉挛、暂时性的高血压等；作用于神经系统，使大脑皮层兴奋和抑制的正常功能发生紊乱，或对神经鞘细胞产生毒作用，引起神经纤维节段性脱髓鞘，导致腕下垂。

2. 铅中毒的临床表现　职业性铅中毒主要为慢性中毒，以神经系统、消化系统和血液系统的症状为主。

（1）神经系统　①神经衰弱综合征：是铅中毒早期和常见的症状，常出现头昏、头痛、乏力、肢体酸痛、失眠、记忆力下降等症状。②周围神经炎：可表现为感觉型、运动型或两者兼有的混合型症状。感觉型表现为肢端麻木，四肢末端呈手套、袜套样感觉障碍；运动型表现为伸肌无力，重症者出现肌肉麻痹，亦称

"铅麻痹"，如"腕下垂""足下垂"。

（2）消化系统 铅中毒的病人口内有金属味，齿龈可见蓝色铅线，食欲不振、恶心、腹胀、便秘或腹泻是慢性铅中毒的常见症状。腹绞痛为慢性铅中毒特征性临床表现，发作前常有腹胀或顽固性便秘，部位多在脐周，疼痛呈持续性伴阵发性加重，每次发作约持续数分钟至数小时。因疼痛剧烈，患者面色苍白、焦虑、急躁不安、出冷汗、常弯腰屈膝、手按腹部以减轻疼痛。检查时腹部平软，无固定压痛点，无反跳痛，肠鸣音减弱。目前典型的腹绞痛发作已很少见，多表现为腹部隐痛、腹胀等。

（3）血液系统 表现为铅容和贫血。病人面部及肢末端呈灰白色，贫血常呈低血红蛋白型，周围血中可见点彩红细胞、网织红细胞及碱粒红细胞增多。

此外，女性患者常有月经不调、流产、早产等。

3. 铅中毒的治疗和预防

（1）治疗与处理 治疗常用依地酸二钠、二巯丁二酸钠注射及二巯丁二酸胶囊口服。一般 3 ～ 4 天为 1 个疗程，两个疗程间隔停药 3 ～ 4 天。疗程视患者情况而定，轻度铅中毒一般不超过 5 个疗程。

（2）预防 预防铅中毒，关键在于消除和控制铅的发生源。①用无毒或低毒物质代替铅及其化合物；②降低车间空间中的铅浓度，如改革工艺，减少手工操作；③定期监测空气中铅的浓度，定期进行健康检查等。

（二）苯中毒

在生产环境中，苯主要以蒸气形式经呼吸道进入人体，液态苯也可以经皮肤吸收。

1. 苯的毒性作用 苯的中毒机制至今尚未完全清楚，一般认为大量吸入苯主要引起中枢神经系统抑制作用，出现急性中毒症状；慢性接触可损害骨髓造血功能，出现血象及骨髓象的异常，如引起白细胞、血小板的减少等慢性中毒症状。严重时可发生再生障碍性贫血或白血病。

2. 苯中毒的临床表现

（1）急性中毒 短时间内吸入大量苯蒸气，主要引起中枢神经系统麻醉样反应，轻者出现黏膜刺激症状，并伴有头痛、头昏、恶心、呕吐等现象，随后出现兴奋或酒醉状态，严重时可发生昏迷、抽搐、血压下降、呼吸和循环衰竭。

（2）慢性中毒 长期接触低浓度的苯，明显的毒作用是对骨髓的渐进性和不可逆性的损害。早期以白细胞总数和中性粒细胞减少为主，中期出现血小板减少，伴皮肤、黏膜的出血倾向，严重者出现骨髓再生不良或再生障碍性贫血，甚至白血病。因此造血系统的异常表现是慢性苯中毒的主要特征。

（3）局部作用 皮肤经常接触苯，可因脱脂而变得干燥、脱屑甚至皲裂，也可出现过敏性湿疹。

3. 苯中毒的治疗和预防

（1）治疗与处理 急性苯中毒患者应立即移至空气新鲜处，脱去污染的衣服，清除体表污染物，注意安静和保温。若呼吸抑制，应给予氧气和辅以人工呼吸，忌用肾上腺素。静脉注射大剂量维生素 C 和葡萄糖醛酸，有助于解毒。慢性苯中毒的治疗原则是设法恢复已受损的造血功能，改善中枢神经系统功能。常用核苷酸类、维生素类、皮质激素类等有助于恢复造血功能的药物。苯中毒一经确诊，除给予积极治疗外，还应根据病情安排休息，必要时应调离苯作业。

（2）预防 主要以综合性措施为主。①以无毒、低毒物质代替苯。②改革工艺：如使用静电喷漆、自动化淋漆等工艺，制鞋业使用无苯胶等来减少苯的接触机会。③加强通风排毒。④卫生保健措施：定期测定车间内苯的浓度；坚持就业前健康检查；进行定期的健康检查；加强个人劳动防护等。

（四）噪声性耳聋

1. 噪声对人体的影响 噪声对人体的危害是全身性的，可分为特异性危害（对听觉系统）和非特异性危害（对其他系统）两类。

（1）特异性危害 主要是对听觉器官的损害。①短时间接触强烈噪声，听觉器官的敏感性降低，脱离噪声环境后数分钟内即可恢复正常听力，这种现象称为听觉适应，这是一种生理保护现象。②较长时间接触强烈噪声，听力可出现明显下降，脱离噪声环境后，需数小时甚至数十小时才能恢复听力，此现象称为听觉疲劳，属于生理性疲劳，也称之为暂时性听阈位移。③随着接触噪声时间的延长，会出现前一次接触噪声引起的听力改变尚未完全恢复便再次接触噪声，使听觉疲劳逐渐加重，听力改变不能恢复而引起永久性听阈位移。永久性听阈位移是一种不可逆的病理改变，临床上称噪声性耳聋。噪声性耳聋属于法定职业病。

（2）非特异性危害 噪声还可引起头痛、头晕、心悸、睡眠障碍和全身乏力、记忆力减退和情绪不稳等神经系统症状；引起心率加快或减慢、血压不稳以及心电图呈缺血性改变等心血管系统症状；还可以引起胃肠功能紊乱、食欲不振、胃蠕动减慢、胃液分泌减少等消化系统的改变；以及引起肾上腺皮质功能改变；引起免疫功能减低；引起脂质代谢紊乱和女性性功能紊乱等。

2. 噪声性耳聋的临床表现 噪声性耳聋的病人在初期均无明显的自觉症状，多在检查时发现听力图的改变，随着接触噪声时间的延长，听力进一步下降，病人除有耳鸣外，对高频声接收略有困难，但对日常语言交谈无影响。当损伤发展到一定程度时，则病人出现语言交谈困难，即所谓耳聋现象。若病情继续发展，耳聋更加明显。噪声引起的耳聋多为慢性过程，一般为双耳对称，病变在接触噪声初期 10 年中进展较快，以后逐渐缓慢。

由于爆破、火器发射或其他突然发生的巨响造成的强大声压和冲击波导致鼓膜破裂、听骨链脱位或骨折、鼓室和内耳出血，严重时螺旋器脱离基底膜或位移，患者表现为剧烈的耳鸣、头痛和听力丧失，并可因前庭受刺激而伴有眩晕、恶心、呕吐等症状，称为爆震性耳聋。

3. 噪声性耳聋的治疗和预防

（1）治疗与处理　对噪声性耳聋目前还缺乏特效的治疗方法，多采用促进内耳血液循环以及改善营养和代谢的药物。也有用高压氧，中药丹参、黄芪等进行治疗，在早期可有一定的疗效。对较重的噪声性耳聋的病人应考虑佩戴助听器或调离噪声作业。

（2）预防　预防噪声性耳聋应围绕第一级预防，采取行之有效的措施：①严格执行工业噪声卫生标准；②降低声源噪声；③控制噪声的传播和反射；④加强个人防护；⑤健康监护；⑥合理安排劳动和休息。

第四节　学校卫生

学校是指普通中小学、农业中学、职业中学、中等专业学校、技工学校、普通高等学校。《学校卫生工作条例》明确规定学校卫生工作的任务是，监测学生健康状况；对学生进行健康教育，培养学生良好的卫生习惯；改善学校卫生环境和教学卫生条件；加强对传染病、学生常见病的预防和治疗。2018年，我国已经开始启动《学校卫生工作条例》的修订工作。

一、教学卫生

学校教学卫生的任务是根据不同年龄学生的身心发育特点和学习过程的规律，提出一定的卫生要求使其有利于学生愉快学习，保证学生在学习过程中精力旺盛，提高学生学习效率，预防和控制学习疲劳的出现和加剧，全面促进学生的身心健康。

（一）课堂教学卫生要求

学校教育的中心环节是课堂教学，课堂教学是以脑力劳动为主的活动，是学校进行系统教育的最主要形式。

1. 授课内容　教学内容安排应适合学生的生理心理发展水平；教学内容的深浅和进度要适合多数学生的接受水平，不应要求过高或过低，过高会使学生难以理解而引起大脑皮层过度紧张，过低会使学生失去兴趣；每节课的学习目标展示要清楚，教学内容要围绕目标的实现而拓展；课堂教学中穿插的任何内容都要有针对性，这样有利于提高学习兴趣与增强记忆。

2. 教学方法　教学方法应灵活多样，使学生在大脑皮层的统一指挥下，眼、耳、手等感官都参与到学习活动中，学生的积极参与能够形成良好的课堂气氛，有利于学习疲劳的预防，如愉快教学法、情景教学法等。教师的语言应以通俗易懂的描述性语言为主，坚持直观性和启发性的教学原则，引导学生，由具体形象思维向抽象逻辑思维过渡，从已知到未知，从感性到理性。

3. 教学时间安排　目前我国中小学校一节课的时间多为 40～45 分钟，在一节课的时间内，应根据不同年龄的有意注意时间来安排主要教学内容，小学生的有意注意时间一般为 20～25 分钟，初中生为 30 分钟左右，故一节课的前 20～25 分钟应用于讲授本节课的主要内容，以后针对所学内容安排巩固性活动，如读、议、讲、写等。

另外，教师的板书应布局合理，字迹大小适宜而清楚。课堂提问应让学生有思考的时间，对学生的答案应作出鼓励性的评价，不应将提问作为惩罚学生的手段。

（二）阅读卫生

培养良好的阅读习惯，讲究阅读卫生对预防视觉疲劳、保护学生视力、预防近视眼的发生有积极的意义。

1. 保持良好的坐姿　良好坐姿是脊柱正直，写字时头部不过分前倾、不耸肩、不歪头，两肩之间的连线与桌缘平行，前胸不受压，大腿处于水平位，两足着地，血管神经不受压迫，眼与课桌面书本的距离保持在 30～40cm，能适度变换体位，不易产生疲劳。

2. 良好的阅读和书写卫生　不在床上、车船上或过暗、过强的光线下阅读书写，走路时不看书；书写时字不宜过小，不用过淡的墨水或彩色墨水写字；读写的时间不宜过长，每 30～40 分钟应休息片刻，同时进行望远或做眼保健操等。

（三）考试卫生

考试是我国现行教育体制下用来衡量学生学习水平高低，决定升学与否的一个重要方式。考试是最紧张的脑力劳动，在考试期间常不能维持正常的生活作息制度，出现学习时间过长、睡眠时间不足、户外活动和体育锻炼不够等卫生问题。由于情绪紧张，往往对学生产生巨大的心理压力，出现考试焦虑，甚至影响学生的身心健康。因此复习、考试期间应注意以下卫生问题：

1. 减轻学生的心理负担　学校、家庭平时要注意培养学生良好的心理素质，培养学生能正确地认识自己、正确对待考试分数。临近考试时，应让学生有充分的心理准备，创造良好的复习环境，要求学生认真复习，以积极的心态去接受考试。

2. 保持正常的作息制度　复习考试期间不要随意打乱平时的生活作息制度，应保证充足的睡眠时间和进行适量的体育活动，这对缓解心理压力、减轻脑力疲劳、提高大脑的工作能力，都有积极的作用。

3. 合理营养 考试是紧张的脑力劳动，机体对优质蛋白的需求增加，考试期间宜供给易消化、富含蛋白质和维生素的营养均衡的食物，如多食用牛奶、鸡蛋、蔬菜、水果，注意及时补充水分。

4. 做好考试后的心理疏导 考试结束后，老师、家长要注意学生的情绪变化，及时进行心理疏导，防止因考试成绩不理想而发生意外及情绪、心理障碍。

二、学校作息制度卫生

一日作息制度是指一昼夜内学习、课外活动、劳动、进餐、睡眠和休息的时间分配与交替顺序。

1. 课业学习 课业学习指一日中上课和自习时数。《学校卫生工作条例》规定，学生每日学习时间（包括自习时间）小学不超过 6 小时，中学生不超过 8 小时，大学不超过 10 小时。

2. 课外活动 课外活动是指课堂以外的活动，包括体育锻炼、科技、文娱、艺术、社团和公益活动等。合理的课外活动有利于丰富学生的课余文化生活，促进身心发育，提高学生的社会活动能力。

3. 休息 休息是消除疲劳的重要措施。课间休息应以主动、积极的户外活动性休息为主，如散步、远眺或游戏。目前我国教学制度中规定，第二、三节课间的休息时间为 20～30 分钟，以便进行课间操，这对于消除静坐时的静力性肌肉紧张、消除脑力疲劳及预防近视都有积极的作用。

4. 睡眠 睡眠是正常的生理过程，是生命活动中不可缺少的重要环节，是学生恢复学习能力的重要方式。睡眠时大脑皮层抑制过程广泛扩散，身体的各种功能活动降低，能防止大脑皮层过度疲劳。睡眠时生长激素分泌增加，对学生的生长发育和智力发育都有积极的作用。睡眠规律且时间充足的学生，在体力、脑力劳动时都表现出良好的应激状态；而睡眠不足的学生，则表现为精神萎靡不振、情绪低落、表情淡漠、反应迟钝、学习能力明显下降、容易生病。为保证睡眠质量，应让学生养成按时睡眠定时起床的习惯，睡眠环境应安静舒适，睡前应避免精神刺激。

5. 自由活动 学生每天应有 1～3 小时的自由支配时间，以利于个人兴趣发展和特殊能力的提高。对学生自由活动要提供条件并给予指导，应鼓励学生进行家务劳动及生活自我料理。

6. 进餐 应制订合理膳食制度，科学合理地安排每日进餐的次数、时间及热能分配。进餐应定时定量，三餐热能分配为：早餐 30%，中餐 40%，晚餐 30%。小学生在上午可加一次课间餐，其热能占 10%～15%，同时相应减少早、中两餐的热量。每次进餐时间为 20～30 分钟，体力活动后休息 20 分钟左右再进餐。进餐环境应安静卫生。

三、体育锻炼卫生

（一）学校体育工作的任务

根据《学校体育工作条例》（2017年修订），学校体育工作的基本任务是增进学生身心健康、增强学生体质；使学生掌握体育基本知识，培养学生体育运动能力和习惯；提高学生运动技术水平，为国家培养体育后备人才；对学生进行品德教育，增强组织纪律性，培养学生的勇敢、顽强、进取精神。学校体育工作应当坚持普及与提高相结合、体育锻炼与安全卫生相结合的原则，积极开展多种形式的强身健体活动，重视继承和发扬民族传统体育，注意吸取国外学校体育的有益经验，积极开展体育科学研究工作。学校体育工作应当面向全体学生，积极推行《国家体育锻炼标准》。

根据《国家体育锻炼标准》，体育锻炼按年龄（学生按年级和学段）分为4个组：儿童组：10～13岁（小学3～6年级）；少年乙组：14～16岁（初中）；少年甲组：17～19岁（高中）；成年组：19岁以上（大学或已毕业者）。体育锻炼、测验的项目设5类：一是短跑、往返跑；二是跳绳、长跑；三是跳高、跳远；四是投掷垒球、实心球；五是爬杆、引体向上等。达标等级分及格、良好、优秀3级。

（二）不同体质和健康状况分组锻炼

学校体育锻炼应该在体育科学的原理指导下进行，为使每一个学生都能参加合理的体育锻炼，需对学生进行健康检查，根据检查结果进行健康分组，针对不同的健康状况在锻炼范围、内容和运动量等方面区别对待。

1. 基本组 凡体格发育正常，心血管系统功能良好，身体健康的学生，平时又积极参加体育活动者可分在基本组。凡参加基本组的同学可参加体育教学大纲和《国家体育锻炼标准》所规定的全部体育活动项目。可以参加专项训练，也可以参加校内外的比赛活动。

2. 准备组 身体条件较差，心血管系统功能基本正常，但不经常参加体育活动的学生可归在准备组。这部分学生可参加体育教学大纲和《国家体育锻炼标准》所规定的部分活动项目，一般不参加专项训练和比赛活动。

3. 特别组 体弱、病残和疾病恢复期的学生可归在特别组，这部分学生不宜参加正常的体育活动，但可以在医务人员的监督下进行体育活动，如散步、慢跑、各种保健操和矫正操等。特别组的学生参加锻炼时应注意自我感觉及锻炼后的反应，观察体重、食欲和睡眠等变化，以便及时调整运动项目和运动量。

四、教学设备卫生

学校教学设备包括课桌椅和教具，它们除满足教学需要外，还应保证不损害学生身心健康。

（一）课桌椅卫生管理

学生大部分时间是在课桌椅上度过。课桌椅是否符合学生身材，对培养学生良好坐姿、降低近视眼及脊柱弯曲异常的发病率均有直接影响。因此学校应加强课桌椅的卫生管理。

我国已正式颁布了《学校课桌椅卫生标准》（GB7792-87），使课桌椅的使用和管理有章可循。学校应根据各年级学生的身材和数量，按课桌椅尺寸的国家标准（表2-2）购买、选用不同型号的合格课桌椅。

表2-2　中小学校课桌椅尺寸表（据GB3976-83）（cm）

型号	使用者身高范围	桌高	桌下净空高	椅高	椅面有效深度	椅宽	靠背上缘距椅面高	靠背左右宽
1号	165以上	76	62以上	43	38	34以上	32	30以上
2号	158～172	73	59以上	42	38	34以上	31	30以上
3号	150～164	70	56以上	40	38	34以上	30	30以上
4号	143～158	67	55以上	38	34	32以上	29	28以上
5号	135～149	64	52以上	36	34	32以上	28	28以上
6号	128～142	61	49以上	34	34	32以上	27	28以上
7号	120～134	58	46以上	32	29	27以上	26	25以上
8号	113～127	55	43以上	30	29	27以上	25	25以上
9号	119以下	52	40以上	29	29	27以上	24	25以上

注：
（1）桌高－椅高＝桌椅高差，1～9号分别为33、31、30、29、28、27、26、25及23cm。
（2）桌面左右方向的宽度，单人桌55～60cm，双人桌100～120cm；其前后方向的尺寸38～42cm。
（3）靠背上下缘间距10cm以上。

学校课桌椅调整、分配以少搬动为原则，一般在不同年级教室内按学生平均身材配置2～3个型号的课桌椅，并固定在各年级教室。在分配课桌椅时，应考虑到学生是发育中的人群，选择的课桌椅应符合学生身材或略大一号。

每学年开学之初，校医或保健教师要协助各班主任老师调整好学生座位，在考虑学生身高的基础上对视力、听力不良的学生予以照顾。为使课桌椅发挥应有的作用，需要经常教育学生保持正确坐姿，对不良坐姿及时进行纠正。

（二）教具卫生

教学用具是指印刷品、文具、黑板、视听材料等，是学校教学与学生学习过程中的必需物品。教具基本卫生要求：应适合学生心理特点，满足教学需要，不对学生造成身心损害，在毒理学和卫生学上符合卫生要求。

1.印刷品卫生　学生常用的印刷品应满足以下卫生要求：①印刷品应根据年

级不同保证字符大小合理，插图清晰，字符横排；②纸张质地结实，字符与质地对比明显，不能出现透字、字符套色不清等现象；③装订合理，采用 32 开或 16 开本；④单本教科书重量，小学应在 200g 以内，中学在 300g 以内；⑤教育学生讲究书籍卫生，防止因书籍过分破坏而传播疾病。

2. 黑板与粉笔卫生　黑板的卫生要求是：表面平坦无光泽，写字清楚流畅，不反光，易擦拭，书写时不产生噪声；黑板表面应为耐磨材料制成；黑板下缘有和黑板等长的粉槽。应选用软硬适中、白度高，以石膏为主要成分的白粉笔，少用彩色粉笔。擦拭黑板应用湿布或吸尘黑板擦，以减少粉尘飞扬。

3. 文具卫生　学生用笔记本纸张应白而结实，平滑不反光，质地致密，不易被墨水浸透，不应出现透字现象，作业本的页数不宜过多。各类彩笔及绘画书写用颜料、墨汁、墨水不应含有毒物质，新制的学生用彩色物品应经毒理学检验才能进入市场销售。铅笔笔杆外层要有牢固的漆膜保护，按国家卫生标准规定，铅笔涂漆层中总铅的含量不应超过 2500mg/kg（2500ppm）。铅笔以中等硬度（HB）为宜，笔杆的直径不应小于 8mm。书包要选用耐磨、强度高、质轻便于清洗的材料制作，书包以双背带式为好。

五、儿童青少年常见疾病

学生常见病防治工作是我国学校卫生工作的重点。农村学校要重点抓好视力低下、沙眼、肠道蠕虫感染、营养不良、缺铁性贫血等疾病防治工作，城市学校要重点做好视力低下、沙眼、肥胖、缺铁性贫血等疾病防治工作。各级各类学校要落实传染病疫情报告、晨检和因病缺勤监测等工作；依法做好预防接种工作，指导学校健全和完善预防接种证查验制度，及时对未完成国家免疫规划疫苗接种的学生进行补种，可预防疾病在学校中的传播，指导学校对食堂、饮用水、厕所加强卫生管理，预防肠道传染病的发生。

本章小结

环境污染与健康的关系密切，通过学习大气污染、水体污染、室内空气污染对健康的危害、垃圾和粪便的无害化处理措施、常见地方病的预防，使学生了解环境卫生的重点内容。当今食品安全问题频发，加强社区常见食品污染物的来源和危害、常见食物中毒的预防知识的宣传和普及，可以减少食源性疾病的发生。职业病的防治需要多方面的协作和努力，包括行政力量、用人单位的力量、医务工作者的力量、劳动者的自我保护。学习环境卫生、食品卫生、劳动卫生、学校卫生的主要内容，有利于社区医务工作者做好基层基本公共卫生服务工作。

第三章　社区健康教育与健康促进

学习目标

1. 识记　健康教育、健康促进的概念。列举健康促进的工作领域。
2. 理解　健康教育及健康促进的意义。比较卫生宣传、健康教育、健康促进。
3. 应用　运用健康教育的基本策略和方法针对农村各群体开展健康教育。运用健康信念模式、阶段改变理论针对个体开展健康教育。

案例引入

社区医生小李在社区举办糖尿病患者自我管理讲座时遇到了被邻居硬拉来听课的老张。老张，49 岁，初中毕业，1 年前被诊断为 2 型糖尿病。确诊后遵医嘱治疗两个月，血糖趋于稳定后再未对自身进行相关监测和管理，因为自觉健康状况良好，认为没有必要吃药和去做检查，他认为糖尿病并不是大问题，只要注意少吃甜食就可以了，而且他还听说去医院检查既花钱、又费时间。

请思考：社区医生小李应怎样对老张进行关于规律的糖尿病患者自我管理的健康教育，并改变其不进行自我管理的行为？

案例解析路径导航：

（1）评估，发现老张存在的问题　从被邻居硬拉来听课可以看出，老张对糖尿病自我管理的态度不积极，信念不足。还需要通过进一步沟通，继续评估老张对糖尿病自我管理的知识了解情况。

结合健康信念模式分析阻碍老张不进行自我管理的障碍因素：①教育程度低：初中毕业。②健康意识薄弱：没有认识到糖尿病患者可能存在的健康风险，认为只要自觉状况良好就没必要做自我监测和管理。

（2）健康教育策略　①表扬老张来听课的行为，激励糖尿病患者自我管理、

产生自我效能。②邀请老张及其妻子、儿女等一起加入谈话。③通过客观数据及相关真实案例来说明糖尿病患者可能存在的健康风险以及忽视自我管理可能引发的并发症等。④说明良好的自我管理的好处。⑤与家属一起讨论自我管理障碍的解决办法。

（3）注意事项　全程评估老张及其家属对相关问题的了解以及应对行为，对健康教育方案进行动态调整；提供相关资源，如电台广播、网站、微信公众号、宣传画册等。

近年来，国家对"居民健康素养"越发重视，社区健康教育与健康促进服务体系得到了逐步完善，居民健康素养稳步提升。社区护士作为社区人群的教育者、咨询者，在社区健康教育与健康促进的工作中发挥着重要作用。然而，社区居民中不良行为生活方式仍然广泛流行，常见慢性病仍严重影响着居民的身心健康。这提示，健康相关行为及健康信念均有其自身的发展形成规律，健康教育相关理论及模式需要提炼出新的解读，社区健康教育策略和形式要得以灵活运用，社区健康教育和健康促进规划需立足于社区人群整体健康。掌握社区健康教育和健康促进基础理论、合理运用相关技巧是保证社区健康促进和社区健康教育效果的关键。

第一节　健康促进

一、健康促进的相关概念

（一）健康促进的概念

健康促进（health promotion）一词早在 20 世纪 20 年代已见于公共卫生文献，至 80 年代得到较大发展。

1986 年在加拿大渥太华召开的第一届国际健康促进大会发表的《渥太华宪章》中指出：健康促进是促使人们维护和提高其自身健康的过程。健康促进涉及解决收入、住房、食品安全、就业和高质量工作条件等健康决定因素的公共政策。《渥太华宪章》健康促进行动项目之一是将"预防"纳入社会的所有部门，为此，其被视为预防性保健，而不是以治疗为主的医疗模式。2005 年 WHO《曼谷宪章》又重新把健康促进定义为"增加人们对健康及其决定因素的控制能力，从而促进健康的过程"。健康决定因素包括遗传因素、自然环境、社会环境、医疗卫生服务和个人生活方式，而健康的社会决定因素中还包括经济发展、社会阶层、社会歧视、社会支持等因素。

可见，健康促进不仅仅是针对个体行为的改变，同时也强调了要对社会决定因素切实采取综合行动。因此，健康促进是整个政府和全社会进行健康共治，对环境、立法、组织、社区和个人等各个方面进行干预，从而改善人们的态度、物质和社会的健康支持性环境，促进人们的健康水平。

（二）社区健康促进的概念

社区健康促进（community health promotion）是指通过健康教育和环境支持，改变个体和群体行为、生活方式和环境，降低社区的发病率和死亡率，提高社区居民的健康水平和生活质量。社区健康促进的构成要素包括健康教育及一切能促进行为和环境发生有益于健康改变的社区支持系统，包括政治、组织、经济等。

社区卫生是临床医学和科学领域的一个主要研究领域，其重点是维护、保护和改善社区的健康状况。通过改善个人环境，也可以促进社区健康。社区健康状况取决于该社区环境特征、行为特征、社会凝聚力。对环境进行适当的改变有助于预防不健康的行为和负面的健康结果。这就要求各级政府采取相关措施，从政策、经济、文化等方面对健康教育提供支持，不断完善社区卫生服务，为群众创造有益健康的生存环境。

二、健康促进工作领域

《渥太华宪章》规定了健康促进的五大工作领域，即通过在五个方面开展促进工作，最终达到保护和改善健康的目标。

（一）制定健康领域的公共政策

健康促进的含义已经超出卫生保健的范畴，各个部门、各级政府和组织的决策者都要把健康问题提到议事日程上。健康促进的政策由多样而互补的各方面内容综合而成，它包括政策、法规、财政、税收和组织改变等。通过健康促进使政府部门产生共同认识和行动，使相关部门和领导人了解让人们获得健康是政府有关部门及全社会的共同责任。

（二）创造支持性环境

人类与其生存的环境是相互依存、密不可分的。健康促进策略重视为人类创造良好的生存环境，包括自然环境、物质环境、经济环境与社会环境等。同时，为实现人们的行为改变创造环境和物质方面的支持条件。

（三）强化社区行动

社区是确定问题和需求的重要场所，需要充分调动社区的力量，积极有效地参与卫生保健计划的制订和健康环境的建设，为社区居民提供良好的生活环境和社区卫生服务，提高社区在促进健康方面的各种基本能力。

（四）发展个人技能

通过提供健康信息，开展认知教育和保健技能培训，帮助人们树立健康观念和提高进行健康行为选择的能力，改变不健康行为，同时帮助人们学习保健技术，提高自我保健能力。要想让人们掌握保持健康的能力，首先得让他们掌握知识，即关于如何保证健康良好的知识和日常生活所面临的健康危害的知识。他们需要知识帮助他们作出最好的选择并对这些选择加以实施。

（五）调整卫生服务方向

通过多种途径、多部门的协作和社区的参与，把健康促进和健康教育作为向社区提供的卫生服务内容，帮助人们提高作出健康选择、提高自身健康的技能。

三、健康促进相关理论

（一）格林模式

格林模式（PRECEDE-PROCEED）由美国著名的健康教育学家劳伦斯·格林（Lawrence W.Green）主创，是应用最广泛的健康促进诊断和评价模式。该模式将健康促进计划分为 2 个阶段和 9 个步骤，见图 3-1。格林模式的理论框架由 PRECEDE（Predisposing, Reinforcing, and Enabling Causes in Educational Diagnosis and Evaluation）阶段和 PROCEED（Policy, Regulatory, and Organizational Constructs in Educational and Environmental Development）阶段构成。PRECEDE 指在教育评估诊断时，将影响目标行为的因素整合为倾向因素、促成因素和强化因素；PROCEED 指实施教育干预时，给予政策、规范和环境等支持，最终评价干预对目标人群健康和生活质量的影响。

格林模式 9 个步骤的具体内容为：

1. 社会诊断（social diagnosis） 包括生活质量和社会环境评价，生活质量受社会政策、社会服务、卫生政策和社会经济水平的影响。社会环境评价包括对社会政策环境、社会经济环境、社会文化环境、卫生服务系统健康教育工作完善性、社会资源利用状况和对健康投入情况的评价。

2. 流行病学诊断（epidemiological diagnosis） 包括威胁社区人群生命与健康的主要问题及其危险因素；健康问题的易感人群及其分布特征；疾病或健康问题在地域、季节、持续时间上的分布规律；最为敏感的干预措施；可能获得的预期效果等，为确定干预重点和目标人群提供依据。

3. 行为环境诊断（behavioral and environmental diagnosis） 确定导致健康问题发生的行为和环境因素，通过分析各因素的重要性和可变性，确定与健康问题相关的、能够确定为干预目标的行为和环境。

4. 教育与组织诊断（Educational and organizational diagnosis） 明确特定的健康行为后，分析其影响因素，并根据各因素的重要程度以及资源情况确定优先目标，明确健康促进干预的重点。这些因素分为倾向因素、促成因素和强化因素。

5. 管理与政策诊断（administrative and policy diagnosis） 包括制订执行计划的组织与管理能力，支持健康促进计划的资源以及条件（如人力、时间等），有无进行健康促进的机构及其对健康促进的重视程度，政策和规章制度对健康促进项目开展的支持程度等。

6. 实施计划（implementation） 即按照已制订的计划执行、实施健康促进各项活动。实施过程包括事先确定工作时间表，做好充分的准备，组建实施项目的组织机构，并组织和培训相关工作人员，实施过程进行质量控制，配置必要的健康教育设备和材料等。

7. 过程评价（process evaluation） 在实施健康促进的过程中，不断进行评价，评价内容包括各项活动的执行情况，教育对象的参与情况及满意度，项目资源的消耗情况是否符合计划，相关组织间的沟通情况，项目档案、资料的记录和留存情况等。找出存在的问题并及时对计划进行调整，促进健康促进项目的顺利完成。

8. 效应评价（impact evaluation） 对健康促进所产生的影响及短期效应进行及时评价。主要评价指标有干预对象的知识、态度、信念的转变。

9. 结局评价（outcome assessment） 当健康促进活动结束时，按照计划检查是否达到长期及短期目标，重点是长期目标。评价健康促进是否促进了身心健康、提高了生活质量。常用评价指标有发病率、伤残率和死亡率等。

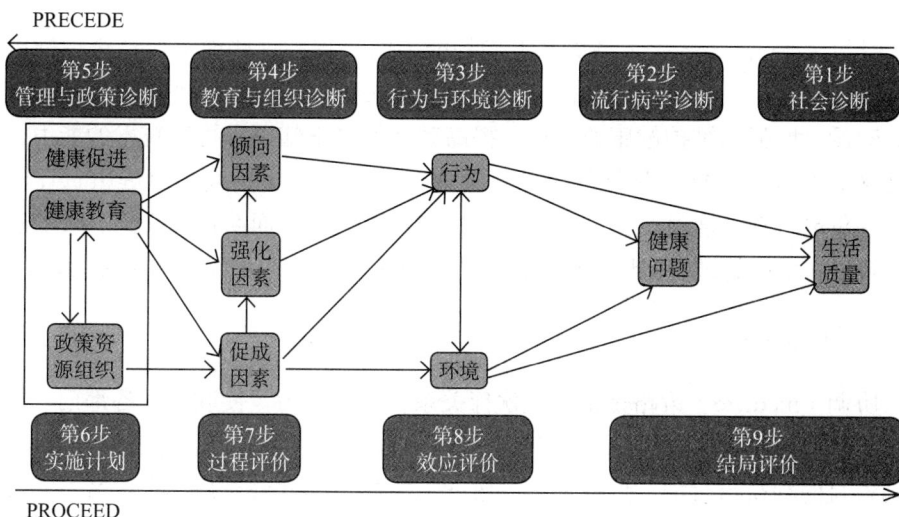

图3-1 格林模式

（二）联合国儿童基金会模式

联合国儿童基金会也将健康促进计划分为 2 个阶段和 9 个步骤。第一阶段为计划前研究阶段，第二个阶段为计划活动研究阶段。该模式的 9 个具体步骤具体内容为：问题与政策分析、形势分析、目标人群分析、确定目标、确定干预策略、制作材料与进行预实验、制订人员培训计划、活动与日程管理、监测与评价。

四、健康促进的基本策略

根据健康促进的概念和活动领域，可将健康促进策略分为以下四个方面：倡导、赋权、协调和社会动员。其中前三者是《渥太华宣言》明确指出的三大基本策略，最后一项是联合国儿童基金会在开展改善于妇女、儿童群体健康的过程中提出的健康促进策略。

（一）倡导

倡导（advocate）策略包括直接服务于个人或家庭，以及促进社区和大众的健康和获得医疗保健的活动。倡导者支持和促进患者在医疗保健领域的权利，帮助建立改善社区健康的能力，并加强安全和优质护理的卫生政策举措。主要强调针对政策决策，促进有利于健康的公共政策制订并出台。此外，倡导策略还可用于说服与动员多部门关注健康，激发各部门参与的积极性，共同协作以创造促进健康的社会环境。

（二）赋权

赋权（empowerment）是提高人们的能力的过程，这些能力包括辨识健康影响因素的能力以及在健康方面作出健康选择和决定的能力。开展社区及其人群的能力建设，增强其维护健康的意识，提高其掌握科学知识和可行技术的能力，激发社区和个人的潜能，最终使个体、家庭与社区具备担负起各自健康责任的能力，并付诸行动。通过赋权，人们在保护和促进建立方面获得责任感、效能感和自主意识，提高管理健康影响因素的能力，并采取有益于健康的决定和行动。

（三）协调

协调（mediate）策略是指建立伙伴关系，共同努力。使政府、各部门、社会团体、非政府组织、社区及个人有效发挥各自的作用，并能相互支持与配合，关注到各自的利益与行动，形成促进健康的强大联盟和社会支持体系，努力实现维护和增进社会健康的共同目标。同时，在开展社区协调时，应保证建立促进的策略和项目切合本地区的实际需要，并应考虑到不同的社区、文化和经济系统对这些策略和项目的接受程度。

（四）社会动员

社会动员（social mobilization）主要对象包括社区、个人以及社会其他各方面的力量。有效的社会动员需要以远大的目标感召人们，以各方利益得到最大满足来打动人们，促使各方积极行动，产生切实成效。

五、健康教育、健康促进与卫生宣传的比较

健康教育、健康促进和卫生宣传在我国使用普遍，但迄今为止，仍有不少人对其缺乏清楚的认识。其实，三者既有联系，又有区别。三者的目标是一致的，即帮助人们改变健康相关行为和生活方式，达到理想的健康状态。

（一）区别

"卫生宣传"是我国特有的一个名词，它是指在群众中进行有关卫生工作、环境保护和改造、健康保健等方面的信息传播活动，传播的内容也包括卫生政策、法规、条例和卫生（医学）科技新闻。健康教育是针对行为问题采取的一系列科学的干预步骤，包括设计和评价技术的运用。它要解决的是帮助人们改变不健康的行为、建立健康的行为和生活方式和提高保健技能等问题。如果仅仅告诉人们什么是健康行为，这不是健康教育，只能算是卫生宣传。健康促进的重点则是解决社会动员、社会倡导和相关机构的协调问题，以实现协调和协作的目标，在政策的制定、环境的建设和保护、健康支持环境的提供等方面产生作用。

健康促进作为一种社会战略，它不能替代健康教育的功能。而卫生宣传要解决的是有关信息的扩散，其信息涵盖的范围比健康教育广泛，但传播的信息不如健康教育传播的信息复杂和具体。卫生宣传、健康教育和健康促进的具体区别见表 3-1。

表 3-1　卫生宣传、健康教育和健康促进的区别

项目	工作内容	主要目标	特点
卫生宣传	传播与健康相关的信息	群众接收信息	多为单向传播；受众泛化；不注重信息反馈和效果评价
健康教育	传播卫生保健知识；对个体和群体目标人群进行健康观、价值观的认知教育及技能培训；针对不健康行为进行干预	个体或群体的行为改变	以传播健康知识为基础；注重双向交流及对行为的影响；注重行为改变；注重健康教育计划的设计；注重评价目标行为
健康促进	制定健康的公共政策；创造支持性环境；强化社区行动；发展个人技能；调整卫生服务方向	建立社会联盟，实现社会相关部门和社区履行对健康的社会责任	以倡导履行社会责任、建立合作关系和联盟为主要工作方法；以政策、教育和卫生服务为基本支柱；注重环境改变

（二）联系

健康促进包涵了健康教育，健康教育是健康促进策略中最活跃的部分。一方面，健康教育是健康促进的基础，健康促进需要健康教育来落实。健康教育不仅在促进行为改变中起重要作用，而且它对激发领导者拓展健康教育的政治意愿、促进群众的积极参与以及寻求社会的全面支持、促成健康促进氛围的形成都起到极其重要的作用。另一方面，健康教育需要健康促进的指导。影响健康的因素多种多样，除了个人因素外，还有社会决定因素。人们要改变行为，也与政府的政策、法规、组织和环境的支持是分不开的。因此，如果没有健康促进，健康教育尽管能在帮助个体和群体改变行为上作出努力，但也显得软弱无力。

在实际工作中，有许多的工作和项目需要卫生宣传、健康教育和健康促进一起来做，才能实现目标。例如开展老年人预防跌倒项目，可以在社区的宣传栏中张贴宣传画，达到广而告之的目的，这属于卫生宣传；医务人员到老年人的家中对老年人及其家属进行了健康教育、进行个性化的指导、在社区中开展讲座和咨询。但是仅有这些还不够，例如老年人家居环境和小区环境中还存在很多危险隐患，这就需要政府各部门给予政策和经济上、技术上、物质上的支持，对老年人的家居和小区环境进行适老性改造，老年人可以购买到适合自身年龄特点的家具、餐具等物品，这些就属于健康促进的工作范畴。

六、影响健康促进活动的主要因素

（一）组织与动员社区参与，开发领导是首要策略

做好社区健康教育与健康促进工作必须依据一条基本原则，即尊重社区的价值观念、知识、文化和决策，努力促进社区参与，提高社区能力并对社区赋权，这项工作不仅要得到政府的支持、社会其他部门的帮助，而且需要社区居民的积极参与。总之，社区健康教育作为一种基础性的科普工作，只有在多部门、多行业的共同支持下才能开展并持续下去。

（二）建立健全健康促进机构，完善健康促进网络是重要手段

健康教育是社区卫生服务的重要组成部分。必须要建立部门配合、群众参与的良性运行体制，构建群众性的社会健康教育网络。比如以社区内医院、学校、企事业单位和居民小区为单位，开展形式多样的健康知识宣传活动；通过建设健康教育示范区，以点带面，促使健康教育工作向规范化、系统化、制度化方向发展。另外，可建立健康教育网站，发挥网络媒介方便快捷、成本低廉、信息互动和隐匿可靠的优势。

（三）制订有效的行为干预措施是中心环节

健康教育贯穿于社区医疗、预防、保健、康复的全过程，贯穿于居民生命保护的全过程，它的任务是普及科学知识、引导人民建立健康的生活方式，针对社区居民主要健康危险因素实施行为综合干预。由此可见，如何制订有效的行为干预措施是基层工作中首要考虑的问题。社区健康教育应以社区卫生服务为依托，有针对性地进行个体健康指导。同时，推广健康教育应用软件、逐步实现社区健康教育档案的信息化管理等，都是持续有效的行为干预措施。

（四）重视经费的筹集，经费来源多样化是保证

健康教育强调政府的责任，原则上以政府的财政预算拨款作为健康教育经费来源的主要渠道，然而为了实现社区健康教育长期高效运作，还需要在市场经济条件下多方筹集经费，建立起经费补偿机制。开发和拓展健康教育服务市场，促进居民健康投资，引导健康消费，使健康教育产生社会效益的同时，促使经济效益更大化。

（五）实施人才战略，重视专业教育与人才培养是基础

人才队伍建设是健康促进的一个重要因素。要求社区培养起一批高素质、高水平、热爱社区工作的健康教育和促进工作人员，使他们不仅有扎实的专业知识和丰富的社会人文学科知识，还要掌握心理学知识、行为科学知识、预防医学和康复医学知识，并具有良好的社会交际能力，以更好地与居民沟通，并传播健康知识。

（六）开展社区健康影响因素评价，制订社区健康促进计划是关键

健康影响评价是促进健康决策的核心活动。通过评价结果来反映社区需求，以指导有关初级卫生保健组织对决策进行调整并加以改进。同时，它还用于确定和鼓励那些促进健康的政策和行为，帮助建立全国性的公共卫生政策，并取得有关政府部门的支持。

第二节　健康教育

一、健康教育的概念

1988 年，第十三届健康教育大会提出了健康教育的定义。健康教育（health education）是研究传播保健知识和技能，影响个体和群体行为，消除危险因素，预防疾病，促进健康的一门学科。目前普遍认为，健康教育是通过信息传播和行

为干预，帮助个体和群体掌握卫生保健知识、树立健康观念、自愿采纳有利于健康行为和生活方式的教育活动与过程。其核心是养成有益的健康行为，最终目的是消除或减轻影响健康的危险因素，预防疾病，促进健康和提高生活质量。提前作好健康教育计划，有组织地将计划付诸实施，并给予有效的评价可以提高健康教育的效果。当然，在没有提前计划的情况下，社区医务人员（如乡村医生）利用健康教育的理论和方法来改变居民对健康保健的错误认识和危害健康的行为也是健康教育。

二、健康教育的原则和程序

（一）健康教育的原则

1. 科学性　健康教育的科学性是指要立足科学，教育的科学性为实现健康教育的目的提供基本保障。健康教育的内容要有科学的循证依据，教育的内容要准确，注重知识的更新，举例应真实可靠、有据可依。

2. 可行性　社会习俗与背景、历史文化、经济条件、卫生服务等因素不可避免地影响人们的行为和生活方式。因此，健康教育必须考虑到当地经济、文化及风俗习惯等因素，才能够明确实用可行的健康教育内容，促进健康教育目的实现。

3. 灵活性和启发性　灵活且具有启发性的教育手段可以帮助人们更好地理解不良行为的危害，更快地接受健康的意识和习惯并做出有益的行为改变。也可根据不同对象的心理特征、兴趣爱好和保健需求，进行直观形象教育和视听电化教育等，通过多种教育形式提高群众接受教育的兴趣。例如，可采用案例报道、小组交流、病友会等形式代替单纯的说教，提高健康教育效果。

4. 针对性　健康教育的内容必须有针对性，针对性包括两个方面。一方面，健康教育的内容应针对主要疾病的危害及其有关行为；另一方面，针对不同年龄、性别、职业、文化程度、心理状态的不同，对卫生保健需求的教育对象分别进行有针对性的健康教育。例如，根据儿童不同时期的生理和心理特征，应有针对性地进行预防意外伤害的健康宣教，新生儿期应进行预防窒息和异物吸入的健康教育。

5. 程序性　健康教育活动应遵循一定程序和步骤。其总的原则是循序渐进地进行健康教育活动以达到预期教育效果。可以按照人们认知、思维和记忆的规律，由简单到烦琐、由浅入深、由具体到抽象来安排教育活动；也可以按照事情发展规律来安排教育活动，如在临床护理工作程序中开展健康教育工作。

6. 群众性　健康教育是以健康为中心，以社区人群为对象的全民性教育。健康教育的内容应能为社区人群所理解和掌握，教育内容要通俗易懂、深入浅出，符合社区人群对健康需求的知识补充。教学手段应直观形象，教育方法要能使社区群众喜闻乐见、易于接受。

7. 合作性 在卫生保健服务中成功实现健康教育目标需要个人、家庭、社区组织、卫生专业人员、卫生服务机构和政府共同承担健康促进的责任。因此，健康教育活动不仅需要教学对象、教学者以及其他健康服务者的共同参与，也需要动员社会和家庭等支持系统的参与，以帮助学习者采取健康的行为。合作与支持系统运用的越好，健康教育的目标越容易实现。

（二）健康教育的程序

健康教育包括评估健康教育对象的学习需要，设立教育目标，拟定教育计划，实施教育计划及评价教育效果 5 个步骤，它是一项系统工程，是一个连续不断的过程。

1. 评估 健康教育是教育者与教育对象双方的互动过程。评估一方面是为了了解教育对象的学习需要、学习能力及学习资源，另一方面是健康教育者对自身准备情况评估的过程。

（1）评估健康教育对象的需要及能力 在健康教育前，应对健康教育对象的基本情况进行了解，如年龄、性别、教育程度、学习能力、对健康知识及健康技能的缺乏程度、对健康教育的兴趣及态度等，以根据不同的学习需要及特点来安排健康教育活动。

（2）评估学习资源 评估在健康教育活动中所需的教学环境、时间、参与人员、教学资料及设备（如投影仪、电脑、话筒）等。

（3）评估准备情况 教育者应对自身准备情况进行评估后再为服务对象提供健康教育。评估内容包括计划是否周全、备课是否充分、对象是否了解、教学设备用具是否齐全等，以确保自身有充分的准备。

2. 设立目标 设立明确的教育目标不仅有助于正确实施教育计划，还可用来评价教育效果。

（1）设立具有针对性和可行性的目标 健康教育的目标应切实可行，根据健康教育对象的心理状态、兴趣与态度、学习能力、知识盲区与薄弱点、支持系统等确定目标。

（2）设立具体、明确、可测的目标 目标应尽可能具体、明确、可测量，通过指出具体需要改变的行为，以及要达到目标的程度及预期时间等指导教育对象一步步实现目标。如实现戒酒的目标，目标可以明确到每周只能喝 10mL 白酒。

（3）设立以学习者为中心的目标 设立目标时应与学习者共同讨论、充分尊重学习者的想法，制订健康教育者与学习者达成共识的目标，这也能够充分调动学习者的主观能动性，取得较好的效果。

3. 制订计划 计划是指对健康教育活动的措施和步骤提前作出部署。一个好的计划可以帮助工作有序完成，提高工作的效率，是实现目标的行动纲领。

（1）明确实施计划的前提条件和优先项目 制订计划时应根据目标，列出实现计划所需的各种资源，思考过程中可能遇到的问题和阻碍，找出相应的解决办法，确定计划完成的日期。

（2）将计划书面化、具体化 将健康教育计划落实到具体、详细的安排，如确定教学的时间、参与人员、场所与环境、内容、时间、方法、进度、教育所需的设备和教学资料等，都应有详细的计划。

（3）完善和修订计划 情况允许时邀请有关组织和学习者参与修订，通过进一步的调查研究完善教育计划，思考和比较多种可选的方案，确定最优或最满意方案。

4.实施计划 健康教育的实施是一个连续、动态的过程，贯穿护理活动的始终。在实施计划前，应对实施健康教育的人员作相应的培训，使其详细了解目标、计划、时间表和具体的任务分配。在实施计划过程中，及时了解教育效果，定期进行阶段性的小结和评价，重视与各部门及组织之间的密切配合与沟通，根据需要对计划进行必要的调整，以保证计划的顺利进行。计划完成后，应及时进行总结和评价。

5.评价 在健康教育计划项目实施过程中，对计划目标及其指标体系及时进行评价，以便及时修改计划，完善健康教育活动，不断提高健康教育效果。健康教育效果评价可分为形成评价、过程评价和效果评价3类。

（1）形成评价 指为使健康教育计划符合目标群的实际情况，使计划更科学和完善，为健康教育计划和发展提供信息的过程，包括为制订健康教育干预计划所做的需要评估以及为计划设计和执行提供的基础资料。

（2）过程评价 可概括为评价健康教育项目运作和修正项目计划两大部分。有时应用项目外部的专业人员的独立评价对项目实施的早期阶段和关键时期意义非常重大。这样可以跳出项目实施者的惯性思维，从专家的角度对项目进行方向性的宏观指导和矫正。

（3）结果评价 也被称为效果评价，往往是在项目执行得到一定的结果时进行的评价。比较大的项目有时要做项目的中期评价和完成评价。健康教育的项目常用的评价指标有卫生知识的平均得分，卫生知识的合格率，卫生知识的正确知晓率、信念流行率、行为流行率以及行为改变率等。总结评价时，往往难以简单地把人群健康状况、生活质量的变化归结于健康教育干预的结果，要精心设计，有效控制混杂因素才能下结论。评价的内容可包括：所提供的健康教育是否为公众所需要，教学目标及计划是否切实可行，执行教育计划的效率和结果如何，是否达到教学目标，是否需要修订教育计划等。

（三）健康相关行为改变理论

健康教育和健康促进的主要目的是改善人们的行为和生活方式。然而行为的改变并不简单，也不是一蹴而就的。健康相关行为的发生、发展和改变有其自身的规律，我们需要有科学的理论引导来改变行为。多年来，各国学者分别从个体水平、人际水平、群体水平发展出了多个健康相关行为理论模式。

人际水平的理论模型包括社会认知 / 学习理论等，其认为行为的改变是环境、人和行为三者之间相互作用的结果。

群体水平的行为改变理论和模式包括创新扩散理论、社区与组织改变理论和社会市场学理论等。创新扩散理论由埃弗瑞特·罗杰斯创建，提出对于新发明或理念的接收情况，分为知晓、说服、实施、确认和维持等 5 个阶段；社会与组织改变理论阐释了社会或组织如何创立新的目标、项目、技术和观点的过程；社会市场学理论则旨在改变目标人群的观念和行为，结合了商业推广、广告学理论，但也同样适用于健康教育和健康促进。

个体水平的健康相关行为和行为改变理论包括：知信行理论、健康信念模式、理性行为理论等。其中知信行理论将行为的改变分为获取知识、产生信念及形成行为等 3 个连续过程；理性行为理论则由"对行为的态度""主观行为规范"和"自觉行为控制"3 个部分组成。

健康信念模式是我们本节要详细阐述的理论模式。健康信念模式自创建以来，广泛应用于控烟、营养、高血压筛查等健康教育与健康促进活动的计划、设计和实施之中，其基本思路见图 3-2。

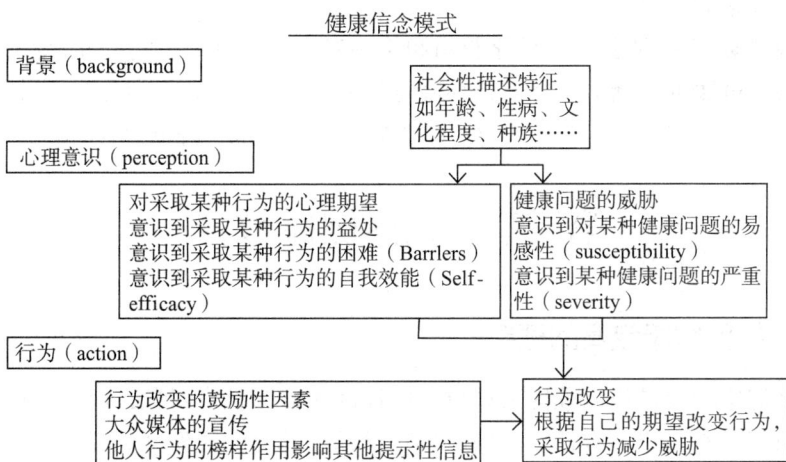

图3-2　健康信念模式

主要涉及以下五个方面：社会描述性特征；感知健康行为的益处和采纳健康行为的障碍；感知疾病的威胁；自我效能以及行动线索。其理论假设为：一个人的行为会发生改变，如果他感到某种疾病或残疾是可以预防或避免发生的；意识到只要采取建议的措施就可以避免其发生；自行能够成功地改变这种行为。

接下来，我们通过一个关于戒烟的动画来学习健康信念模式。（请扫描章前

二维码）

当然，健康信念模式也存在一些缺点，即使人们认识到了威胁、严重性和易感性等，也未必一定会改变行为。其次，健康信念模式作为一个心理学的行为改变模型，未考虑其他因素对人们行为的影响，比如环境因素、经济因素等；还有则是没有考虑社会规范、同伴压力对人们行为的影响。

我们需要指出的是，实际工作中往往不只运用一种行为理论或模型，因为没有哪一个理论或模式可以适用所有情况，我们需要根据关注的对象和行为类型，应用不同的理论或同时运用多个理论。

（四）健康教育在初级卫生保健中的作用和地位

1. 健康教育是实现初级卫生保健的需要　全球卫生战略目标是"人人享有卫生保健"，实现此战略目标的基本途径和基本策略是初级卫生保健，而初级卫生保健八大要素的第一要素是健康教育，《阿拉木图宣言》指出，"健康教育是所有卫生问题、预防方法及控制措施中最为重要的，是能否实现初级卫生保健任务的关键"。

2. 健康教育有利于提高人群自我保健意识和能力　通过健康教育可以促使群众改变错误的行为方式及生活习惯，降低人群患病危险，培养其健康责任感，提高个人的自我保健能力。还可以明确政府及社会对健康应负的责任，帮助公众做出有利于健康的选择。

3. 健康教育有利于降低医疗费用和提高效益　各国的健康教育实践充分证明，有益于健康的生活方式能有效地降低疾病的发病率和死亡率；健康教育强调以预防为主的保健方针，合理有效地配置应用医疗资源，降低医疗费用。

第三节　社区健康教育

一、社区健康教育的概念

社区健康教育是指以社区为单位，以社区人群为教育对象，以促进社区居民健康为目标，有组织、有计划的健康教育活动。其目的是发动和引导社区人民树立健康意识，关心自身、家庭和社区的健康问题，积极参与社区健康教育与健康促进规划的制订和实施，养成良好的卫生行为和生活方式，以提高自我保健能力和群体健康水平。

社区健康教育作为一项全民性教育，以健康为中心，在社区卫生服务中占有十分重要的地位，是社区卫生服务和社区护理的基本的工作方法。

二、社区健康教育的内容

2017 年 3 月发布《国家基本公共卫生服务规范（2017 年版）》其中规定健康教育服务的内容有 7 项：

1. 宣传普及《中国公民健康素养——基本知识与技能（2015 年版）》。配合有关部门开展公民健康素养促进行动。

2. 对青少年、妇女、老年人、残疾人、0 ～ 6 岁儿童家长等人群进行健康教育。

3. 开展合理膳食、控制体重、适当运动、改善心理平衡、改善睡眠、限盐、控烟、限酒、科学就医、合理用药、戒毒等健康生活方式和可干预危险因素的健康教育。

4. 开展心脑血管、呼吸系统、内分泌系统、肿瘤、精神疾病等重点慢性非传染性疾病和结核病、肝炎、艾滋病等重点传染性疾病的健康教育。

5. 开展食品卫生、职业卫生、放射卫生、环境卫生、饮水卫生、学校卫生和计划生育等公共卫生问题的健康教育。

6. 开展突发公共卫生事件应急处置、防灾减灾、家庭急救等健康教育。

7. 宣传普及医疗卫生法律法规及相关政策。

三、社区健康教育的对象

社区健康教育服务对象是辖区内常住居民，当教育对象不同时教育内容的重点也会有变化，可体现在以下方面：

（一）健康人群

健康人群由不同年龄段人群组成，是社区人群的主要部分。对此类人群的健康教育重点是健康促进教育，教育的主要内容是卫生保健知识，定期进行体格检查，目的是帮助他们维持和促进健康，重视疾病预防，远离疾病。

（二）高危人群

此类人群虽然目前处于健康状态，但存在某些致病危险因素，对此类人群的健康教育应侧重于预防性健康教育，帮助他们了解疾病的危险因素，获得自我健康管理技能，学会疾病的自我检查与健康的自我监测，养成良好行为与生活习惯，积极消除致病隐患。

1. 有家族史者　尤其是有慢性病（如高血压病、糖尿病等）家族史的患者，健康教育应侧重于通过相关危险因素评估、社区宣传、健康教育等方式，督促患者按时自我检查和监测。

2. 有不良行为及生活习惯者　例如吸烟、酗酒、高盐、高糖及高脂饮食、缺乏体育锻炼者等。教育重点是预防性健康教育，帮助他们纠正不良的行为生活方式，预防疾病发生。

（三）患病人群

此类人群包括各种急、慢性疾病的患者。教育应着重于康复教育及临终死亡教育。还可根据其疾病的分期分为 4 种类型，即临床期患者、恢复期患者、残障期患者及临终患者。前 3 种患者因有早日摆脱疾病、恢复健康的迫切渴望，对健康教育的兴趣较浓。健康教育应注重引导他们学习疾病康复知识，提升其自身康复知识和技能，增强其康复锻炼的主动性和依从性，促进康复。对临终患者的健康教育本质是死亡教育，目的是帮助他们尽可能有尊严地、有质量地、轻松地、安详地度过人生的最后阶段，减少他们的痛苦，培养他们面对死亡的正确态度。

（四）患者家属及照顾者

此类人群容易产生身体和心理上的疲惫或厌倦。这可能与照护效率低下和照护时间漫长有关。因此，我们应针对性地给予患者家属及照顾者疾病相关知识、家庭护理技能、自我监测方法的指导并确保其对内容掌握良好，以提高此类人群的照护效率；还应注意提高他们对家庭护理重要性的认识，帮助他们坚定持续治疗和护理的信念。

四、社区健康教育的形式

健康教育的形式多种多样，每种形式都有其优缺点。在健康教育工作中，应根据教育的内容、场合、教育对象的文化水平及认知、学习特点来确定，并应注意多种形式和方法的联合使用。常用的教育形式有如下几种。

（一）提供健康教育资料

1. 传单、手册　以单页或成册的形式，根据居民需要将健康知识进行有针对性的介绍。使用该方式，资料随手抛弃现象常见、学习效果无保证、反馈信息难收集。为了保证传单或手册的保有率和阅读率，可以将传单结合日历、体重指数表、对联、年画挂历等一起印刷。

2. 报刊、画报　定期出版发行、信息量大、直观，学习的时间、地点无限制、便于健康知识的复习和长时间保留，画报更容易被文化层次低的社区居民所接受。

3. 音像资料　音像资料为视听传播资料，如 VCD、DVD 等各种影音视频资料。机构正常应诊的时间内，在乡镇卫生院、社区卫生服务中心门诊候诊区、观察室、健教室等场所或宣传活动现场播放。

（二）设置健康教育宣传栏

1. 墙板报、专栏、宣传栏　将较多的健康知识通过科普文章、图片布置在黑板、海报、灯箱、站牌等上面，设备要求简单、形式多样、图文并茂、内容丰富、制作费用低、便于更新、且容易被接受。

2. 卫生标语　适合各种场合，内容简洁、意义明确，具有鼓舞性、号召力和感染力。

（三）开展公共健康咨询活动

1. 交谈　面对面的方式解决被教育对象的问题。

2. 健康咨询　以面对面或利用网络、电话等方便随时交流的方式，对其提出的健康、疾病相关问题，生活中的各种疑问，进行解答并帮助他们作出行为决策，以增进健康、预防疾病。

（四）举办形式多样的健康活动

1. 专题讲座　基层医务人员就某一专题进行系统的知识讲解、传授，一般适合比较大规模的听众，讲授者可以引导听众使之容易接受、也可以当场讨论、答疑、解惑，适合社区重点人群的系统教育，如高血压的危害与预防方法。

2. 小组讨论　以群体形式，就共同的学习需要或者相似的健康、疾病问题进行沟通、讨论，以达到共同提高或纠正错误的知识、态度、行为生活方式的目的，便于互动和双向交流，尤其适合对群体进行技能训练和行为改变。

3. 同伴教育　由有过相同患病经历或者健康问题的居民对教育对象进行现身说法，证明真实性、正确性、必要性和方法的可行性，最终达到劝说对象改变态度、接受健康教育知识、转变行为，这种教育示范效果好、说服力强。

4. 角色扮演法　角色扮演是通过让学习者扮演生活中各种不同的角色，从而学会发现问题或解决问题。参与者在表演后可就相关主题展开讨论，以达到学习新的行为的这一目标。

（五）开展个体化健康教育

乡镇卫生院、村卫生室和社区卫生服务中心（站）的医务人员在提供门诊医疗、上门访视等医疗卫生服务时，要开展有针对性的个体化健康知识和健康技能的教育。

各种健康教育的形式，特点不同，没有优劣之分，在实际应用中各有利弊。因此，在明确健康教育的地区、对象、目的的前提下，可根据情况灵活掌握，可将多种方式结合，提高健康教育的效果。健康教育活动记录表见表3-2。

表 3-2　健康教育活动记录表

活动时间:		活动地点:
活动形式:		
活动主题:		
组织者:		
主讲人:		
接受健康教育人员类别:		接受健康教育人数:
健康教育资料发放种类及数量:		
活动内容:		
活动总结评价:		
存档材料请附后 □书面材料　　□图片材料　　□印刷材料　　□影音材料　　□签到表 □其他材料		

填表人（签字）：　　　　　　　　　负责人（签字）：

填表时间：　　　年　月　日

五、个体化健康教育的程序

健康教育是有组织、有计划、有目的、系统的教育活动，过程可划分为健康教育评估、确定健康教育诊断、制订健康教育计划、实施健康教育和评价健康教育的过程与效果等 5 个步骤。

（一）个体化健康教育评估

个体化社区健康教育评估是指通过各种方法收集有关健康教育对象和环境的信息与资料并进行分析，了解教育对象的健康教育需求，为健康教育诊断提供依据。资料的收集主要从三个方面进行。

1.教育对象　首先要明确教育对象的健康教育需求。健康教育需求受多种因素影响，主要包括：

（1）个人信息　年龄、性别、民族、健康或疾病现状（疾病的种类、病情的轻重、心理状况等）、遗传因素等。

（2）生活方式　如饮食、吸烟、饮酒、睡眠、性生活、锻炼等。

（3）学习能力　包括文化水平、学习经历、学习方式、学习态度等。

（4）对疾病与健康的认识情况　如常见病保健知识，疾病预防方法，急危重症突发处理方法，并发症处理方法，就诊及服药依从性、用药注意事项，生活方式对疾病影响相关知识。

2.教育环境　包括生活环境、学习环境、社会环境，如职业、经济、住房、交通情况等信息。

3.教育者　包括教育者的知识储备、教育水平、健康教育经验、工作热情等。

评估内容可通过直接评估或间接评估来完成。直接评估包括观察法、人物访谈法、问卷调查法、召开座谈会等；间接评估包括分析文献资料、查阅档案、询问亲朋好友等。

（二）个体化健康教育诊断

对健康教育评估收集的资料进行整理与分析，针对个体健康需求，确定健康教育问题并进行诊断。具体步骤如下。

（1）记录、整理、综合分析资料，列出教育对象正在面对的或潜在的健康问题。

（2）分析健康问题对教育对象健康的威胁程度。

（3）分析开展健康教育可利用的资源。

（4）筛选能够通过健康教育改善或解决的问题。

（5）找出与健康问题相关的行为、环境和促进行为改变的因素。

（三）个体化健康教育计划

科学、有效地制订健康教育计划，是健康教育工作必不可少的重要内容，也是实施个体化健康教育的基础和前提。制订健康教育计划时，要以教育对象为中心，明确健康教育的目标，确定健康教育内容，并选择适当的教育方法，制订健康教育的评价方法及指标。在制订计划时应遵循以下原则：

1.优先项目确定　优先项目是指最迫切需要解决且通过干预能获得最佳效果的项目。在尊重教育对象意愿基础上，根据健康需求的紧迫性及现在可利用的教育资源，其重要性、有效性、可行性排列并确定优先项目。例如：某大学生需要进行艾滋病预防的健康教育、交通安全的教育、吸烟有害健康的健康教育、传染病和慢性病健康教育等，但鉴于当时学校附近交通事故频发的具体情况，首选交通安全教育。

2.弹性　计划一旦制订一般不能随意更改，但计划毕竟是面向未来的，有些不可预知的因素，所以在制订计划时，要尽可能预见实施过程中可能遇到的问题，留有余地，并制订应变对策，以确保计划的顺利实施。弹性原则并不等于可以随意更改计划，计划的修改必须通过评价和反馈，当出现明确的修改计划的指征时才可进行。

3. 从实际出发　制订计划时不能从主观意愿出发，要依据可利用的人力、财力、物力、政策、法规等现实条件，因地制宜地制订可行的计划。

（四）个体化健康教育实施

个体化健康教育的实施是根据计划开展的教育活动、获取效果的过程。具体步骤如下：

1. 明确任务　计划实施前，需要明确进行的教育活动及预期效果。

2. 营造气氛　要营造一种安全舒适的氛围。

3. 完成计划　如有需要，应与其他工作人员合作，共同完成计划。

4. 记录　如实、准确、及时地记录计划实施情况，如教育对象的反应、存在问题、问题是否解决等。

（五）个体化健康教育评价

个体化健康教育评价是对上述 4 个步骤进行评价，是总结经验、改进计划的过程，见表 3-3。评价方法主要有观察、问卷调查、知识考核、健康教育对象自我评价等。个体化健康教育评价分为：

1. 过程评价　是针对健康教育的全过程进行评价，过程评价在着重关注是否按照计划实施，同时还承担修正计划、使之更符合实际情况的责任，以保证个体化健康教育的目标顺利实现。

2. 效果评价　是评估健康教育个体的知识、态度、行为的变化，近期效果评价着重于倾向因素、强化因素及促成因素是否发生改变与改变的程度，这 3 类因素常共同作用，影响人们的健康行为，其中倾向因素是内在动力，促成因素和强化因素是外在条件。根据这 3 类因素分类制订健康促进干预策略。中期效果评价主要评价健康相关行为是否形成、保健技能是否提升、行为目标是否达到，环境是否改善。

（1）倾向因素　指行为发生的基础，包括个人知识、信念、态度、自我效能、现有技能等。具体内容为：在健康教育实施前后目标个体卫生知识、健康价值观、对健康相关行为的态度、对疾病易感性与严重性的信念、采纳健康行为的动机、行为意向及自我效能所发生的变化等。例如，针对戒烟者进行的健康教育，倾向因素主要有对吸烟有害这一知识的知晓情况、对吸烟有害健康的认同情况、对吸烟的态度、吸烟危害严重性的认识等。

（2）促成因素　指允许行为动机和医院得以实现的先行因素，包括保健设施、经济收入、交通工具、相应的政策法规等。例如，戒烟者生活的环境是否利于吸烟这一行为、有无戒烟的相应技术指导等。

（3）强化因素　指在行为发生之后，与目标个体关系密切的人、公众对个体采纳健康行为的支持度、目标个体的个人感受等方面在实施个体健康教育前后所发生的变化。主要来自父母、同伴、亲属、病友及医护人员等的支持与肯定。例如领导、朋友等对戒烟者戒烟这一行为是否支持，戒烟者在健康教育前后对吸烟自我感受的变化等。

3. 结果评价　又称远期效果评价。内容包括：教育对象的健康状况，如生理和心理健康指标（身高、体重、血压、人格等）方面的变化、危险因素的变化情况、生活质量指数、生活满意度指数等的变化。

表 3–3　个体化健康教育评价

	常用指标	常用方法
过程评价	项目活动执行率 干预活动覆盖率 有效指数 干预目标人群满意度 活动经费使用率	查阅档案资料 目标人群调查 现场观察
效应评价	干预对象的知识、态度、信念的改变	人群抽样调查
结果评价	生理、心理健康指标 疾病与死亡指标 生活质量测量指标	人群抽样调查 半定量调查

本章小结

健康促进是指增加人们对健康及其决定因素的控制能力，从而促进健康的过程。健康促进的 5 大工作领域有：制定健康领域的公共政策、创造支持性环境、强化社区行动、发展个人技能、调整卫生服务方向。健康促进策略的内容包括：倡导、赋权、协调和社会动员。健康教育、健康促进和卫生宣传在我国使用普遍，三者既有联系，又有区别。

健康教育的最终目的是预防疾病、促进健康和提升生活质量，其核心是养成有益的健康行为。健康教育实践应遵循科学的原则及步骤。健康相关行为的改变需要科学理论的指导，健康相关行为理论包含多种理论模式，每种理论模式各有利弊，在实际工作中应根据实际情况灵活恰当应用。社区健康教育服务对象是辖区内常住居民，当教育对象不同时教育内容的重点也会有变化。在健康教育工作中，应根据教育的内容、场合、教育对象的文化水平及认知、学习特点来确定，并应注意多种形式和方法的联合使用。

第四章 社区卫生保健

学习目标

1. 识记 预防接种、免疫规划、冷链的概念。
2. 理解 儿童青少年、妇女和老年人的保健要点。
3. 运用 辨别儿童青少年、妇女和老年人常见的健康问题并进行有效处理。

案例引入

张某，30岁，产妇，出院后第三天，社区医生对其进行首次的家庭访视。评估和检查时发现，产妇发热，体温38.2℃，乳房皮肤发红、有触痛、肿块明显。新生儿不愿意含吮乳头、每次喂完母乳后总是啼哭不止，产妇表现出紧张焦虑情绪，担心无法泌乳而影响喂养新生儿。

请思考：社区医生应对该产妇进行哪些方面的健康指导？

案例解析路径导航：

（1）评估产妇张某存在的问题 从以上资料可以看出，产妇张某目前最主要的问题是哺乳方法不当导致乳房过度充盈及乳腺管阻塞。

（2）根据产妇张某的健康问题，社区医生应对其进行正确的母乳喂养方法指导 ①了解产妇乳房的泌乳情况及哺乳方式。②哺乳前，热敷乳房3～5分钟，并按摩乳房。③养成按需哺乳的习惯，避免乳汁淤积。每次哺乳后，应吸净乳汁，如有淤积可用吸乳器辅助排空乳汁。④指导家属协助产妇护理新生儿。⑤安慰产妇，做好产妇的心理疏导工作，缓解其紧张、焦虑情绪，减轻心理负担和躯体不适的症状。

第一节 计划免疫与预防接种

一、基本概念

1. 预防接种 是指有针对性地将生物制品接种到人体内，使人对某种传染病产生免疫能力，从而预防该传染病。

2. 国家免疫规划 是按照国家或者省市确定的疫苗品种、免疫程序或接种方案，在人群中有计划地进行预防接种，有针对性地预防和控制传染病的发生和流行。

3. 冷链 是指为保证疫苗质量，从疫苗生产企业到接种单位的运转过程中所装备的储存、运输设施及设备。

二、疫苗的种类与免疫程序

（一）疫苗的种类

根据《疫苗流通和预防接种管理条例》（2016年修订版），疫苗分为两类。

1. 第一类疫苗 是指政府免费向公民提供，公民应当依照政府的规定受种的疫苗，包括国家免疫规划确定的疫苗，省、自治区、直辖市人民政府或者其卫生主管部门组织的应急接种或者群体性预防接种所使用的疫苗。

2. 第二类疫苗 是指由公民自费并且自愿受种的其他疫苗。

（二）免疫程序

国家免疫规划疫苗儿童免疫程序表见表4-1。

表4-1 国家免疫规划疫苗儿童免疫程序表（2016年版）

疫苗种类		接种年（月）龄														
名称	缩写	出生时	1月	2月	3月	4月	5月	6月	8月	9月	18月	2岁	3岁	4岁	5岁	6岁
乙肝疫苗	HepB	1	2					3								
卡介苗	BCG	1														
脊灰灭活疫苗	IPV				1											
脊灰减毒活疫苗	OPV					1	2							3		
百白破疫苗	DTaP					1	2	3			4					
白破疫苗	DT															1
麻风疫苗	MR								1							
麻腮风疫苗	MMR										1					

疫苗种类		接种年（月）龄															
名称	缩写	出生时	1月	2月	3月	4月	5月	6月	8月	9月	18月	2岁	3岁	4岁	5岁	6岁
乙脑减毒活疫苗或乙脑灭活疫苗[1]	JE-L								1			2				
	JE-I								1、2			3				4
A群流脑多糖疫苗	MPSV-A							1		2						
A群C群流脑多糖疫苗	MPSV-AC												1			2
甲肝减毒活疫苗或甲肝灭活疫苗[2]	HepA-L										1					
	HepA-I										1	2				

注：1.选择乙脑减毒活疫苗接种时，采用两剂次接种程序。选择乙脑灭活疫苗接种时，采用四剂次接种程序；乙脑灭活疫苗第1、2剂间隔7～10天；

2.选择甲肝减毒活疫苗接种时，采用一剂次接种程序。选择甲肝灭活疫苗接种时，采用两剂次接种程序。

三、预防接种管理与实施

（一）预防接种管理

按国家有关规定，负责预防接种的单位必须是区县级卫生行政部门指定的预防接种单位，并具备《疫苗储存和运输管理规范》规定的冷藏设施、设备和冷链管理制度，并按照要求进行疫苗的领发和冷链管理，以确保疫苗质量。承担预防接种的人员应具备执业医师、执业护士资格，并经过县级或县级以上卫生行政部门组织的预防接种专业培训，考核合格后持证方可上岗。在接种管理中，接种单位应及时为辖区内所有居住满3个月的0～6岁儿童建立预防接种证和预防接种卡等儿童预防接种档案。社区应每半年对辖区儿童的预防接种卡进行1次核查和整理。

（二）预防接种实施

医疗卫生人员应当对符合接种条件的受种者实施接种，并依照国务院卫生主管部门的规定，记录疫苗的品种、生产企业、最小包装单位的识别信息、有效期、接种时间、实施接种的医疗卫生人员、受种者等内容。接种记录保存时间不得少于5年。在实施接种前，应当告知受种者或者其监护人所接种疫苗的品种、作用、禁忌、不良反应以及注意事项，询问受种者的健康状况以及是否有接种禁忌等情况，并如实记录告知和询问情况。受种者或者其监护人应当了解预防接种的相关知识，并如实提供受种者的健康状况和接种禁忌等情况。对于因有接种禁忌而不能接种的受种者，医疗卫生人员应当对受种者或者其监护人提出医学建议。

四、预防接种禁忌证

（一）过敏体质者

过敏体质者即已知对该疫苗的任何成分（辅料、甲醛及抗生素）过敏者。如对鸡蛋或新霉素过敏者均不能接种麻疹减毒疫苗。

（二）正患某些疾病者

正在患有严重器官疾病、急性疾病、严重慢性疾病、慢性疾病急性发作期、发热者，患感冒、腹泻（尤其是对于将使用口服疫苗者）、湿疹或其他皮肤病病人，需推迟疫苗的接种，待儿童康复后再行补种。

（三）免疫功能不全者

免疫功能不全者即免疫缺陷（如无／低丙种球蛋白血症）、免疫功能低下或正在进行放疗与化疗、接受免疫抑制剂治疗者。儿童患白血病、淋巴瘤、恶性肿瘤等疾病，以及反复发生细菌或病毒感染，均视为存在免疫功能不全。

（四）神经系统疾病患者

神经系统疾病患者即患有未控制的癫痫和其他进行性神经系统疾病者。如患有癫痫、脑病、癔症、脑炎后遗症、抽搐或惊厥疾病者，应在医生的指导下，谨慎接种疫苗。

每种疫苗的禁忌不尽相同，接种时必须通过询问或简单体检判断禁忌证。对于不宜接种者，应权衡不接种导致的患病危险与接种后的效果不佳和可能增加不良反应的风险之后再做决定。

五、预防接种异常反应及处理

（一）基本概念

1. 疑似预防接种异常反应　是指在预防接种后发生的怀疑与预防接种有关的反应或事件，包括不良反应、疫苗质量事故、接种事故、偶合症、心因性反应。

2. 预防接种不良反应　是指合格的疫苗在实施规范接种后，发生的与预防接种目的无关或意外的有害反应，包括一般反应和异常反应。一般反应是指在预防接种后发生的，由疫苗本身所固有的特性引起，对机体只造成一过性生理功能障碍的反应。异常反应是指合格的疫苗在实施规范接种过程中或者实施规范接种后造成受种者机体组织器官、功能损害，相关各方均无过错的药品不良反应。

(二) 疑似预防接种异常反应报告范围与时限

1. 报告范围 疑似预防接种异常反应报告范围按照发生时限分为以下情形：① 24 小时内：如过敏性休克、不伴休克的过敏反应、中毒性休克综合征、晕厥等；② 5 天内：如发热（腋温 ≥ 38.6℃）、血管性水肿、全身化脓性感染、接种部位发生的红肿（直径 >2.5cm）、硬结（直径 >2.5cm）、局部化脓性感染等；③ 15 天内：如麻疹样或猩红热样皮疹、过敏性紫癜、局部过敏坏死反应等；④ 6 周内：如血小板减少性紫癜、格林 - 巴利综合征等；⑤ 3 个月内：如臂丛神经炎、接种部位发生的无菌性脓肿等；⑥接种卡介苗后 1 ～ 12 个月：如淋巴结炎或淋巴管炎等；⑦其他：怀疑与预防接种有关的其他严重疑似预防接种异常反应。

2. 报告时限 发现怀疑与预防接种有关的死亡、严重残疾、群体性疑似接种异常反应、对社会有重大影响的疑似预防接种异常反应时，责任报告单位和报告人应在发现后 2 小时内向所在地县级卫生行政部门、药品监督管理部门报告；县级卫生行政部门和药品监督管理部门应在 2 小时内向上一级卫生行政部门、药品监督管理部门报告。

(三) 常见疑似预防接种异常反应及处理

1. 一般反应 主要表现为局部红肿和全身发热。

（1）局部反应 在接种后数小时至 24 小时左右，局部反应一般在 24 ～ 48 小时逐步消退。轻度局部反应一般不需要处理。较重的局部反应可用干净毛巾热敷，每日数次，每次 10 ～ 15 分钟。卡介苗局部反应不能热敷。

（2）全身反应 在接种灭活疫苗后 5 ～ 6 小时或 24 小时左右，减毒活疫苗可出现在注射后 6 ～ 10 天。发生轻度全身反应时加强观察，一般不需处理。高热不退或伴有其他并发症者，密切观察病情，必要时送医院观察治疗。

2. 过敏性休克 一般在接种后数分钟至 1 小时内发病。应立即使患者平卧、头部放低、保持安静、注意保暖。立即皮下注射 1：1000 肾上腺素，并给予吸氧和其他抗过敏性休克和抢救措施。病情稍有好转时立即转院以便进一步处理，或至少留观 12 小时，以防晚期过敏反应的出现。

3. 晕厥 常在接种时、接种后数分钟或准备接种时发生。应保持安静，室内空气新鲜，平卧，头部低下肢抬高，同时松解衣扣，注意保暖。轻者一般不需要特殊处理，可给予热开水或热糖水，短时间内即可恢复。经过上述处置后不见好转的，可按过敏性休克处理，在 5 分钟内仍不见好转者，应立即送附近医疗单位诊治。

第二节　儿童青少年保健

依据 WHO 的健康促进、预防为主、防治结合原则，儿童青少年卫生保健应按其生长发育特点，提供医疗、预防和保健服务，消除不良因素的危害，促进儿童青少年生理、心理和社会能力的全面发展。

一、概述

（一）社区儿童青少年保健的目标与意义

儿童青少年是家庭的希望，是国家、民族和世界的未来，他们的健康状况决定未来的人口素质。WHO 指出儿童保健的目标是保障每个儿童都能在健康环境中成长，包括得到充足的营养，接受适宜的健康指导，获得合理有效的卫生资源，有爱及安全感。

（二）社区儿童青少年发育阶段划分

儿童青少年正处于生长发育的动态变化过程中，是人类生命周期中身心发育最快的特殊时期，根据其生理、心理生长发育特点，一般将生长发育过程分为新生儿期、婴幼儿期、学龄前期、学龄期、青少年期 5 个阶段。其中新生儿期、婴幼儿期和学龄前期的儿童又统称为学龄前儿童；学龄期和青少年期的儿童统称为学龄期儿童。

1. 新生儿期　是指从胎儿娩出、脐带结扎至出生后 28 天。

2. 婴幼儿期　是指出生后 28 天到 3 周岁。其中，婴儿期是从出生后 28 天到 1 周岁，幼儿期是从 1 周岁到 3 周岁。

3. 学龄前期　是指从 3 周岁至 6 ～ 7 岁。

4. 学龄期　是指 6 ～ 7 岁至青春期。

5. 青春期　也称青少年期，是 10 ～ 20 岁由儿童发育到成年的一段过渡时期，即从开始出现青春发育征象到生殖功能发育成熟的一段时期。

二、新生儿期保健

新生儿刚刚脱离母体开始独立生存，所处的内外环境发生了根本变化，加之其各系统器官尚未发育完善，对外界环境适应性差，免疫功能低下，因此该期是儿童发病率和死亡率较高的时期。对新生儿期的保健指导主要通过家庭访视来完成。

（一）家庭访视评估

正常足月新生儿访视次数不少于 2 次。首次访视在出院后 7 日之内进行。如发现问题应酌情增加访视次数，必要时转诊。满月访视在出生后 28 ～ 30 日进行。对高危新生儿应酌情增加访视次数。访视目的是早期发现问题，及时指导处理，减轻发病程度，降低新生儿发病率。每次访视应评估新生儿的健康状况，详细填写访视记录，并建立新生儿健康管理卡、预防接种卡及发放《0 ～ 6 岁儿童保健手册》。新生儿家庭访视时，需通过观察、询问、检查与测量对新生儿、产妇及家庭环境等进行全面评估。

1. 观察与询问 家庭环境；产妇妊娠、分娩过程；新生儿出生时体重、身长、预防接种情况及新生儿疾病筛查等；新生儿的喂养、睡眠、面色、哭声、吸吮力及大小便等情况。

2. 检查 新生儿头部大小与形状、囟门；新生儿容貌、眼球运动、鼻翼呼吸状态和口腔；颈部有无胸锁乳头肌硬结；呼吸频率，有无呼吸急促等异常情况；腹部形状，有无凹陷、疝气、非对称等情况；脐部是否干燥；外生殖器、臀部皮肤及黏膜情况；有无畸形、外伤、黄疸、贫血、湿疹、出血点、色素沉着等；新生儿姿态、肌张力、运动及反射；四肢关节活动度及有无水肿。

3. 测量 新生儿的体温、体重、身长、头围、胸围等，评估身体发育状况。

（二）保健要点

1. 营养与喂养 母乳喂养是最佳的喂养方法。访视时应评估母亲乳汁分泌及乳头、乳房的保护情况。宣传母乳喂养的优点，教授哺乳的方法和技巧，鼓励和支持母亲坚持母乳喂养。如确系无母乳或母乳不足者，则指导采取正确的人工喂养方法。低体重儿吸吮力强者可按正常新生儿的喂养方法进行，按需授乳。吸吮力弱者可将母乳挤出，用滴管哺喂。

2. 日常生活照护

（1）保暖 新生儿房间应阳光充足、温度和湿度适宜。北方寒冷季节要特别注意保暖，预防硬肿症的发生。低体重儿的体温调节功能比较差，对外界环境适应力低，体温常在 36℃ 以下，更要注意保暖。访视时应指导家长正确使用热水袋或代用品保温，防止烫伤。

（2）沐浴与抚触 新生儿皮肤娇嫩，为保持其清洁，应指导家长每日给新生儿沐浴。介绍正确的眼睛、口腔黏膜、鼻腔、外耳道、臀部和脐部的护理方法，指导家长对新生儿进行抚触，可增强抵抗力，促进母子情感交流，缓解新生儿肠胀气。

3. 疾病预防 根据评估结果对新生儿和产妇进行接种卡介苗和第 1 剂乙肝疫苗，应提醒家长尽快补种。如发现新生儿未接受新生儿疾病筛查，须告知家长到具备筛查条件的医疗保障机构筛查。另外，指导家长在新生儿满 28 天后，去社区卫生服务机构接种乙肝疫苗第 2 剂，同时接受新生儿健康检查。

4. 预防意外伤害　窒息与异物吸入是新生儿期最容易出现的意外伤害。因此，要指导产妇目前注意哺乳姿势，避免乳房堵住婴儿鼻部；禁忌边睡边哺乳，提倡母婴分睡，防止被褥、母亲的身体等堵住新生儿口鼻造成的窒息；每次喂奶后应将新生儿竖立抱起，轻拍后背，待胃内空气排出后再使新生儿右侧卧位，以防溢奶引起的窒息；注意不要捏鼻喂药；冬季外出时不要将新生儿包裹得过紧、过厚、过严；要使小动物远离新生儿，避免因小动物身体堵住新生儿鼻部而引起的窒息。

三、婴幼儿期保健

婴幼儿期儿童生长发育迅速，对营养需求高，但由于消化和吸收功能尚未发育完善，加之从母体获得的免疫力逐渐消失，自身免疫力低下，因此易发生消化不良、营养紊乱及感染性疾病。另外，此期儿童语言和动作能力明显提高，但缺乏自我保护意识，容易发生意外事故。婴幼儿期保健管理是在乡镇卫生院或社区卫生服务中心进行定期的保健服务。

（一）营养与喂养

1. 婴儿食物转换　随着婴儿的生长发育，消化能力逐渐提高，单纯乳类喂养不能完全满足 6 月龄后婴儿生长发育需求，婴儿需要由纯乳类的液体食物向固体食物逐渐转换，这个过程称为食物转换。一般从 6 月龄开始引入非乳类泥糊状食物。食物选择顺序依次为谷类食物、根茎类蔬菜、水果、肉类、蛋类、鱼类等动物性食物和豆制品。

2. 幼儿膳食　每天应摄入 350～500mL 乳类，不能继续母乳喂养的 2 岁以内幼儿建议选择配方奶。注意膳食品种多样化，提倡自然食品、均衡膳食。幼儿应进食体积适宜、质地稍软、少盐、易消化的家常食物，避免给幼儿吃油炸食物，少吃快餐，少喝甜饮料，包括乳酸饮料。

（二）良好行为习惯和社会适应能力的培养

婴幼儿期是生活习惯培养的关键时期。该阶段应指导家长注意婴幼儿睡眠习惯、饮食习惯、卫生习惯和排便习惯的培养；训练儿童的独立能力、意志力与情绪控制能力，锻炼婴幼儿丰富的语言表达能力，增强孩子与周围环境和谐一致的生活能力，培养儿童的社会适应能力。

（三）体格锻炼

婴幼儿应定期进行户外活动，并进行空气、日光、水"三浴"锻炼，以提高对外界环境的适应能力和机体免疫力。应每日带婴幼儿到人少、空气新鲜的地方进行户外活动 1 ～ 2 次，每次 10 ～ 15 分钟，逐渐延长至 1 ～ 2 小时。注意避免阳光直射婴幼儿面部。

（四）疾病预防

1.肺炎　肺炎在寒冷季节及气候骤变时好发，常见的病原体为细菌和病毒。由于婴幼儿的呼吸道抵抗力差，故上呼吸道感染时，极容易导致肺炎。人工喂养儿及体质较差如营养不良、贫血、佝偻病等小儿容易发生肺炎。预防措施：增加户外活动，增强机体抵抗力；尽量避免到人多的公共场所，注意手卫生，减少感染的机会；季节变换时注意增减衣服，防止感冒；指导家长识别上呼吸道感染的早期症状，使疾病在早期得到有效控制；积极防治营养不良、贫血、佝偻病等疾病。

2.腹泻病　是一组由多病原、多因素引起的以大便次数增多和大便性状改变为特点的消化道综合征。是我国婴幼儿最常见的疾病之一。6 个月至 2 岁婴幼儿发病率较高，是造成儿童营养不良、生长发育障碍的主要原因之一。病原体感染、人工喂养不当（如用具不清洁、牛乳温度过低等）及辅食添加不合理均可导致腹泻。预防措施：指导母亲哺乳前洗手，清洁乳头；人工喂养者正确调配奶的浓度，用具及时清洁、定期消毒，配方奶要现用现配、温度适宜；加强环境卫生及饮食卫生宣教；辅食添加时每次限一种，逐步增加，适时断奶；指导家长当发现孩子大便性状改变、次数增多时，应首先分析是否由于牛奶浓度过浓或过早添加辅食等喂养不当原因所造成，如调整喂养后仍未改善且伴哭闹、拒食或精神差等，应及时就诊。

3.营养不良　是由于热量和蛋白质摄入不足引起的一种慢性营养缺乏症，多发生于 3 岁以下的婴幼儿。造成营养不良的主要原因是喂养不当、疾病、先天不足等。营养不良可导致儿童生长发育障碍、智力发育迟缓、机体抵抗力下降等。预防措施：①指导早产 / 低出生体重儿采用特殊喂养方法，定期评估，积极治疗可矫治的严重先天畸形；②及时分析病史，询问儿童生长发育不良的原因，针对原因进行个体化指导；对存在喂养或进食行为问题的儿童，指导家长合理喂养和行为矫治，使儿童体格生长发育恢复正常速度；③对于反复患消化道、呼吸道感染及影响生长发育的慢性疾病儿童应及时治疗。

4.营养性维生素 D 缺乏性佝偻病　是由于体内维生素 D 不足引起钙磷代谢失调的一种慢性营养性疾病，婴幼儿，特别是婴儿是高危人群。佝偻病的发生与钙缺乏及日照时间少密切相关。佝偻病不仅影响婴幼儿的神经、肌肉、造血及免疫系统器官的功能，而且使机体抵抗力下降，容易诱发多种感染性疾病。预防措施：①婴幼儿适当进行户外活动接受日光照射，每日 1 ～ 2 小时，尽量暴露身体部位；②维生素 D 补充：婴儿（尤其是纯母乳喂养儿）生后数天开始补充维生素 D400 IU/d（10μg/d）；③高危人群补充：早产儿、双胎儿生后即应补充维生素

D800 IU/d（20μg/d），3个月后改变为400IU/d（10μg/d）。有条件可检测血生化指标，根据结果适当调整剂量。

5.缺铁性贫血　本病婴幼儿发病率最高，是我国重点防治的小儿常见病之一。贫血影响小儿的生长发育，使机体的抵抗力下降。造成缺铁性贫血的原因主要是体内铁储备不足、铁摄入不足、铁的需要量增加和胃肠道疾病导致铁的吸收减少等。预防措施：①早产/低出生体重儿应从4周龄开始补铁，剂量为每日2mg/kg元素铁，直至1周岁。纯母乳喂养或以母乳喂养为主的足月儿从4月龄开始补铁，剂量为每日1mg/kg元素铁；人工喂养婴儿应采用铁强化配方奶。②幼儿期开始要注意食物的均衡和营养，多提供富含铁的食物，鼓励进食蔬菜和水果，促进肠道对铁的吸收，纠正儿童厌食和偏食等不良习惯。③在寄生虫感染的高发地区，应在防治贫血的同时进行驱虫治疗。

6.儿童孤独症　也称为儿童自闭症，是神经系统发育障碍引起的精神神经障碍性疾病，多在3岁前发病。对适龄儿童的家长应进行自闭症相关知识的宣教，做到早发现、早就医、早确诊、早治疗尤为重要。目前自闭症无特效药物治疗，多采用以教育和训练为主、药物治疗为辅的方法，包括交流训练、语言训练、行为治疗、感觉统合训练、听觉统合训练和结构化教育等。指导家长在生活中多与儿童沟通，多创造与他人交流的机会，强化语言和良好行为的训练，帮助其克服异常行为。使患儿在机体生活中成长，在与正常儿童交往中接受帮助，使其精神活动得到发展，获得社会交往的能力。

（五）意外伤害的预防

由于婴儿运动能力逐渐增强，常用触觉和味觉探索周围环境，且尚无危险意识，因此易发生气管异物、烫伤、误食药物、高空坠落、坠床、触电及溺水等意外事故。

1.气管异物　常由于儿童进食或口含小玩具时哭笑而深吸气将异物吸入气管引起，强迫喂药时也可发生。异物进入气管后引起呛咳、间歇性的青紫，进而使异物逐步进入支气管，严重者甚至窒息死亡。除非能看见异物，否则不要盲目用手指取异物。但是，气管、支气管异物自然咳出的机会很低，因此对未咳出异物者应立即送往医院急救处理。在向当地紧急医疗服务机构求助的同时或在送往医院的途中，对呼吸困难患儿应立即进行紧急救护，通常采用海姆立克急救法。预防措施：由于4岁以内儿童咀嚼功能低下，注意避免进食较小、较硬而光滑的食物，如花生、瓜子等；幼儿不宜吃口香糖及果冻；不要让儿童玩耍和打闹时进食，教导儿童在说话或大笑前咀嚼并咽下食物；选择玩具时应注意玩具零部件的大小；将硬币、纽扣、安全别针、糖果、饮料罐拉环和气球等物品放在婴幼儿接触不到的地方，防止误食、误吸。

2.外伤　婴幼儿居室的窗户、楼梯、阳台、睡床等都应置有栏杆，防止高处跌落；妥善放置沸水、高温的油和汤等，以免造成烫伤；教育儿童不能随意玩火柴、煤气等危险物品；室内电源、电器应安装防止触电的安全装置；经常检查玩具的安全性；教育儿童不可独自或与小朋友去无安全设施的江河、池塘玩水。

四、学龄前期保健

学龄前儿童大部分进入托幼机构开始集体生活，他们的心理问题、传染病、食物中毒、意外伤害等发生率较散居儿童高。此期儿童的保健指导主要是配合托幼机构保健医生共同完成，具体内容如下：

（一）营养与膳食

每天应摄入 300 ～ 400mL 牛奶及奶制品、180 ～ 260g 谷类、120 ～ 140g 肉蛋类动物性食物、25g 豆类及豆制品、200 ～ 250g 蔬菜、150 ～ 300g 水果、25 ～ 30g 植物油。每天的进食可安排三餐主食、2 ～ 3 次乳类与营养点心，餐间控制零食。

（二）社会适应能力的培养

此期儿童入园后开始集体生活，应帮助孩子熟悉幼儿园的环境和规定，设法使孩子与幼儿园老师尽快亲近起来，注意培养儿童互相友爱、互相帮助，倡导善良的品德。在生活或游戏中，启发性地向儿童提出问题，引导儿童自己发现和探索问题，培养儿童的想象力、创造力、社交能力和独立生活能力。良好的家庭氛围及教养方式可以培养儿童懂礼貌、爱劳动、尊老爱幼的优良品质及积极的个性。

（三）体格锻炼

此期儿童对各种活动及游戏有浓厚的兴趣，应开展安全、健康、积极的活动，特别是户外活动如游戏、体操、舞蹈等，增强儿童体质，促进儿童智力的发育，陶冶情操。

（四）疾病预防

1. 单纯性肥胖 肥胖是由于长期能量摄入超过人体的消耗，造成体内脂肪积聚过多的一种营养障碍性疾病。表现为体重异常增加。不合理的喂养方式、运动过少、遗传因素、社会经济因素等增加了肥胖发生的概率。预防措施：加强健康宣传教育，使家长认识到儿童肥胖的危害，并给儿童提供平衡膳食，固定家庭吃饭的地点和时间，吃饭时不要看电视；增加运动，限制看电视和玩网络游戏的时间；定期进行生长发育监测，及早发现超重情况，及时采取预防措施。

2. 龋齿 龋齿是儿童常见疾病之一，龋齿患病率随年龄的增加而上升，6 ～ 7

岁时达高峰。龋齿的发生与口腔内的产酸细菌和菌斑、食物中的糖类、牙齿发育不良、食物嵌塞等有关。预防措施：帮助儿童建立早晚刷牙、饭后漱口的卫生习惯；可选择含氟牙膏并教会儿童正确的刷牙方法；限制零食、糖、饮料等食物的摄入；定期进行口腔检查；及时对六龄齿进行窝沟封闭。

3. 视力低常　又称为视力不良或视力低下，是指裸眼远视力达不到该年龄期儿童正常远视力标准。儿童视力低常是遗传和环境因素共同作用的结果，是儿童视觉发育过程中的常见问题。近视、远视、散光、弱视、斜视、炎症及外伤等都会导致视力低常。预防措施：改善用眼环境，养成良好的用眼习惯，避免过度用眼；均衡饮食；尽量保证每天 2 小时的户外活动时间；定期进行眼病筛查和视力评估，对筛查中发现的视力异常情况及时指导就诊；强调安全教育，预防眼外伤；开展健康宣教，教会家长识别视力异常的表现，以利于早期发现孩子视力问题，及时就医。

4. 常见心理行为问题　吮拇指、咬指甲、攻击性行为、破坏性行为、遗尿等是此期儿童常见的心理行为问题。社区卫生服务人员应指导家长和老师正确对待儿童的心理行为问题，帮助其寻找原因。对吮拇指、咬指甲的儿童应给予更多的关爱、呵护和安全感；对有攻击性行为和破坏性行为的儿童与之多讲道理，帮助反省；对遗尿儿童应提供充足的游戏机会，帮助树立自信心，避免责怪、讽刺，以免造成儿童心理障碍。

（五）意外伤害的预防

学龄前儿童好动又缺少生活经验，仍是意外事故的高发人群，因此，安全教育仍是此期的重要保健内容。预防措施：家长指导儿童遵守交通规则，不在马路上玩耍，不要玩电器，不去无围栏的河边嬉戏等。

五、学龄期保健

进入学校教育阶段的儿童和青少年，其体格、体质、心理和智力的发展是一生中的关键时期。社区卫生服务人员应与学校和家长加强联系与沟通，关注儿童青少年德、智、体、美的全面发展，共同促进身心健康，帮助其适应学校的学习和生活环境。

（一）营养与膳食

保证足够的营养摄入，膳食中各营养成分必须满足其生长发育的需要。食物应多样化，注意主副食、荤素及粗细的搭配，使营养成分作用互补。应养成定时定量良好的饮食卫生习惯，纠正偏食、吃零食、暴食暴饮等不良习惯。同时，也要注意节制饮食，避免营养过剩，预防肥胖症。

（二）良好行为习惯的培养

1. 生活习惯 家长要教会孩子合理地安排学习、睡眠、游戏和运动时间。制订寒暑假计划表，避免终日沉溺于电视、网络游戏中。注意孩子的个人卫生、饮食和口腔卫生，养成不吸烟、不饮酒、不随地吐痰的良好习惯。另外，儿童期是骨骼成长发育的重要阶段，长时间弯腰、歪头、歪肩等会影响孩子脊柱、骨骼的正常发育，甚至造成畸形。所以，培养良好的坐、立、走姿势和习惯尤为重要。

2. 用眼卫生与习惯 读书写字要求孩子保持与书本的距离达 30cm 以上，并保证良好的光线，避免不良用眼习惯，并教会儿童简单有效的视力保健方法，定期进行视力检查，以利于尽早发现弱视、斜视、近视等，并及时就诊。

（三）心理卫生

家长和教师首先应该树立正确的教育观念，关心儿童青少年的心理成长，建立良好的亲子关系和师生关系，激发他们的学习兴趣，培养良好的学习态度、心理品质及广泛兴趣爱好。家庭和学校都应给儿童青少年以足够的信任、鼓励和尊重，让他们相信自己的能力。其次，应该引导孩子形成正确的世界观、人生观和价值观，培养沟通交流能力，使其热爱生活与社会。另外，还应对他们进行道德、法制和死亡教育，使其有责任感、懂法律、珍惜自己的生命，指导他们将精力放在学习、文体活动和劳动上，发展健康的男女同学关系，正确对待压力和挫折。社区医务工作人员还应关注问题家庭，警惕虐待儿童的事件发生。

（四）性教育

社区医务工作人员应配合学校对青少年进行有关性生理、性心理、性美学等方面的教育，使其了解生殖器官的解剖和生理、第二性征的发育、遗精、月经来潮等现象，正确对待青春期的各种现象，解除性发育的神秘感和其对遗精、月经来潮的恐惧，明确自己的性别角色，帮助其建立对性问题的正确态度。

（五）意外伤害预防

由于儿童、青少年与外界接触的范围不断扩大，且喜欢冒险、易冲动、常过高估计自己的能力，故易发生车祸、溺水、自杀及运动外伤等意外伤害。因此，应对青少年进行安全教育，训练其预防和处理意外事故的能力，教育他们互相友爱，遇到意外事故要互相帮助，共同克服困难。还应加强吸烟、吸毒的警示教育，使青少年远离毒品，避免不良行为的发生。

六、青春期保健

青春期少年由于好奇心强、同伴劝诱或受电视网络等影响出现吸烟、饮酒、吸毒及不当性行为等情况有逐年增加的趋势。除了常规进行吸烟、饮酒和吸毒等不良生活方式的健康教育外，还应注意青春期特殊问题的健康指导。

（一）手淫

手淫是指用手摩擦自己的外生殖器，满足性快感的一种自慰行为，是青少年常见的行为问题。男女青少年均可发生，以男性多见。适度手淫对身体健康无害，但传统观念认为手淫是不道德的异常行为，使青少年产生自责、自罪等不良心理状态，进而造成不必要的心理损伤。但是，如果青少年形成一种无法自我控制的过度手淫习惯可造成神经疲劳，使日常工作和学习受到影响，进而导致心理异常和性功能障碍，因此必须及时矫治。故在对青少年健康教育中，应使其认识到手淫不是可耻行为，以及过度手淫的危害等；鼓励他们把精力放在学习上，多参加课余活动，尽量缩短在床上入睡的时间；避免阅读和观看色情书刊和影视；注意内裤不要过紧，睡眠时尽量采取侧卧位；保持外生殖器清洁，防治因局部炎症刺激而诱发的性冲动，防止手淫的频繁发生。

（二）少女妊娠

少女妊娠是指 10 ～ 19 岁的女性，身心各方面尚未完全发育成熟而妊娠。少女妊娠严重影响少女自身的身心健康和子代健康，同时也影响家庭生活，增加家庭负担、社会救助和公共医疗卫生负担。首先，应加强青春期性教育。让少女了解男女生殖器官生理解剖知识、青春期发育过程、性生理卫生知识、性传播疾病及其预防、如何避孕等，降低少女妊娠的发生；树立青春期少女性道德和自我保护意识，加强自我约束和自我教育，锻炼自制能力。其次，应对少女妊娠者提供心理咨询和医疗支持。开展有针对性的疏导，对家庭成员进行心理辅导，防治家庭来源的伤害。最后，需终止妊娠者，应由正规医院的医生实施手术。整个手术过程医护人员应多关心少女及其家属，严格要求医护人员保护少女的隐私权，避免医源性刺激。

（三）痛经

痛经是指行经前后或月经期出现下腹部疼痛、坠胀伴有腰酸或其他不适，影响工作和生活质量。对痛经的保健指导，首先是进行健康教育，内容包括注意经期清洁卫生，合理休息和充足睡眠，规律而适度锻炼，戒烟戒酒。其次是进行心理指导，关心理解痛经者。讲解有关痛经的生理知识，让病人放松，保持愉快的心情，消除紧张焦虑情绪。最后，必要时缓解疼痛。腹部热敷和进食热饮料，如热汤或热茶。疼痛难忍时，遵医嘱口服前列腺素合成酶抑制剂。月经来潮即开始用药效果佳，连服 2 ～ 3 日。常用药物有布洛芬、酮洛芬、甲氯芬那酸、双氯芬酸、甲芬那酸、萘普生。布洛芬 200 ～ 400mg，每日 3 ～ 4 次，或酮洛芬 50mg，每日 3 次。

第三节　妇女保健

　　随着妇女社会经济地位的提高和生殖医学的发展，妇女对健康的需求不断增长，妇女保健工作的重要性日益突出，妇女保健服务内容也不断丰富。因此，全社会都应高度重视妇女保健工作，积极行动起来，共同维护妇女的健康权益和促进妇女的健康水平。

一、概述

（一）妇女保健的意义及目的

　　1. 意义　妇女保健是以维护和促进妇女健康为目的，以"保健为中心，临床为基础，保健与临床相结合，以生殖健康为核心，面向基层，面向群众"为工作方针，以群体为服务对象，保护妇女健康，维护家庭幸福和后代健康，提高人口素质。

　　2. 目的　妇女保健是通过积极的预防、普查、监护和保健措施，做好妇女各期保健，以降低患病率，消灭和控制包括传染病在内的某些疾病的发生，控制性传播疾病的传播，降低孕产妇和围产儿死亡率，促进妇女身心健康。

（二）妇女保健的服务范围

　　人的一生是一个连续的过程，早期的健康状况往往影响后期的健康。因此，从年龄考虑，妇女保健的服务范围可以说从出生到死亡。此外，妇女在不同年龄阶段有不同的心理反应，更因文化层次、家庭、职业、社会关系而异。特别在农村，还可能存在男尊女卑的封建思想，妇女心理健康状况更为复杂。因此，从服务性质考虑，除身体保健外，还应开展社会心理方面的保健。综上所述，妇女保健的服务范围包括：青春期、生育期、围生期、围绝经期和老年期的生理特点和保健要求；影响妇女健康的卫生服务、心理因素、社会因素和物理环境因素；保健政策和管理方法的制定；妇女常见病、多发病的普查普治；计划生育指导，科学接生的普及；妇女劳动保护；妇女心理卫生保健；妇女保健统计工作等。

二、围婚期保健

　　围婚期是指从确定婚配对象到婚后受孕为止的一段时期，包括婚前、新婚及孕前等 3 个阶段。围婚期保健是为保障婚配双方及其子代健康所进行的保健服务措施，包括婚前医学检查、婚前卫生指导和婚前卫生咨询。

（一）婚前医学检查

婚前医学检查是指对准备结婚的男女双方可能患影响结婚和生育的疾病进行的医学检查。

1. 询问病史 了解双方的患病史、女性月经史、男性遗精史、既往婚育史、家族近亲婚配史、家族遗传病史、精神疾病史、智力发育障碍等。

2. 体格检查 一般检查、生殖器与第二性征检查。

3. 辅助检查 胸部 X 线检查、血常规、尿常规、肝功能、肝炎抗原抗体、女性阴道分泌物滴虫和酵母假丝菌检查。必要时行染色体、精液及性病等检查。

（二）婚前卫生指导

婚前卫生指导是以生殖健康为核心的性卫生指导、生育保健指导和新婚避孕指导。

1. 性卫生指导

（1）做好新婚期性保健，顺利度过第一次性生活，科学对待处女膜问题，预防蜜月期泌尿系感染。

（2）逐渐建立和谐的性生活，如爱情基础的巩固、健康的身心状态、良好的性生活氛围、性知识和性技巧的掌握。

（3）养成良好的性卫生习惯，保持外阴部清洁、月经期禁止性生活、掌握好性生活的频率，尽量选择合适的性交时机。

2. 生育保健指导

（1）选择最佳生育年龄　生理学研究表明，女性生殖器官一般在 20 岁以后逐渐发育成熟，23 岁左右骨骼才能发育成熟。从医学角度看，女性最佳生育年龄为 25 ～ 29 岁，男性为 25 ～ 35 岁。

（2）选择最佳受孕时机　受孕应安排在双方工作或学习轻松时，生理、心理都处于最佳状态的时期。新婚夫妇最好延缓到婚后 3 ～ 6 个月受孕。受孕前，应加强营养、劳逸结合、保持身心健康。

（3）避免危险因素　①某些理化因素的影响，如高温环境、放射线、噪音、铅、汞、农药等。若有接触，应与有害物质隔离一段时间后再受孕。②生物因素的影响，如风疹病毒、流感病毒等。注射风疹病毒是有效的免疫接种，但在受孕前 3 个月内及受孕期间停止注射。③致畸或致突变的药物。若服用避孕药物者，应先停服药物，改用工具避孕半年后再受孕为宜。④烟酒的不良影响。计划受孕前必须戒烟戒酒。

3. 新婚避孕指导 新婚阶段双方性交时紧张，又缺乏经验，因此避孕方法要求简便。同时，要求所用避孕方法停用后不影响生育功能和子代健康。

三、围生期保健

围生期保健是指一次妊娠从孕前、孕期、分娩期、产褥期（哺乳期）、新生儿期为孕母和胎婴儿的健康所进行的一系列保健措施，以保障母婴安全，降低孕产妇死亡率和围产儿死亡率。

（一）孕前保健指导

选择最佳受孕时机，计划妊娠，以减少多种危险因素和高危妊娠。既往慢性和传染性疾病史影响妊娠结局，孕前准备评估并干预可降低围孕期的风险。养成健康的生活方式，如合理营养和作息时间，孕前 3 个月补充叶酸、戒烟酒，避免接触猫、狗等宠物。避免接触有毒物质和放射线。使用长效避孕药物避孕者需改为工具避孕半年后再受孕。此外，孕前健康的心理社会环境非常重要，应避免高强度高压力工作和家庭暴力，积极对待负性生活事件。

（二）孕期保健指导

孕期保健指导指从确定妊娠起至临产前，向孕妇提供的为孕妇及胎儿的系列保健与服务。孕期分为 3 个时期：第 13 周末之前为孕早期，第 14 ~ 27 周末为孕中期，第 28 周及其后为孕晚期。

1. 孕早期保健指导 此期是胚胎、胎儿分化发育的关键时期，易受外界因素及孕妇疾病的影响，导致胎儿畸形或发生流产。

（1）休息与睡眠 起居规律、睡眠充足、避免过度劳累。

（2）饮食与营养 保证一定热量、蛋白质的摄入，多吃新鲜蔬菜水果，避免油腻食物。

（3）避免有害物质 应戒烟、戒酒、戒毒，避免接触放射线、铅、苯等，避免密切接触宠物，预防疾病、慎用药物。

（4）运动指导 保持适量运动，即一次活动不超过 20 分钟，脉搏呼吸加快，但休息 15 分钟后回复者为适量。运动时不能空腹，多饮水，如有不适及时停止。

（5）检查指导 早期、定期进行产前检查，及时建立孕期保健手册，进行高危妊娠初筛并及时治疗各种内科并发症。口服叶酸 0.4 ~ 0.8mg/d 至孕 3 个月。

（6）心理指导 保持心情舒畅，如有心理不适及时咨询与就诊。

（7）常见健康问题的处理与指导 ①恶心呕吐：大多数孕妇在妊娠 6 周左右出现早孕反应，12 周左右消失。此期间应避免空腹，清晨起床后先吃早餐；每天进食 5 ~ 6 餐，少量多餐，两餐之间进食流质饮食；食物清淡，避免油炸、刺激、不易消化食物；给予精神鼓励与支持，以减轻心理困惑和忧虑。②尿频：是由于增大的子宫压迫膀胱所致。12 周左右，增大的子宫进入腹腔，症状自然消失。

2. 孕中期保健指导 此期是胎儿生长发育较快的时期。

（1）营养指导　饮食宜新鲜、多样化。多食新鲜蔬菜、水果、肉、鱼、海鲜等；少食用腌腊食品、罐头食品等。

（2）运动指导　坚持每天做孕妇体操，活动关节、锻炼肌肉。做操最好安排在早晨和傍晚。做操前应排尿便，一般不宜进食，锻炼结束后 30 分钟再进食。有先兆流产、早产、多胎、羊水过多、前置胎盘、严重内科并发症者不宜做孕妇体操。

（3）检查指导　进行胎儿超生检查、妊娠糖尿病筛查、出生缺陷筛查。对异常情况和疑有畸形或遗传病及高龄孕妇的胎儿需进一步做产前诊断和治疗。

（4）胎儿生长发育监测　测量宫底高度和腹围、胎心率。从耻骨联合到子宫底高度测量是反映胎儿生长发育情况较敏感的指标。孕 20 ～ 24 周，宫底高度平均每周增加 1cm，34 周后增加速度转慢，子宫底高度在 30cm 以上表示胎儿已经成熟。胎心率的正常值为 110 ～ 160 次 / 分。

（5）胎动出现时间　初产妇通常在孕 20 周，经产妇在孕 18 周左右感觉胎动，但首次感到胎动的时间因人而异。

（6）常见健康问题的处理与保健指导　①便秘：孕激素水平升高，导致胃肠道蠕动减慢发生便秘。指导孕妇多食纤维素高的食物，如小麦等，多吃水果、蔬菜，多饮水。未经医生允许，不能随便使用大便软化剂或轻泻剂。②静脉曲张：指导孕妇避免长时间站立或行走，并注意经常抬高下肢，促进下肢血液回流；会阴部静脉曲张者，臀部垫枕头，抬高髋部休息。③腰背痛：大部分孕妇在第 5 ～ 7 个月时出现腰背痛。应指导孕妇在日常生活中注意保持良好的姿势，避免过度疲倦；穿平跟鞋；在俯视或抬举物品时，保持上身直立，弯曲膝部，以保持脊柱的平直。疼痛严重者，卧床休息。④下肢肌肉痉挛：饮食中增加钙的摄入，必要时按医嘱补钙。预防及减轻症状的方法：避免穿高跟鞋，以减少腿部肌肉的紧张度；避免腿部疲劳、受凉；下肢肌肉痉挛时，应背屈肢体或站立前倾以伸展痉挛的肌肉，或局部热敷按摩。

3. 孕晚期保健指导　孕晚期是胎儿期生长发育最快的时期。

（1）营养指导　确保热量、蛋白质、维生素、微量元素、矿物质等各方面均衡增加。监测孕妇血红蛋白是否正常，体重是否每周增加 0.5kg 左右。

（2）胎儿生长发育监测　孕 28 周后，胎儿体重平均每 4 周增加 700g，身长平均每 4 周增加 5cm。若间隔 2 周、连续 2 次，宫高和腹围无明显增长，应警惕胎儿生长发育受限。若增长过快，应考虑羊水过多和巨大儿的可能，需进一步检查。

（3）胎儿监测　嘱孕妇每日早、中、晚各数胎动 1 小时，将 3 个小时的胎动计数相加再乘以 4，以此作为 12 小时的胎动数。如果 12 小时胎动计数 ≥ 30 次，为正常；12 小时胎动计数 ≤ 10 次，提示胎儿宫内缺氧。

（4）心理指导　孕晚期孕妇易出现情绪不稳定，精神压抑。对即将面临的分娩感到紧张、焦虑、恐惧；担心母子能否平安、有无出生缺陷；担心产后工作问题及家人照顾问题。社区医务工作者应鼓励孕妇表达内心感受，有针对性地进行心理护理。

（5）母乳喂养准备指导　通过宣传教育使孕妇及家属充分理解母乳喂养的好处、喂养方法等，树立其母乳喂养的信心。同时做好乳房准备。若有平坦、凹陷，应进行乳头牵拉与伸展练习，但有早产危险者禁用。用温开水毛巾擦洗乳头乳晕，按摩乳房，促进乳房血液循环。穿柔软的棉布乳罩将乳房托起，不要束胸，以减少衣服对乳房的摩擦。

（6）先兆临产的识别　在分娩开始前，常出现假临产、胎儿下降感、见红。假临产的特点是宫缩持续时间短、不规律，宫缩强度不强，常在夜间出现、清晨消失。随着胎先露下降入盆，宫底随之下降，多数孕妇感觉上腹部变得舒适，呼吸轻快，常有尿频症状。见红是在分娩开始前 24 ～ 48 小时内，阴道排出少量血液。

（7）分娩准备　分娩前充分的准备是保证分娩顺利进行的必要条件。①指导孕产妇从心理上、身体上做好迎接新生儿诞生的准备；②分娩时体力消耗较大，因此须保证充足的睡眠时间；③准备好分娩时所需的母婴物品及相关医疗证件等。

（8）常见健康问题的处理与保健指导　①腰背痛：由于子宫增大，孕妇重心前移，脊柱过度前凸，背伸肌持续紧张加上关节松弛造成腰背痛；或者是由于缺钙引起的腰背部肌肉酸痛。日常走路、站立、坐位、提物等活动时，孕妇尽量保持腰背挺直；轻轻按摩酸痛肌肉；尽量休息，严重者应卧床；注意补钙。②胸闷：妊娠的最后几周，增大的子宫上推膈肌，引起呼吸困难。孕妇在上楼或提重物时，会感到呼吸困难。这种情况下，应尽量休息，卧床休息时，头部多垫一个枕头。③水肿：孕妇易发生下肢浮肿，休息后可消退，属正常现象。出现凹陷性水肿或经休息后仍未消退者，应警惕并发症，查明病因后及时治疗。社区医务工作者应指导孕妇睡眠时取左侧卧位，下肢垫高 15°，以改善下肢血液回流。

（三）分娩期保健指导

提倡住院分娩、自然分娩。分娩时做到"五防、一加强"。"五防"即防出血（及时纠正宫缩乏力，及时娩出胎盘，注意产后 2 小时的出血量），防感染（严格执行无菌操作规程，院外未消毒分娩者应注射破伤风抗毒素防新生儿破伤风、防产妇产褥期感染），防滞产（注意胎儿大小、产道情况、产妇精神状况，密切观察宫缩，定时了解宫颈扩张和胎先露部下降情况），防产伤（尽量减少不必要干预及不适当操作或暴力，提高接产质量），防窒息（及时处理胎儿窘迫，接产时做好新生儿抢救准备工作）；"一加强"是加强产时监护和产程处理。

（四）产褥期保健指导

为促进产妇与新生儿的健康，应了解产妇产褥期康复的生理、心理过程及临床表现，并通过产后家庭访视等提供产褥期保健服务。产后家庭访视 2 ～ 3 次，分别在出院后 1 周内、产后 14 天和 28 天。高危产妇或有异常情况者酌情增加访视次数。

1. 日常生活指导

（1）休养环境　保持室内环境安静、舒适、空气流通、阳光充足。防止过多探视。保持室内温度在 22 ～ 24℃，相对湿度在 50% ～ 60%。

（2）清洁卫生　产妇出汗多，应勤换内衣裤及被褥，每天温水擦浴。指导产妇每日擦洗外阴，勤换会阴垫，保持外阴清洁和干燥，预防感染。如伤口肿胀疼痛，可用 50% 硫酸镁溶液湿热敷。

（3）饮食营养　协助产妇制订适当均衡的饮食计划，保证足够的热量，促进康复。哺乳产妇应当多食富含蛋白质的汤汁食物，如鸡汤、鱼汤、排骨汤等，少食多餐。

（4）休息与睡眠　充分的休息和睡眠可以缓解疲劳，促进组织修复，增强体力，保证乳汁分泌。应指导产妇学会与新生儿同步休息，生活有规律。

2. 家庭适应　新成员的加入，家庭任务发生了变化，夫妻双方增加了为人父母的角色。如果夫妻双方不适应父、母亲的角色，可能会影响产妇身心健康的恢复及新生儿的健康发育。应指导夫妻双方与新生儿多接触、多交流，如拥抱、沐浴、触摸、目光交流。此外，鼓励家庭成员积极参与育婴活动。

3. 活动与产后健身操　自然分娩的产妇，产后 6 ～ 12 小时可下床轻微活动，产后 24 小时可在室内行走。行剖宫产的产妇，可适当推迟活动时间。产后健身操可促进产妇腹壁、盆底肌肉张力的恢复，避免腹壁皮肤过度松弛，防止尿失禁及子宫脱垂。根据产妇情况，遵循活动量由小到大、由弱到强的循序渐进原则进行练习。

4. 计划生育指导　产褥期禁止性生活。产后 42 天起采取避孕措施，哺乳产妇以工具避孕为宜，忌用含雌激素的避孕药，以免影响乳汁分泌。

（五）哺乳期保健指导

哺乳期是指产后产妇用自己的乳汁喂养婴儿的时期，通常为 1 年。

1. 母乳喂养的好处　①母乳是婴儿最理想的营养食品，营养丰富，适合婴儿消化、吸收。②母乳含丰富抗体和其他免疫活性物质，能增加婴儿抵抗力，预防疾病。③通过母乳喂养，母婴皮肤频繁接触，增进母子感情。④省时、省力，经济又方便。

2. 母乳喂养指导

（1）哺乳时间　产后半小时内开始哺乳，按需哺乳。

（2）哺乳方法　哺乳前，应用温开水清洗乳房、乳头。哺乳时，母亲和新生儿均应选择最舒适的体位，一手拇指放在乳房上方，其余四指放在乳房下方，将乳头和乳晕大部分放入新生儿口中，用手扶托乳房，防止乳房堵住新生儿鼻孔。哺乳时应让新生儿吸空一侧乳房后再吸另一侧，两侧乳房交替哺乳。哺乳后，挤出少许乳汁涂在乳头。

3. 乳房护理　保持乳房清洁干燥。每次哺乳前用温水毛巾清洁乳头与乳晕，切忌用肥皂水和酒精擦洗。哺乳后佩戴松紧适中的棉质乳罩，避免过松或过紧。

（六）围生期常见健康问题及保健指导

1. 妊娠期高血压疾病　妊娠期高血压疾病是妊娠与血压升高并存的一组疾病，包括妊娠期高血压、子痫前期、子痫，以及慢性高血压并发子痫前期和慢性高血压合并妊娠。妊娠期高血压疾病严重影响母婴健康，是孕产妇和围生儿病死率升高的主要原因。

对妊娠高血压应进行如下三个方面的保健指导：

（1）产前保健指导　适度锻炼、合理休息、左侧卧位；合理饮食、不建议严格控制盐摄入、不建议肥胖孕妇热量的限制；低钙饮食的孕妇建议补钙；高凝倾向的孕妇每日睡前口服低剂量阿司匹林至分娩。

（2）产时保健指导　保持环境安全、安静、舒适、温馨，严密观察产程进展。第一产程，让产妇多休息，密切监测血压、呼吸、尿量、胎心及子宫收缩情况，重视产妇主诉；第二产程，避免产妇过度屏气用力，做好接产与会阴切开、手术助产准备，协助医生手术助产，尽量缩短第二产程，做好新生儿窒息抢救准备；第三产程，在胎儿期肩娩出后立即注射缩宫素，禁用麦角新碱；及时娩出胎盘并按摩宫底，严密监测宫缩和血压情况，预防产后出血。

（3）产后保健指导　休息环境保持舒适、安静，减少探视和陪护。产后 24～48 小时应注意预防产后子痫的发生，严密监测血压和蛋白尿，如血压 ≥ 160/110mmHg 应继续降压治疗。大量硫酸镁治疗的病人易发生宫缩乏力性产后出血，注意观察子宫复旧情况和阴道流血量，防止产后出血。哺乳期应按医嘱服用降压药物。

2. 产后抑郁症　产后抑郁症是指产妇在分娩后出现的抑郁症状，是产褥期非精神病性精神综合征中最常见的一种类型。一般产后 4 周内第一次发病（既往无精神障碍史），症状类似普通抑郁，表现为抑郁、悲伤、沮丧、哭泣、易激惹、烦躁，重者出现幻觉或自杀等一系列症状的精神紊乱。产后抑郁症不仅影响产妇的生活质量、社会功能状态和母婴联结，也影响婴幼儿的情绪、认知、行为发育。

对产后抑郁症应进行如下保健指导：

（1）产前进行妊娠、分娩相关知识的健康教育，减轻孕产妇对妊娠、分娩的紧张、恐惧心理。

（2）对有精神病家族史、抑郁史的产妇，定期观察，多关心，避免不良刺激；对有不良妊娠史（畸形）、分娩史（难产、死产）的产妇，多鼓励，增加其自信心。

（3）提倡自然分娩，尽量减少无明显指征剖宫产。对待产妇，要有爱心和耐心，尤其是对产程长、精神压力大的产妇；实施无痛分娩和导乐陪伴分娩以减轻病人的痛苦和紧张情绪。

（4）帮助产妇适应母亲角色的转换。指导产妇母乳喂养，多与婴儿交流、接触，多参与婴儿的照顾、沐浴等。鼓励其丈夫及家庭成员多给予产妇情感上、物质上的支持，多照顾和陪伴产妇与婴儿。注意安全保护，合理安排产妇的生活和居住环境，防止暴力行为发生。

（5）药物治疗。尽量选用毒副作用小，特别是不能通过乳汁排泄的抗抑郁药。临床常使用选择性 5- 羟色胺再摄取抑制剂，如氟西汀、帕罗西汀、舍曲林。

四、围绝经期保健

围绝经期是指围绕妇女绝经前后的一段时间，包括从接近绝经出现与绝经有关的内分泌、生物学和临床特征起至最后一次月经后 1 年。WHO 将卵巢功能衰退直至绝经后 1 年内的时期称为围绝经期。社区卫生服务人员应正确评估围绝经期妇女的生理、心理和社会状况，有针对性地进行保健指导，使妇女顺利渡过这一转变时期，保持绝经过渡期及绝经后的良好健康状况。

（一）健康教育

开展围绝经期科学知识讲座，让妇女了解围绝经期的正常生理、心理特点，掌握必要的卫生保健常识，正确对待围绝经期，消除绝经变化所产生的恐惧心理；同时学会并加强自我监测能力，定期进行自我监测并记录。

（二）心理卫生指导

通过多种途径，如宣传资料、广播、电视、网络、科普读物等介绍有关围绝经期的知识，让妇女认识到围绝经期症状的出现是人体生理变化的一种自然过渡，机体为适应这种变化而出现一些暂时的症状。鼓励其以平静的心态、愉快的心情对待所出现的各种生理和心理上的变化，多参加社区组织的集体活动，培养广泛的兴趣爱好，增进人际交往，保持乐观性格和良好的心理状态，营造良好的生活环境，不断提高生活质量。

（三）饮食与营养

围绝经期妇女的基础代谢率下降，比中年时低 15% ～ 20%。为适应这一代谢变化特点，需要平衡膳食、合理营养。

（四）活动与运动

指导围绝经期妇女参加各项体育活动，根据个人爱好及具体情况选择运动方式，以每周 3 ～ 4 次为宜。

（五）性生活指导

随着雌激素水平的逐渐下降，阴道黏膜萎缩、分泌物减少、阴道润滑度减弱，造成性生活困难。社区卫生服务人员应从妇女个人的生理及心理考虑，指导其保持每月 1 ～ 2 次性生活，有助于维持良好状态。

（六）定期健康检查

围绝经期妇女易患宫颈癌、子宫内膜癌、乳腺癌等。定期检查达到早期发现、早期诊断、早期治疗、提高疗效与生存率的目的。每年进行 1 次全身检查；每半年到 1 年进行 1 次妇科检查和宫颈防癌涂片检查，选择性地做血、尿或内分泌检查；经常自查乳房，至少每月 1 次，发现块状物及时就诊。

（七）围绝经期情绪失调的保健指导

围绝经期情绪失调是指发生在围绝经期的一系列精神、心理和行为障碍，包括精神抑郁、对周围事物失去兴趣、食欲增加或下降、性欲低下、失眠或嗜睡、烦躁、易激惹、疲乏等。围绝经期情绪失调严重影响妇女的身心健康，因此，应加强此期妇女的保健指导。

1. 社会支持　提高全社会和家庭成员对妇女围绝经期生理的认识、理解和关爱，足够的社会支持能缓冲各种生活实践对妇女心理健康的不良影响。此外，多开展社区活动，鼓励妇女多参与，使其树立积极乐观的人生态度。

2. 心理咨询与治疗　积极开展心理咨询，使妇女认识围绝经期生理过程，提高心理健康水平。采用认知行为疗法和人际心理治疗，使其正确认识围绝经期的各种变化，正确处理生活中遇到的各种问题，多与人沟通，去除心理压力，恢复心理平衡。

3. 雌激素补充　雌激素的补充治疗对围绝经期妇女精神障碍的治疗效果显著，适当的雌激素替代疗法可以改善围绝经期妇女的精神障碍症状，提高记忆力。

4. 药物治疗　在医生的指导下用药。对轻度精神障碍可用地西泮、氯氮等药物辅助睡眠，谷维素调节自主神经；症状明显的抑郁症病人可用盐酸帕罗西汀、氟西汀、盐酸米安舍林等治疗。焦虑伴抑郁者可用多塞平、阿米替林等三环类药物治疗。

（八）绝经后尿失禁的保健指导

尿失禁是指由于膀胱括约肌损伤或神经功能障碍而丧失排尿自控能力，使尿液不自主地流出。尿失禁是绝经后妇女的一种常见问题，发病率为 5% ~ 43%。主要是由于各种原因引起盆底肌肉筋膜组织松弛，膀胱和尿道解剖位置改变及尿道阻力降低，膀胱出口功能异常，导致当腹压增加超过尿道控制能力时发生漏尿。其特点是正常状态下无溢尿，而在腹压突然增高时尿液溢出。

1. 锻炼身体：体育锻炼可以增强老年人的体质，使肌力增高。

2. 控制液体摄入量，调整排尿习惯。

3. 盆底肌肉锻炼：积极进行肛提肌锻炼，以加强盆底肌肉的支持力。每天进行肛门和阴道收缩运动，每日 3 次，每次 15 分钟，4 ~ 6 周为 1 个疗程。

4. 药物治疗：治疗慢性咳嗽、糖尿病、急性泌尿系统感染等疾病。可以抗胆碱药联合局部雌激素治疗。

5. 手术治疗：对于单纯压迫性尿失禁，选择外科手术。括约肌障碍引起的尿失禁药物治疗无效时，可选择手术治疗。

第四节 老年人保健

随着人们生活及健康水平的不断提高，社会经济和医疗保健事业的进步和发展，人类平均寿命在逐渐延长，老年人口不断增多是社会发展的必然趋势。老年人处于衰弱阶段，形态和功能上出现进行性、衰退性变化，同时又要面对许多重大的负性生活事件，身心方面有着巨大的波动。我国资源有限、经济尚未十分发达，在"健康寿命"的新观念下，老年保健将成为社区十分重要的任务。做好老年人的社区保健工作，为他们提供满意和适宜的医疗保健服务，这不仅有利于提高老年人的生活质量，还有利于促进社会的稳定和发展。

一、概述

（一）基本概念

1. 老年人 目前对老年人年龄划分世界各国尚无统一标准。人的老化受遗传、环境和社会生活诸方面的影响而有较大的个体差异。2000 年 WHO 对老年人的划分标准确定为：60 ~ 74 岁为年轻的老年人，75 ~ 89 岁为老年人，90 岁以上为长寿老人。西方一些发达国家认为 65 岁是进入老年期的标准。2013 年我国颁布的《中华人民共和国老年人权益保障法》第二条规定：老年人的年龄起点标准是 60 周岁。现阶段，我国老年人按时序年龄的划分标准为 45 ~ 59 岁为老年前期，即中老年人；60 ~ 89 岁为老年期，即老年人；90 岁以上为长寿期。随着社会经济水平的不断发展和人们期望寿命的不断延长，老年年龄的标准应是不断变化的。一般来说，发达国家老年年龄的起点应高于发展中国家。

2. 人口老龄化　是指在社会人口的年龄结构中，因年轻人口数量减少，年长人口数量增加而导致的老年人口系数相应增长的一种发展趋势。根据 1956 年联合国《人口老龄化及其社会经济后果》的划分标准和 1982 年维也纳老龄问题世界大会的定义，当一个国家或地区 60 岁及以上人口占总人口的比重超过 10%，或 65 岁以上人口占总人口的比重超过 7% 时，即意味着这个国家或地区的人口处于老龄化社会。

3. 老年人口系数　衡量人口老龄化的常用指标是老年人口系数，是判断社会人口是否老龄化和老龄化程度的指标。老年人口系数是指社会人口年龄结构中老年人口占总人口的比例，即：老年人口系数 = 老年人口数量 / 人口总数 ×100%。例如，以 60 岁以上为老年人时，老年人口系数 =（60 岁以上人口数 / 总人口数）×100%。就一个国家或地区而言，老年人口系数越大，则老龄化程度越高；老年人口越多，老龄问题就越突出。

（二）老年人健康特点

1. 生理特点

（1）外貌改变　随着年龄的增长，老年人呈现一系列的外貌变化，如身高下降、须发变白脱落、皮肤松弛、皱纹加深、牙齿松动脱落、关节活动不灵活、出现老年斑等。

（2）功能减退　主要体现在心肺功能减退、消化腺分泌减少、药物代谢速度减慢和代偿功能降低；此外，肾脏清除功能减退、免疫系统功能减退和基础代谢率下降。

2. 心理特点

（1）记忆和思维的改变　老年人的记忆力普遍下降，特别是机械记忆力下降更加明显；可出现思维迟钝、强制性思维或逻辑障碍等问题。

（2）情绪和情感的改变　随着身体功能的下降，老年人经常出现失落感、孤独感、焦虑、抑郁、恐惧、自卑、疑虑和依赖等情绪或情感改变。

（3）人格改变　人到老年常常会出现过于谨慎、保守、固执、多疑、不易接受新事物、喜欢回首往事等人格改变。

3. 患病特点　研究发现，随着年龄的增长，老年人的患病率增高，且易出现多种疾病并存的情况；临床症状多不典型，且病程长、恢复慢、并发症多；一旦控制不好，病情往往进展迅速，易出现危象；药物不合理使用时，易引起药物不良反应。

二、居家与养老机构老年人保健指导

（一）社区居家养老老年人的保健

社区居家养老是指老年人在家中居住，由社会提供养老服务的一种养老方式，它以家庭为中心、以社区为依托、以专业机构服务为支撑来为老年人提供生活照料及精神慰藉等服务。对社区居家养老老年人的保健服务多采用上门服务形式。依据健康状况服务对象可分为身体状况较好者和生活不能自理的高龄、独居和失能老年人。对身体状况较好者的保健需提供家庭服务、老年食堂和法律咨询等服务；对生活不能自理的高龄、独居和失能老年人的保健，可提供家务劳动、家庭保健、辅具配置、送饭上门、无障碍通道改造、紧急呼叫和安全援助等服务。

（二）机构养老老年人的保健

机构养老是指老年人在养老院、老年公寓、福利院等机构安度晚年的一种养老方式。机构养老根据养老方式的不同分为供养型、养护型和医护型。供养型机构主要接收生活自理、身体基本健康、行为自由的老年人，保健管理的内容主要包括膳食指导、文化娱乐和康复锻炼等。养护型机构主要接收失能、半失能的老年人，保健管理主要提供生活照料、监护、康复护理等。医护型机构主要接收全卧床及需要提供医疗、护理和康复的老年人，保健管理主要提供基础或专科的医疗和护理服务，进行支持治疗、姑息治疗、安宁护理、营养指导、心理咨询、卫生宣教和其他老年保健服务。

（三）日间照料老年人的保健

日间照料是指在社区为老年人提供一定场所，为生活不能完全自理、日常生活需要一定照料的半失能老年人提供日间照料服务。日间照料的老年人多是家庭日间暂时无人或者无力照护的社区高龄老年人、非自理老年人。对日间照料老年人的保健主要提供膳食供应、个人照顾、保健康复、文体娱乐活动和交通接送等。

三、老年人常见健康问题保健指导

（一）老年人日常保健

1. 营养 老年人是慢性病的高危人群，且其活动量和基础代谢率下降，应特别注意营养平衡。指导老年人采取"三高三低"（高蛋白质、高维生素、高纤维素、低糖、低脂、低盐）膳食结构，蛋白质优质但需少量，脂肪摄入以植物油为主，保证每天饮水量在 1500mL 左右，合理烹调，科学进食，注意饮食卫生。

2. 睡眠 指导老年人保证充足的睡眠，并保证睡眠质量。提倡早睡早起和午睡的习惯，不熬夜、不贪睡。限制白天睡眠时间在 1 小时左右，并注意缩短卧床时间。对晚上入睡困难者，可指导采取睡前用温水泡脚、饮热牛奶的方法帮助入睡。晚餐避免吃得过饱，睡前不饮用咖啡、浓茶、酒或大量饮水，提醒老年人入睡前如厕，以免夜尿过多影响睡眠。

3. 预防跌倒 跌倒是老年人常见的问题之一。对此应指导老年人居住环境光线应充足，室内布置无障碍物，地面平整，保持干燥，盥洗室铺防滑胶垫。根据身高适当调低床的高度，并放置护栏；衣裤不宜过长，鞋袜不宜过大，尽量不穿拖鞋；老年人从椅子、床上站起时应缓慢或有人搀扶，站稳后再起步；对行动不便者，可使用拐杖；老年人外出时应避开上下班高峰，并鼓励老年人穿戴色彩鲜艳的衣帽。

4. 用药安全 必须遵医嘱用药。用药品种最好为 5 种以下；用药剂量比成人有所减小，60 ~ 80 岁应为成人量的 3/4，80 岁以上为成人量的 2/3 即可；服用的药物应详细注明服用时间、剂量、方法；服药取站立位、坐位或半坐卧位；注意观察老年人用药后的反应，定期检查老年人服药的情况，指导家属协助监督其合理用药的情况。

5. 运动指导 老年人运动负荷过重时，容易出现意外。因此，老年人的合适运动量为靶心率（次 / 分）=170– 年龄。运动时间以每天 1 ~ 2 次，每次 20 ~ 30 分钟为宜；运动场地尽量选择室外，如在室内应注意开窗通风。活动动作应柔和，行走、转头和弯腰时不宜过快，且不能带病锻炼。

（二）老年人常见健康问题的保健指导

1. 便秘和二便失禁 对便秘的老年人，应指导其养成合理饮食、定时排便的习惯，鼓励老年人适当活动，避免抑制便意。对有排便困难者，可以协助排便。对二便失禁的老年人，应对其进行心理护理，避免加重患者的心理负担。其次，应该做好患者的皮肤护理。再次，可通过饮食指导和康复训练协助患者提高控制排便的能力。最后，对于尿失禁患者，应指导其使用失禁护垫和适量的液体摄入。

2. 离退休综合征 离退休综合征是指老年人由于离退休后不能适应新的社会角色、生活环境和生活方式的变化而出现的焦虑、抑郁、悲哀、恐惧等消极情绪，或因此产生偏离常态行为的一种适应性的心理障碍。离退休综合征预防保健指导：心理疏导，帮助老年人适应新生活；鼓励老年人发挥余热，重归社会；鼓励和支持老年人学习，培养兴趣爱好；积极为老年人搭建社交平台，拓宽老年人生活领域；督促老年人生活自律，促进身心健康；必要时应给予药物和心理治疗。

3. 空巢综合征　空巢综合征是指无子女或子女成年后相继离开家庭，老年人生活在"空巢"环境下，由于人际关系疏远而产生一系列身心症状的一种心理失调症。预防保健指导：应经常对空巢老年人开展健康教育活动，鼓励其参加社交活动；对于已经出现空巢综合征的老年人可采用作业疗法和运动疗法进行干预，必要时可采用药物和心理治疗。

4. 老年期抑郁症　老年期抑郁症泛指发生于老年期这一特定人群的抑郁症，是一种以持久（2周以上）的情绪低落或抑郁心境为主要临床表现的精神障碍。预防保健措施：对患者进行合理睡眠、均衡饮食和安全的健康指导，积极进行正向的心理调适或心理咨询，必要时可采用药物治疗。

5. 老年痴呆症　老年期痴呆是指发生在老年期由于退行性病变、脑血管性病变等原因所致的脑功能减退而产生的获得性智能障碍综合征，表现为智力及认知功能的减退和行为人格的改变。预防保健措施：对老年人进行健康指导，特别是安全指导；对症状较轻者可进行心理护理和康复训练，以延缓功能的衰退；对症状严重者可给予药物治疗。

本章小结

本章主要阐述了计划免疫和预防接种的基本概念、疫苗的种类与免疫程序、预防接种管理与实施、预防接种的禁忌证和异常反应的处理；儿童青少年时期的常见健康问题及保健要点；妇女围婚期、围生期和围绝经期的常见健康问题及保健要点；老年人的常见健康问题及保健要点。

第五章 慢性病的预防与管理

学习目标

学习目标

1.识记 心脑血管疾病、恶性肿瘤、糖尿病、传染病、性传播疾病、精神疾病的流行特征。

2.理解 心脑血管疾病、恶性肿瘤、糖尿病、营养相关疾病、传染病、性传播疾病、精神疾病的预防措施。

3.应用 对心脑血管病、恶性肿瘤、糖尿病、营养相关疾病、传染病、性传播疾病、精神疾病实施准确管控。

案例引入

王先生，58岁。2小时前，与家人争吵时突然感到胸骨后疼痛，休息不能缓解，在家自服硝酸甘油也不能缓解，伴恶心、大汗，二便正常。既往有高血压史，吸烟30余年，每天1包。1年前曾有一次类似发作，搬重物时突发胸骨后疼痛，休息后自行缓解。请问，王先生目前的诊断可能是什么？问诊时应关注哪些方面问题？应进一步完善哪些检查？

案例解析路径导航：

1.初步诊断

（1）冠状动脉粥样硬化性心脏病。

（2）心肌梗死。

2.问诊时应重点关注的问题

（1）家族史：家族中有较年轻时患病者，其近亲患病概率可5倍于没有这种情况的家族。

（2）工作性质、性格、生活中遇到的问题和压力：年轻时从事脑力劳动者，性情急躁、好奇心和竞争性强的 A 型性格者好发。

（3）糖尿病史：糖尿病患者中，本病发病率较非糖尿病高 2 倍左右。

（4）饮食习惯：经常进食高热量及高胆固醇、高碳水化合物和高盐食物者发病率较高。

（5）是否多次发作。

3. 进一步需要完善的检查

（1）心电图（运动心电图、动态心电图）。

（2）血液生化（肝功、肾功、血脂）：血脂异常是动脉粥样硬化最重要的危险因素。

（3）心肌坏死标记物：心肌坏死标记物升高，包括肌钙蛋白、肌红蛋白、磷酸肌酸激酶。

（4）冠状动脉造影：对于合并其他脏器严重疾病或拒绝进行血运重建的患者不宜进行。

第一节　心脑血管疾病的预防与管理

一、心脑血管疾病的流行特征

心脑血管病包括循环系统的心脏和血管病及神经系统的脑组织疾病，是危害人民健康和社会劳动力的重要疾病及主要因素。我国卫生事业不断发展，人民生活条件不断改善，围生期死亡率下降，人民平均期望寿命明显增长，心脑血管疾病逐渐成为常见病。

近年来，我国心脑血管疾病发病率呈上升趋势。一是人口老龄化因素，老年人恰恰是心脑血管疾病易发人群；二是近年来人们日常生活方式及饮食习惯不健康，如熬夜、运动量减少、肥胖等；三是传染病和急性疾病的有效控制及治疗，导致心脑血管疾病发病率相对增加。《中国心血管病报告 2017》显示，心血管病已经成为我国死亡的主要原因。同时，我国心脑血管疾病的死亡率仍居高位，目前我国每年约有 300 万人口死于心脑血管病。

二、心脑血管疾病的主要危险因素

心脑血管病的主要危险因素与地区间生活习惯及生活环境的差异有一定关系。具体来说，其危险因素主要有以下五个方面：

1. 高血压、高血脂　原发性高血压导致的显著而持久的动脉压增高可影响心脏和血流，收缩压和舒张压增高都和本病密切相关，脂质代谢异常也是心脑血管疾病的重要危险因素。

2. 年龄、性别　慢性心脑血管疾病多见于 40 岁以上的中老年人，男性发病率较高，女性发病率较低，但女性在更年期后发病率明显升高。

3. 高盐饮食　不同地区人群心脑血管病患病率与钠盐平均摄入量显著相关，北方高于南方，华北和东北属于高发地区，男女差异不大。

4. 吸烟　吸烟与不吸烟者比较，本病的发病率和死亡率增加。且与每日吸烟的数量成正比，被动吸烟也是危险因素。近年来，女性吸烟者呈上升比例。

5. 糖尿病和糖耐量异常　糖尿病患者发病率比非糖尿病者高 2 倍，糖耐量减低者也常见。

三、心脑血管疾病的预防与管理

心脑血管疾病的预防与管理，不能仅仅依靠医生和护士来帮助和指导，社区参与模式也能有效地为病人提供生活方式咨询和用药指导等，从而极大地促进本地区人民的健康水平提高。预防心脑血管疾病主要在于消除病因，如消除感染、治疗甲状腺疾病、防止呼吸系统疾病、积极有效地控制高血压等。近年来，"心血管事件链"的提出，是心脑血管疾病防治中的一个极为重要的观念更新。强调这一观念的重要意义在于使防和治达到有机统一。

1. 控制有关危险因素　各种危险因素中，除性别、年龄等不可改变的因素外，大多数是可以控制的。为此人们必须改变不良的生活方式，规范健康饮食及规律生活，从根本上预防心脑血管疾病。如低盐饮食、多食清淡易消化食物、少食多餐避免过饱、保持大便通畅、适度参加体育运动等。

2. 积极治疗原发病　对于病因比较明确的心脑血管疾病，消除病因可使相关的心脏疾病减少甚至不再出现。很多心脑血管病，如高血压、冠心病等，是多种危险因素导致发病的，可用内科治疗或外科手术的方法消除病因。对目前尚无办法或难以根治的心脑血管病，主要措施是纠正其病理生理变化，延缓病情发展，缓解症状。

3. 主动进行风险评估，提前观察预警症状　根据个人生活习惯及病史，对冠心病、缺血性脑卒中发病率及高血压心血管疾病风险水平进行评估。提前观察并科普冠心病发作、脑卒中发作预警症状。

冠心病发作预警症状：胸前区疼痛或不适；呼吸困难或气短；恶心、呕吐；轻度头晕、头痛；突然出冷汗、面色苍白。

脑卒中发作预警症状：面部、手臂或腿麻木、乏力；精神错乱、说话困难；视物不清（单眼或双眼）；行走困难，走路不稳；不明原因的剧烈头痛；晕厥或意识丧失。

四、心脑血管疾病的合理治疗

治疗心脑血管疾病主要从针对病因、病理解剖、病理生理、康复治疗等方面进行。

1. 病因治疗 对病因已经明确者积极治疗病因，可起到良好效果。如重度慢性贫血时及时纠正贫血；甲亢导致心脏容量负荷过重时治疗甲亢；呼吸道感染时控制感染；过度体力劳累或情绪激动时适当休息及调节等。

2. 病理解剖学治疗 用外科手术或介入的方式纠正病理解剖改变。如先天性心脏病患儿到达手术年龄时，可通过介入手术进行根治；某些心脏瓣膜病，通过瓣膜修复甚至人工瓣膜置换术进行纠正或根治；另外，一些支架手术、球囊扩张术、旁路移植手术等，也可使病情得到明显缓解；对病变实在难以修复的，可施行心脏移植术。

3. 病理生理的治疗 采用药物、人工起搏器、电复律、除颤仪等方式进行治疗和纠正。需要注意的是，病变由于长期存在，此种治疗方式往往需长期治疗，并在治疗的过程中严密监测病情变化及药物不良反应。注意严格遵医嘱用药，切忌自行加减或停药。

4. 康复治疗 根据病人的年龄、体力等情况，选用适当的体力活动及康复治疗方式，对促进身体康复、改善心脑功能有着良好的作用。注意劳逸结合，不可过量进行。

第二节 恶性肿瘤的预防与管理

一、恶性肿瘤的流行病学特征

肿瘤是机体中正常细胞在不同的因素长期作用下，产生的增生与异常分化所形成的新生物。肿瘤分为良性和恶性两类。良性肿瘤分化成熟，与周围组织分界清楚，边缘整齐；恶性肿瘤分化不成熟或者未分化，与周围组织分界不清，边缘不整齐。

无论在发达国家还是发展中国家，恶性肿瘤的危害不容忽视，但由于人均寿命延长、传染病的良好控制，使恶性肿瘤的发病率只增不减，甚至成为目前较为常见的死亡原因之一。我国恶性肿瘤以消化系统癌症最为常见，在城市排序依次为肺癌、胃癌、肝癌；在农村排序依次为胃癌、肝癌、肺癌、食道癌。肿瘤的发生，与地域的不同也有着很大的联系，以热烫食物为主的地区食道癌高发，空气污染较严重和持久的地区，肺癌发病率逐年上升。

二、恶性肿瘤的主要危险因素

恶性肿瘤的具体病因尚未了解，在环境因素致癌的理论提出后，人们发现80%恶性肿瘤的发病与环境成正相关，包括生活方式、膳食、社会经济与文化等。同时，机体内在的因素也起着重要的催化作用。

（一）环境因素（理化因素）

1. 物理因素 长期大量接受电离辐射，可导致皮肤癌、白血病等恶性肿瘤；紫外线是引起皮肤癌重要的原因；另外，尘肺与肺癌的发病有关。

2. 化学因素 应用某些药物，如烷化剂、多环芳香烃类；接触某种化学毒物，如亚硝胺类、黄曲霉素等；其他一些化学物质，如苯、重金属氯乙烯等，是肺癌或肝癌的高发因素。

3. 生物因素 主要是某些病毒，如 EB 病毒与鼻咽癌有关、人乳头状瘤病毒感染与宫颈癌有关、乙型肝炎病毒与肝癌有关等。

（二）内在因素（机体因素）

1. 遗传相关 很多癌症都具有遗传相关性，如家族性结肠息肉病、乳腺癌、胃癌等。遗传易感性是癌症发病中很重要的、不可忽视的因素之一。

2. 免疫因素 获得性自身免疫病易患肿瘤，丙种球蛋白缺乏症是白血病的高发因素。

3. 内分泌因素 如雌激素与很多妇科肿瘤的发生成正相关，其中包括雌激素绝对性增高和由于孕激素失去抵抗而导致雌激素相对增高。

三、恶性肿瘤的预防与管理

WHO 提出，1/3 的肿瘤患者可以预防，1/3 的肿瘤患者可以早期诊断并治愈，1/3 的肿瘤患者可以减少痛苦、延长生命、提高生存质量。这句话是对肿瘤的预防与管理工作的高度概括，也是肿瘤防治的目标。恶性肿瘤的有效预防控制主要包括以下几个方面：

（一）一级预防

1. 戒烟限酒 吸烟与肺癌、肾癌、胰腺癌等癌症的因果关系已经被确定，并通过长期实践得到了证实。控制吸烟和减少吸二手烟，可以减少 80% 以上肺癌和 30% 癌症的死亡率。限制饮酒也可以减少许多肿瘤的发生率，如鼻咽癌、口腔癌、食道癌等。

2. 合理膳食 膳食中食用大量的维生素和膳食纤维，可大大降低某些肿瘤的发生风险。三餐时间规律，也是预防癌症的重要措施之一。

3. 免疫接种 这主要针对一些生物因素所致的恶性肿瘤。如人乳头状瘤病毒（HPV）、乙型肝炎病毒。新生儿乙型肝炎的预防接种降低了肝癌的发生率，HPV疫苗可预防子宫颈癌。

4. 其他 预防工作环境中的电离辐射和尘粒吸入。通过各种方式、各种途径向广大群众宣传预防恶性肿瘤的方法及重要性，呼吁大众保持合理的饮食习惯，保持健康的生活方式。

(二) 二级预防

普遍筛查是对特定高风险人群进行癌前病变和早期癌症诊断的一种简便易行的检查方式，以达到早期发现、早期诊断、早期治疗的目的。可采用宫颈刮片脱落细胞学检查方式进行宫颈癌筛查；采用大便隐血试验方式进行大肠癌筛查；采用带网气囊脱落细胞学方式进行食道癌筛查等。

(三) 三级预防

三级预防是对现有患癌病人积极治疗、防止复发、减少并发症的产生、提高生存率、降低死亡率所采取的措施，如对症治疗、三级止痛阶梯治疗。

四、恶性肿瘤的合理治疗

恶性肿瘤的治疗方式有手术、放射线、化学药物、生物治疗及物理治疗等疗法。

(一) 手术治疗

手术切除恶性肿瘤，是目前最有效的治疗方法，也是绝大多数恶性肿瘤的首选治疗方式。手术方式有根治术、扩大根治术、姑息性手术、激光手术、超声手术、冷冻手术等方式。

(二) 放射线疗法 (简称放疗)

各种恶性肿瘤对放射线的敏感程度不一，可归纳为 3 类：①高度敏感：淋巴造血系统肿瘤、多发性骨髓瘤、肾母细胞瘤等低分化肿瘤。②中度敏感：鳞状上皮癌、乳腺癌、食道癌、中央型肺癌等。③低度敏感：胃肠道肿瘤、骨肉瘤（骨肉瘤对化疗敏感）等。放疗的副作用主要是骨髓抑制，若发现白细胞降至 $3 \times 10^9/L$，血小板降至 $80 \times 10^9/L$ 时，须暂停放疗。

(三) 化学药物疗法 (简称化疗)

1. 分类　按作用原理可将化疗药物分为以下 5 类：细胞毒类药物（烷化剂类，如环磷酰胺、白消安等）、抗代谢类药物（氨甲蝶呤、氟尿嘧啶等）、抗生素类（丝裂霉素、放线菌素 D 等）、生物碱类（长春新碱、长春碱等）、激素类（他莫替芬、黄体酮等）。

2. 给药方式　一般为静脉点滴、口服、肌肉注射、肿瘤内注射、动脉内注入或者局部灌注（膀胱）等。

3. 化疗副作用　常见的有白细胞、血小板减少，消化道反应，毛发脱落，心脏毒性，免疫功能下降等。

第三节　糖尿病的预防与管理

一、糖尿病的流行病学特征

糖尿病（diabetes mellitus）是一组以慢性血中葡萄糖水平增高为特征的代谢性疾病。根据 WHO 估计，2025 年全球将会有超过 3 亿的糖尿病患者，已成为世界上公认的第三大非传染性疾病，给社会带来的负担极其沉重。报道显示，我国成人糖尿病患病率为 11.6%，已成为世界上糖尿病患者数量最多的国家。据估计，我国 18 岁及以上成人中，约有 1.139 亿糖尿病患者。

二、糖尿病的主要危险因素

新的分类法主要将糖尿病分为 4 大类型，即 1 型糖尿病、2 型糖尿病、其他特殊类型和妊娠期糖尿病。

1.1 型糖尿病（T1DM）的主要危险因素　目前普遍认为 T1DM 的发生，主要与以下因素有关：①遗传易感性；②在某些环境因素下（如病毒感染），人体启动了胰岛 B 细胞的自身免疫反应，损伤了自身的胰岛组织；③免疫学异常，当人体处于自身免疫反应活动期时，自身会出现一些抗体，从而出现胰岛素自身免疫综合征。

2.2 型糖尿病（T2DM）的主要危险因素　T2DM 的主要发病机制是胰岛素抵抗和 B 细胞的功能缺陷，其发病与不良的生活方式密切相关。危险因素主要有人口老龄化日趋严重、不良的生活方式（运动减少、高热量食品、碳酸饮料的饮用等）以及肥胖。

三、糖尿病的预防与管理

开展以社区为基础的慢性病综合防治，积极进行糖尿病健康教育，开展糖尿病防治讲座，实施糖尿病干预措施，对高危人群进行定期监测血糖，一旦确诊立即干预等，充分发挥社区慢性病工作者的作用。

1. 高危人群的筛查　凡具有下列任何一项危险因素者，均定为高危人群。

（1）年龄在 40 岁以上。

（2）有糖尿病家族史。

（3）肥胖，BMI ≥ 25。

（4）曾经患有妊娠期糖尿病的妇女。

（5）分娩过巨大儿的妇女。

（6）高血压或血脂异常者。

2. 糖尿病的分类管理 进行高危人群筛查之后，建立高危人群档案，分地区进行管理，经常性地免费检测血糖，进行糖尿病健康教育，指导高危人群健康生活，定期随访观察。

3. 重视家庭成员的健康教育 把家庭成员纳入糖尿病健康教育干预之中，使家庭成员之间成为互相教育、互相督促的对象。

四、糖尿病的合理治疗

糖尿病的治疗强调早期治疗、长期治疗、综合治疗、治疗措施个体化的原则。治疗的目标应包括消除糖尿病症状、纠正代谢紊乱、防止或延缓并发症的发生、延长寿命、降低死亡率等方面。国际糖尿病联盟提出了糖尿病的现代治疗包含5个要点：饮食控制、运动疗法、血糖监测、药物治疗和糖尿病教育。

1. 饮食控制 是所有糖尿病治疗的基础，是预防和控制糖尿病必不可少的措施，饮食控制的目的在于维持理想体重，纠正已经发生的代谢紊乱，使血糖、血脂达到或接近正常水平。糖尿病患者应严格控制总热量，注意食物的组成及分配，定时定量，监测体重。

2. 运动疗法 应当进行有规律的合适运动。选择适宜的、容易坚持的运动方式，循序渐进、长期坚持。运动中避免意外发生，随身携带糖果，注意补充水分，并做好运动日记以便观察疗效和不良反应。

3. 血糖监测 应用便携式血糖仪监测记录血糖水平。及时调整药物用量，了解糖尿病病情控制程度，及早发现并发症。

4. 药物治疗

（1）口服降糖药物 ①促胰岛素分泌剂：只适用于无急性并发症的 T2DM 患者，不适用于 T1DM、有严重并发症的 T2DM、孕妇、哺乳期妇女、大手术围手术期、儿童糖尿病和全胰腺切除术后等。又可分为磺脲类和非磺脲类。②双胍类：肥胖或超重的 T2DM 患者的第一线药物。肝肾功能不全、心力衰竭、缺氧、急性感染、糖尿病酮症酸中毒、孕妇及哺乳期妇女禁用。③葡萄糖苷酶抑制剂：T2DM 患者的第一线药物。常用的有阿卡波糖、伏格列波糖。孕妇及哺乳期妇女禁用。④胰岛素增敏剂：格列酮类。可单独或联合其他口服降糖药物治疗 T2DM 患者，尤其胰岛素抵抗明显者。不适用于治疗 T1DM、孕妇、哺乳期妇女和儿童。有心力衰竭倾向和肝病者不用或慎用。

（2）胰岛素 适用于 1 型糖尿病；2 型糖尿病经饮食及口服降糖药物治疗未获得良好控制、糖尿病酮症酸中毒、高渗性昏迷和乳酸性酸中毒伴高血糖时；合并重症感染、视网膜病变、消耗性疾病、急性心肌梗死、肾病、脑卒中；围手术期、妊娠和分娩；全胰腺切除引起的继发性糖尿病。

5. 糖尿病教育 糖尿病健康教育是糖尿病综合治疗的重要手段之一。应该包括以下一系列内容：指导患者如何饮食；如何进行科学的体育锻炼；若患者正在进行药物和胰岛素治疗，则应该让患者了解正确的用药方式及胰岛素注射的技巧；还需让患者了解糖尿病的基础知识、便携式血糖仪的使用方法以及医院随访相隔时间和心理疏导等。

第四节　营养相关疾病的预防与管理

一、营养相关疾病概述

营养是人类摄取食物满足自身生理需要的必要生物学过程，我们把食物中具有营养功能的物质称为营养素。目前在发展中国家，营养相关的疾病主要包括以下 5 种，即蛋白质 – 能量营养不良症、维生素 A 缺乏、碘缺乏、铁缺乏和维生素 D 缺乏症。在我国社会条件普遍变好的形势下，人民生活水平有了很大的改善，但其中亦有经济发达地区和山区偏远地区的差异问题，所以我国的营养失调问题和营养相关疾病也较为复杂，既有营养不足、营养缺乏，也存在营养过剩的现象。

二、营养相关疾病的主要危险因素

与营养相关疾病的发生关联最高的原因就是膳食结构是否合理。

（一）营养缺乏病

由于膳食中营养素缺乏或摄入不足而引起的营养障碍性疾病。如蛋白质 – 能量营养不良症、营养性贫血、眼干燥症、维生素 D 缺乏性佝偻病、碘缺乏病等。根据营养缺乏的原因又分为原发性和继发性两种类型。原发性营养不良已显著减少，继发性则由各种疾病所引起，如消化道疾病等。导致营养缺乏病的危险因素主要有以下 3 点：

1. 不良的饮食习惯　如不合理的烹调、挑食、偏食等。

2. 过多食用精制粮食　粮食的过分加工会使其损失大部分营养素，因为这些营养素在麸皮和麦芽中含量较多。

3. 经济原因　在一些落后地区，由于生活水平低下，导致富含营养素的副食品摄入较少，造成营养缺乏病的发生。

（二）营养过多

当摄入的营养素超过机体的需要时，多余的营养素将被储存在体内。长期食入大量油腻食物、饮酒、膳食结构不合理等都会导致营养过多。

三、营养相关疾病的预防与管理

（一）合理营养

营养相关疾病的预防与管理，最重要的一点是合理营养与膳食。通过合理膳食来促进机体健康及营养平衡。合理膳食不仅要提供足够数量的热能，还要保持各种营养素之间的平衡，以达到合理营养的目的。

合理膳食应当包含以下基本要求：能保证必需的热能和各种营养素，且营养素之间保持比例平衡；合理加工烹调，尽可能减少食物中营养素的流失；改善食物的性状，促进食欲；有合理的膳食管理制度，一日三餐定时定量，比例适宜。

（二）积极治疗原发病

若营养相关疾病是由原发病引起，应积极治疗原发病。如机体长期慢性失血导致的缺铁性贫血、慢性萎缩性胃炎导致的维生素 B_{12} 缺乏、消化系统疾病引起的营养素吸收障碍等。

四、营养相关疾病的合理治疗

（一）纠正水、电解质平衡紊乱

如有水、电解质平衡紊乱存在，应先纠正。频繁呕吐或腹胀者，应静脉输液，密切监护病情，根据病情及化验结果调整输液速度、成分和剂量。

（二）营养治疗

向患者提供足够营养素，同时补充各种脂溶性和水溶性维生素、电解质和微量元素。营养治疗的方式主要有口服营养治疗、经胃管营养治疗、静脉营养治疗等。

（三）对症治疗

根据患者症状及体征，及时调整治疗方式。对于营养过剩患者，帮助其调整饮食结构并鼓励其进行合理的体育锻炼以消耗机体多余热量。

（四）并发症和原发病治疗

营养相关疾病患者常合并感染或其他并发症，应及早发现并治疗。对继发性营养相关疾病患者，要寻找原发病，并予以积极治疗，积极治疗原发病同时也是继发性营养相关疾病患者最主要的治疗方式之一。

第五节 传染病的预防与管理

一、传染病的流行过程

传染病在人群中的发生、传播和终止的过程，称为传染病的流行过程。传染病流行必须具备 3 个基本环节，即传播源、传播途径和易感人群，这 3 个环节必须同时存在，缺少其中任何一个环节，新的传播便不会发生，不可能形成流行。

（一）传染源

传染源是指体内带有病原体，并能不断向体外排出的人和（或）动物。传染源包括以下四个方面：

1. 患者 在大多数传染中，患者无疑是重要的传染源，然而在不同病期的患者，传染性的强弱有所不同，在发病期传染性最强。

2. 隐性感染者 隐性感染者在一些传染病中会排出病原体而成为重要的传染源。如流行性乙型脑炎、脊髓灰质炎、乙型肝炎等。

3. 病原携带者 是指处于病原携带状态的人，通常不易被发现，是危险的传染源。

4. 受感染动物 某些动物间的传染病也可传给人类，引起严重疾病，如鼠疫、狂犬病。还有一些传染病如血吸虫病，受感染动物也是传染源中的一部分。

（二）传播途径

病原体从传染源排出体外，经过一定的传播方式，到达与侵入新的易感者的过程，谓之传播途径。

1. 呼吸道传播 主要通过空气、飞沫、尘埃等传播，如麻疹、白喉等。

2. 消化道传播 主要通过水、食物、苍蝇等传播，如伤寒、痢疾等。

3. 接触传播 有直接接触和间接接触两种，主要通过手、用具、玩具等传播。可传播消化道、呼吸道疾病。

4. 虫媒传播 见于吸血节肢动物如蚊子、白蛉等为中间宿主的传播病。

5. 血液、血制品、体液传播 易感者通过输入被病原体污染的血液、血制品或性交等接触病人的体液而感染。

6. 母婴传播 病原体通过母亲胎盘、分娩、哺乳等方式感染胎儿或婴儿。

7. 土壤传播 易感者通过接触被病原体的芽孢、幼虫、虫卵等污染的土壤而感染。

（三）易感人群

易感人群是指对传染病病原体缺乏特异性免疫力，而易受感染的人群。人群中易感者多，则人群易感性高，容易发生传染病流行。人群对传染病的易感性是可变的。造成人群易感性增高的因素有新生儿增加、易感人口的输入、免疫人口减少和死亡、免疫人口的免疫力降低等。造成人群易感性降低的因素有预防接种、传染病流行后、隐性感染后等。

当易感者在某一特定人群中的比例达到一定水平，若又有传染源和合适的传播途径时，则很容易发生该传染病流行。病后免疫力很巩固的传染病（如麻疹、水痘、乙型脑炎），经过一次流行后，需待几年当易感染者比例再次上升至一定水平时才会发生另一次流行，这种现象称为传染病流行的周期性。在普遍推行人工主动免疫的情况下，可把某种传染病的易感者水平始终保持很低，从而阻止其流行周期性的发生。有些传染病可以通过全民长期坚持接种疫苗而被消灭，如天花、脊髓灰质炎、乙型脑炎和麻疹等。

二、影响传染病流行过程的因素

（一）自然因素

影响传染病流行过程的自然因素很多，其中最明显的是气候因素与地理因素。气候因素不仅对人群活动、动物宿主和媒介昆虫的孳生有明显影响，而且对环境中游离性病原体的存活时间也有作用。有流行病学意义的气候因素包括气温、降水量、湿度、风速与风向等。气候因素对虫媒传染病及动物源性传染病的影响最大，大部分虫媒传染病和某些自然疫源性传染病，有较严格的地区和季节性。寒冷季节易发生呼吸道传染病，夏秋季节易发生消化道传染病。

地理因素对传染病流行也有很大影响。如血吸虫病分布于我国南方多个省、市、区，是由于血吸虫的生命活动各环节都是在有水的条件下完成的，故此病为沿水系地理分布。丝虫病在我国未消灭之前，主要分布在黄河之南多个省、市、区。

（二）社会因素

社会政治制度、社会经济、社会文化、行为生活方式、医疗卫生状况、人口状况、生活方式、风俗习惯、宗教信仰、文化素养等因素可影响流行过程。例如，我国有些地区居民喜欢吃生的或半生的水产食品，如蝲蛄、鱼、肉、蟹、毛蚶等，而引起肺吸虫病、华支睾吸虫病、绦虫病、甲型肝炎等病发生；缺乏饭前便后洗手的卫生习惯者易发肠道传染病。医疗卫生条件的恶化或改善，其中特别是卫生防疫措施对促进或抑制传染病传播起着重要作用。例如，在计划免疫工作推行较好的地区，脊髓灰质炎、麻疹、结核病、百日咳、白喉及破伤风的发病率与病死率就会下降。自然灾害、经济贫困、战乱、人口过剩或人口大规模迁移、城市衰败等因素均可导致疾病流行。随着经济的发展，物质生活水平的改善，传染病发病率及病死率均有所降低。但是，在发展经济的同时，也必须加强群众精神文明教育，改变不良生活习惯，讲究个人卫生及公共卫生，增强自我保健意识，以降低性病及其他一些与精神文明密切相关疾病的发病率及病死率。

三、传染病的预防与管理

预防传染病的目的是为了控制和消灭传染病，达到保护人民健康、保证社会安定、促进国家现代化建设的目的。预防工作是卫生工作经常性的工作。针对传染病流行的 3 个基本环节，以综合性防疫措施为基础，认真贯彻预防的方针。其主要预防措施如下：

（一）管理传染源

1. 对患者和病原体携带者实施管理　要求早发现、早诊断、早隔离、积极治疗患者。根据《中华人民共和国传染病防治法》规定管理的传染病分甲、乙、丙 3 大类。向卫生防疫机构报告的传染病称法定传染病。

甲类：鼠疫，霍乱。

乙类：病毒性肝炎、细菌性和阿米巴痢疾、伤寒和副伤寒、艾滋病、淋病、梅毒、脊髓灰质炎、传染性非典型肺炎（SARS）、人感染高致病性禽流感、肺结核、麻疹、百日咳、白喉、流行性脑脊髓膜炎、猩红热、流行性出血热、狂犬病、钩端螺旋体病、布鲁氏菌病、炭疽、人感染猪链球菌病、流行性乙型脑炎、新生儿破伤风、疟疾、登革热。

丙类：丝虫病、棘球蚴病、麻风病、流行性感冒、流行性腮腺炎、风疹、黑热病、急性出血性结膜炎、流行性和地方性斑疹伤寒及除霍乱、痢疾、伤寒和副伤寒以外的感染性腹泻病。

传染病疫情报告力求迅速。甲类传染病，要求城市须在 2 小时之内上报卫生防疫机构，农村不得超过 6 小时。列入乙类传染病并按照甲类传染病管理：传染性非典型肺炎（SARS）、人感染高致病性禽流感、炭疽中的肺炭疽和脊髓灰质炎。乙类传染病要求城市须在 6 小时内，农村不得超过 12 小时；丙类传染病要求发现后 24 小时内上报。卫生防疫人员、医疗保健人员对疫情不得隐瞒、谎报，或授意他人隐瞒与谎报疫情。

对病原携带者进行管理与必要的治疗。对病原携带者应做好登记、管理和随访至其病原体检查 2～3 次阴性后。特别是对食品制作人员、供销人员、炊事员、保育员做定期带菌检查，及时发现、及时治疗和调换工作。艾滋病、乙型和丙型病毒性肝炎病原携带者严禁做献血员。

对传染病接触者，须进行医学观察、留观、集体检疫，必要时进行免疫或药物预防。检疫期为最后接触日至该病的最长潜伏期。

2. 对感染动物的管理与处理 对动物传染源，有经济价值的野生动物及家畜，应隔离治疗，必要时宰杀，并加以消毒，无经济价值的野生动物发动群众予以捕杀并进行无害化处理。此外还要做好家畜和宠物的预防接种和检疫。

3. 疫情报告流程

（1）有直报条件的直报单位，见图5-1。

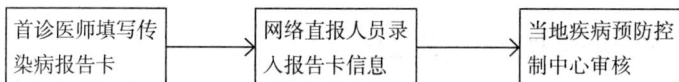

首诊医师填写传染病报告卡	→	网络直报人员录入报告卡信息	→	当地疾病预防控制中心审核

图5-1 传染病疫情报告流程图（1）

（2）没有直报条件的直报单位，见图5-2。

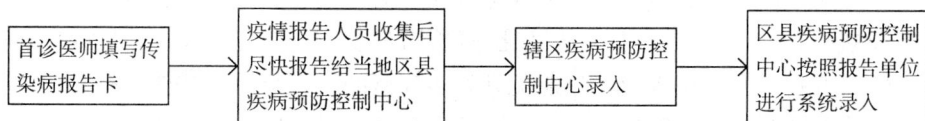

首诊医师填写传染病报告卡	→	疫情报告人员收集后尽快报告给当地区县疾病预防控制中心	→	辖区疾病预防控制中心录入	→	区县疾病预防控制中心按照报告单位进行系统录入

图5-2 传染病疫情报告流程图（2）

（二）切断传播途径

不同传染病的传播途径不同，对疫源地污染的途径不同，采取的措施也不相同。其主要措施包括隔离和消毒。

1. 隔离 是指将病人或病原携带者妥善地安排在指定的隔离单位，暂时与人群隔离。应积极进行治疗、护理，并对分泌物、排泄物、相关用具等进行必要的消毒处理，采取防止病原体向外扩散的医疗措施。隔离种类主要有 7 类。

（1）严密隔离 对传染性病、病死率高的传染病，如霍乱、鼠疫等。

（2）呼吸道隔离 传染性非典型肺炎、流感、流脑、麻疹、白喉、百日咳、肺结核等。

（3）消化道隔离 伤寒、菌痢、甲型肝炎、戊型肝炎等。

（4）血液 – 体液隔离 如乙型肝炎、丙型肝炎、艾滋病、钩端螺旋体病等。

（5）接触隔离 破伤风、炭疽、梅毒、淋病等。

（6）昆虫隔离 乙脑、疟疾、丝虫病等。

（7）保护性隔离 对抵抗力特别低的易感者，应作保护性隔离。

2. 消毒 根据有无明显的传染源存在，可将消毒分为疫源地消毒和预防性消毒两大类。

（1）疫源地消毒 根据处理时间不同又可分为随时消毒和终末消毒。①随时消毒：根据病情做到"三分开"与"六消毒"。"三分开"指分住室、分饮食、分生活用具（包括餐具、洗漱用具）。"六消毒"是指消毒分泌物或排泄物，消毒生活用具，消毒双手，消毒衣服、被单，消毒患者居室，消毒生活污水、污物。②终末消毒：指传染源离开疫源地后，对疫源地进行一次彻底消毒。

（2）预防性消毒　在未发现传染源的情况下，为预防传染病和感染性疾病的发生，对有可能受病原微生物污染的物品、场所和人体等进行的消毒。如日常餐具的消毒。

（三）保护易感人群

1. 提高人群非特异性免疫力的措施

（1）呼吸道传染病的预防　①经常开窗通风，保持室内空气新鲜，每次通风不少于30分钟。②做好家庭环境卫生，保持室内和周围环境清洁。③养成良好的卫生习惯，不随地吐痰，勤洗手、洗澡、换洗衣服。④保持良好的生活习惯，多喝水、不吸烟、不酗酒。⑤经常锻炼身体，保持均衡饮食，注意劳逸结合，提高自身抗病能力。⑥要根据天气变化适时增减衣服，避免着凉。⑦儿童、老年人、体弱者和慢性病患者应尽量避免到人多拥挤的公共场所。⑧如果有发热、咳嗽等症状，应及时到医院检查治疗。当发生传染病时，应主动与健康人隔离，尽量不要去公共场所，防止传染他人。⑨儿童应按时完成预防接种，一般人群可有针对性地进行预防接种。

（2）消化道传染病的预防　①保持室内及环境卫生，防止苍蝇、蟑螂的孳生。②讲究饮食卫生，食物要新鲜，不吃变质、不洁、生冷、生腌食物，少食海鲜类产品；食物要贮存好，防止苍蝇、蟑螂叮爬；瓜果要洗净或去皮再吃；盛装食物的容器和加工食品的工具要清洁。③注意个人卫生，饭前、大小便后要洗手，不要喝生水。④提高卫生防病意识，尤其是在夏秋季节，尽量减少家庭聚餐、外出就餐的次数，尤其是尽量避免卫生条件差的餐馆就餐。⑤出现腹痛、发热、恶心、呕吐、腹泻等症状应及时就医，病人的污染物品和排泄物要消毒处理，防止传染病传播。

2. 提高人群特异性免疫力的措施　通过预防接种提高人群的主动或被动特异性免疫力是预防传染病非常重要的措施。

3. 对密切接触者的服药预防　药物预防也可作为一种应急措施来预防传染病的传播。

四、传染病的合理治疗

（一）治疗原则

1. 治疗与预防相结合　一经确诊就应彻底治疗，这有利于促进患者康复，还有助于防止疾病的进一步传播。治疗本身也是控制传染源的重要预防措施之一。在治疗患者的同时，必须做好隔离、消毒、疫情报告、接触者的检疫与流行病学的调查。

2. 病原治疗与支持、对症治疗相结合　消灭病原体、中和毒素是最根本的有效治疗措施。支持与对症治疗是增强病原治疗、提高治愈率、促使病人早日恢复的重要措施，亦是实施病原治疗的基础。

3. 中西医治疗相结合　中医学几千年来对传染病的治疗积累了丰富的经验，近几十年来的发展可谓日新月异，两者结合必然互为补充，促进疗效。

（二）治疗方法

1. 一般治疗（是指非针对病原而对机体具有支持与保护作用的治疗）

（1）隔离　将具有传染性的病原携带者置于指定的隔离单位，防止其病原体向外扩散，这便于管理和消毒，同时也可以使患者得到及时的治疗，早日康复，也起到控制和消除传染源的作用。根据传染病传染性的强弱，传播途径的不同和传染期的长短，收住相应隔离病室。隔离分为严密隔离、呼吸道隔离、消化道隔离、接触与昆虫隔离等。

（2）消毒　是通过切断传播途径，预防和扑灭传染的一项重要措施，也是防止医院内感染的重要环节。国内医疗单位常用的是高压蒸汽灭菌和紫外线消毒等物理消毒法和化学消毒法。

（3）饮食　保证一定热量的供应，根据不同的病情给予流质、半流质饮食等，并补充各种维生素。对进食困难的病人需喂食、鼻饲或静脉补给必要的营养品。

（4）环境与休息　病室保持安静清洁、空气流通及病人保持良好的休息状态是治疗的基础。

2. 病原与免疫治疗　常用药物有抗生素、化学治疗制剂和血清免疫制剂等。

（1）抗生素疗法　病原疗法中抗生素的应用最为广泛。选用抗生素的原则是：①严格掌握适应证，选用针对性强的抗生素。②病毒感染性疾病抗生素无效，不宜选用。③用抗生素前需要做病原培养，并按药敏试验选药。④多种抗生素治疗无效的不明原因发热患者，不宜继续使用抗生素，因抗生素的使用发生菌群失调或严重副作用者，应停用或改用其他合适的抗生素。⑤对疑似细菌感染又无培养结果的危急病人，或免疫力低下的传染病患者可试用抗生素。⑥要严加控制预防性应用抗生素。

（2）免疫疗法　①抗毒素（sntitoxin）用于治疗白喉、破伤风、肉毒杆菌中毒等外毒素引起的疾病。②免疫调节剂（immunomodulator）用于临床的有左旋咪唑、胎盘肽、白细胞介素 $-\alpha$ 等。

（3）抗病毒疗法　①金刚烷胺、金刚烷乙胺可改变膜表面电荷，阻止病毒进入细胞，用于甲型流感的预防。②碘苷、阿糖腺苷、利巴韦林等可用于疱疹性脑炎、乙型脑炎、乙型肝炎、流行性出血热等疾病的治疗，此类药可阻止病毒基因的复制。③干扰素、拉米夫定等用于乙型肝炎、流行性出血热等疾病的治疗，此类药物通过抑制病毒基因起作用。

（4）化学疗法　常用磺胺药治疗流行性脑脊髓膜炎，氯喹、伯氨喹治疗疟疾，吡喹酮治疗血吸虫病和肺吸虫病，甲硝唑治疗阿米巴病，二乙碳酰氨嗪治疗丝虫病。喹诺酮类药物如吡哌酸、诺氟沙星、环丙沙星、氧氟沙星等对沙门菌、革兰阴性菌、厌氧菌、支原体和衣原体有较强的杀菌作用。

3. 对症与支持治疗

（1）降温　对高热病人可用头部放置冰袋、酒精擦浴、温水灌肠等物理疗法，超高热病人可用亚冬眠疗法，亦可适量使用肾上腺皮质激素。

（2）纠正酸碱失衡及电解质紊乱　高热、呕吐、腹泻、大汗、多尿等所致失水、失盐、酸中毒等，通过口服及静脉输注及时补充纠正。

（3）镇静止惊　因高热、脑缺氧、脑水肿、脑疝等发生的惊厥或抽搐，应立即采用降温和使用镇静药物、脱水剂等处理。

（4）心功能不全　应给予强心药、改善血循环、纠正与解除引起心功能不全的因素。

（5）微循环障碍　补充血容量，纠正酸中毒，调整血管舒缩功能。

（6）呼吸衰竭　去除呼吸衰竭的病因，保持呼吸道通畅，吸氧，使用呼吸兴奋药和人工呼吸器。

4. 肾上腺皮质激素的应用　在加强支持疗法及病原治疗的基础上，许多严重感染运用肾上腺皮质激素可以取得良好效果，但应用不当也可使病情恶化或产生不良效果。肾上腺皮质激素有较好的抗过敏和免疫抑制、抗炎、抗毒、抗休克、退热、抗脑水肿、肺水肿、利胆退黄等作用。皮质激素主要用于危重病人的抢救及其他药物治疗无效的某些疾病，如严重的败血症、暴发型流脑休克型等疾病（在有效抗生素或化学药物应用的基础上才能应用），但皮质激素又有许多严重不良反应。

5. 中医中药治疗　传染病在中医学属温病范畴。卫、气、营、血分别代表传染病的病期和病程发展的不同阶段。依次采用解表宣肺、清气泻下、清营开窍及滋阴化瘀的治则施以治疗。许多中草药具有抗细菌和抗病毒并调节免疫功能的作用。中西医结合治疗流行性乙型脑炎、病毒性肝炎、流行性出血热、晚期血吸虫病等都取得了较好的效果。

第六节　性传播疾病的预防与管理

一、性传播疾病的流行特征

性传播疾病（sexually transmitted disease，STD）是一组由性接触行为或类似性行为接触为主要传播途径，包括生殖器以外皮肤对皮肤、皮肤对黏膜、黏膜对黏膜的直接接触传染，而引起泌尿生殖器官及附属淋巴系统病变，并可延及全身主要器官的疾病，是严重危害人群身心健康的传染性疾病。STD 的流行已成为当今时代一个突出的社会问题，发病人数逐年上升，发病地区不断扩大，危害日益严重，控制其流行已成为防病工作的重点。1975 年 WHO 常任理事会通过用"性传播疾病"来代替既往习惯上所称的性病（venereal disease）。

我国传染病防治相关法规规定的 STD 包括淋病、梅毒、尖锐湿疣、非淋菌性尿道炎（宫颈炎）、生殖器疱疹、软下疳、性病性淋巴肉芽肿和艾滋病等 8 种；而广义 STD 则把生殖系统念珠菌病、阴道毛滴虫病、细菌性阴道病、阴虱、疥疮、传染性软疣、乙型肝炎、阿米巴病和股癣等 20 多种可通过性接触传播的感染性疾病也列入其中，总称为新一代 STD。

（一）流行状况

STD 是在全世界范围内流行的一组常见的传染病，逐渐呈现出流行范围扩大、发病年龄降低、无症状或轻微症状患者增多和耐药菌株增多的趋势，已成为全人类必须共同面对的公共健康问题，尤其是艾滋病的全球肆虐，已经给世界各国，特别是发展中国家和经济落后地区带来了巨大损失。

1949 年前我国 STD 流行十分猖獗，对人民健康构成严重威胁。1949 年后在政府部门的努力下，我国 STD 流行得到了基本控制。近几年来随着国际交往和旅游事业的迅速发展，STD 再度复燃。数据监测表明我国 STD 的发病率逐年增高，其构成比也发生变化，艾滋病的患者数量有所增加，目前已进入快速增长期。

目前 STD 流行的原因有性观念的变化、卖淫嫖娼及吸毒贩毒等高危行为的存在、流动人口的增加、性教育的薄弱、疫情漏报现象的存在及性病诊疗市场的混乱等。

（二）传播途径

1. 性接触传播　同性或异性性交是主要传播方式，占 95% 以上，其他类似性行为（手淫、接吻、触摸等）可增加感染概率。

2. 间接接触传播　通过接触被污染的衣服、公用物品或共用卫生器具等被传染。

3. 血液和血液制品传播　输入受病原微生物污染的血液或血液制品，以及静脉成瘾者共用注射器或针头。

4. 母婴垂直传播　患病的母亲通过胎盘感染胎儿，分娩时胎儿通过产道时感染或通过母乳喂养感染婴儿。

5. 医源性传播　被污染的医疗器械经体格检查、注射、手术等方式感染他人；医务人员在医疗操作过程中因防护不严而自身感染。

二、性传播疾病的危险因素

1. 社会因素 "性自由""性解放"的思潮以及人口的高度集中和大量迁移、流动，为 STD 的传播提供了机会；思想教育放松以及对卖淫嫖娼、吸毒贩毒打击不力；健康教育及自我保护意识差；医疗诊断水平、性传播疾病检测水平不高。

2. 生物学因素

（1）母婴传播　梅毒螺旋体、淋病奈瑟菌、艾滋病病毒、乙型肝炎病毒、衣原体等许多 STD 病原体可经胎盘、产道等途径由母亲传给胎儿或新生儿。据报道，全球 90% 以上婴儿和儿童的 HIV 感染是通过母婴传播的。感染 HIV 的妇女有 25% ～ 40% 的机会可在围生期及分娩时传给胎儿，HIV 也可通过哺乳传给婴儿。

（2）医源性传播　可因医疗操作过程中防护不严格或病人用过的器械、注射器、针头等不经过充分清洗和不及时销毁或消毒不严格所致。

3. 生活方式及行为因素　性乱交、吸毒为主要危险因素。接触病人的衣物、被褥、物品、毛巾、浴盆、用具、便器等也可被传染 STD。

三、性传播疾病的预防与管理

（一）性传播疾病的防治方针

诸多社会因素极大地影响着 STD 的发生、传播和流行，因此 STD 的防治工作是一项艰巨而复杂的社会系统工程。我国《性病防治管理办法》明确指出，对 STD 防治实行预防为主、防治结合、综合治理的方针。仅靠卫生医疗部门是不够的，必须结合社会主义精神文明建设，强化法制教育，动员全社会的力量共同参与，形成各级政府领导下的多部门分工合作、各司其职、密切配合、齐抓共管的防病网络，才可能有效地控制流行。

（二）性传播疾病的预防

STD 预防包含两个层次的内容，一是保护健康人免受传染，也就是常说的 STD 的初级预防；二是对 STD 患者及可疑患者进行追访，力争早发现、早诊断和正确治疗，以免疾病发展到晚期出现并发症和后遗症，以及防止进一步传染给周围健康人形成二代传染，即二级预防。

1. 社会预防　取缔卖淫嫖娼、吸毒贩毒等，加强健康教育，使人们对性病和性行为有正确的认识，提倡洁身自爱。

2. 个人预防　提高文化素养，洁身自好，防止不洁性行为；采取安全性行为；正确使用质量可靠的避孕工具；平时注意个人卫生，不吸毒，不与他人共用注射器；尽量不输血，尽量不注射血制品，有生殖器可疑症状时及时到正规医院就医，做到早发现、早治疗；配偶得性病应及时到医院检查，治疗期间最好避免性生活，需要时使用避孕套；做好家庭内部的清洁卫生，防止对衣物等生活用品的污染。

（三）性传播疾病的预防措施

1. 加强宣传教育　特别要加强在青少年中开展早期性教育，普及性卫生知识，提高群众预防和自我保护意识。

2. 控制传染源　及时充分地治疗患病者是消灭传染源，防止 STD 慢性化，减少携带状态的有效措施。对患病的孕妇亦应尽早治疗，以防止出现垂直传播。

3. 切断传播途径　严禁毒品注射、取缔娼妓等。加强对血液及血制品生产、使用单位的监督、管理，切断非法卖血（浆）组织的销售渠道。医疗单位应严格规范消毒制度，遵守操作规程，严格检查血液制品，推广一次性注射器，防止医院内感染的发生。

4. 保护易感人群　加强对 STD 患者的管理；严格进行公用医疗器械、公用生活用品的消毒；做好 STD 监测，及时掌握 STD 的流行动态，了解其传染的来源，为 STD 的防治措施提供科学依据。

四、性传播疾病的合理治疗

性病的种类多，引起性病的病原体种类不同，因此必须根据患者的病情、病因，制订针对性的治疗方案，采用内服药物、外用药物、物理治疗等多种措施综合治疗。治疗期间应注意以下四个方面。

（一）正规治疗

患者应严格遵照医嘱，避免乱用药及不规律的治疗。很多患者症状一旦缓解或消失就停止治疗，不完成全疗程治疗，或者盲目用药，使治疗不彻底，给进一步治疗带来困难。

（二）追踪性伙伴和夫妻同治

配偶 / 性伴侣未及时治疗可造成双方反复感染，导致疾病久治不愈。因此，强调夫妻同查同治，以便消除传染源和防止循环传染。

（三）治疗期间要禁止性生活

性病患者在治愈前要禁止性生活，至少也应采用避孕套安全性交，以防止疾病进一步传染扩散。

（四）定期复查

如梅毒完成正规治疗后的 1 年内应每间隔 3 个月、第 2 年每间隔 6 个月做非梅毒螺旋体抗原的梅毒血清学检测；淋病正规治疗后第 7 ～ 10 天及第 14 天前后做淋菌检查等，来评价治疗效果和防止复发。

第七节　精神疾病的预防与管理

一、精神疾病的特征

（一）精神疾病概述

精神疾病是一个临床概念，WHO 推荐称之为"精神障碍"。精神障碍指的是因各种因素引起的大脑功能活动紊乱，使认知、情感、行为和意志等精神活动出现不同程度障碍的一类疾病。由于人们对精神疾病有一定的偏见，所以现在放弃使用这一概念，而称之为精神障碍或心理障碍。常见的有脑器质性精神障碍、精神活性物质所致的精神障碍、精神分裂症、情感性精神障碍、神经症等。

流行病学调查发现，我国精神疾病发病率已高达 17.5%，其中重性精神障碍发病率高达 1%。精神障碍对健康的威胁已经超过了癌症，在我国疾病总负担中排名首位。重性精神疾病管理也成为基层医疗卫生服务的一项基础性工作。

（二）重性精神疾病基本概念

重性精神疾病是指临床表现有幻觉、妄想、严重思维障碍、行为紊乱等精神病性症状，且患者社会生活能力严重受损的一组精神疾病。主要包括精神分裂症、双向情感障碍、偏执性精神障碍、癫痫所致精神障碍、精神发育迟滞伴发精神障碍等。发病时，患者丧失对疾病的自知力或者对行为的控制力，并可能导致危害公共安全和他人人身安全的行为，长期患病者可以造成社会功能严重损害。

（三）重性精神疾病危险因素

1. 既往有攻击、冲动行为或犯罪史，既往有严重自伤、自杀行为史，有药物、酒精滥用史。

2. 目前有明显的与被害有关的幻觉、妄想、猜疑、激越、兴奋等精神病性症状，有攻击性、威胁性语言或行为，有明显的社会心理刺激，有药物、酒精滥用史。

3. 缺乏较好的社会支持系统。

4. 具有冲动、判断力差、不成熟、情绪不稳、自控力差等性格特征或反社会型、冲动型人格障碍。

5. 早年不良家庭环境，遭受父母虐待。

（四）精神疾病的分类

中国精神障碍分类与诊断标准第 3 版（CCMD-3）将精神障碍分为以下 10 大类。

1. 器质性精神障碍：阿尔茨海默病、血管性痴呆、癫痫性精神障碍、脑外伤伤所致精神障碍、颅内感染所致精神障碍等。

2. 精神活性物质或非成瘾物质所致的精神障碍：如酒精依赖和酒精所致精神障碍、阿片类物质所致精神障碍等。

3. 精神分裂症和其他精神病性障碍：精神分裂症、妄想性障碍、急性短暂性精神障碍。

4. 心境障碍：躁狂发作、抑郁发作、双相情感障碍、持续性心境障碍等。

5. 癔症、应急相关障碍、神经症：癔症、严重应激障碍和适应障碍、神经症。

6. 心理因素相关生理障碍：进食障碍、非器质性睡眠障碍。

7. 人格障碍、习惯与冲动控制障碍、性心理障碍。

8. 精神发育迟滞与童年和少年期心理发育障碍。

9. 童年和少年期的多动障碍、品行障碍、情绪障碍 多动障碍、品行障碍、抽动障碍、儿童社会功能障碍等。

10. 其他精神障碍和心理卫生情况：待分类的精神病性障碍、待分类的非精神病性精神障碍、其他心理卫生情况。

二、精神疾病的致病因素

（一）生物学因素

生物学因素主要包括躯体创伤或疾病、饥饿、性剥夺、睡眠剥夺、噪声、遗传、感染、营养不良、毒物等。

1. 遗传 遗传因素是最重要的致病因素之一，但并不是唯一的因素，一般认为是多基因交互作用提高了罹患精神障碍的危险性和可能性。以抑郁症为例，一级亲属比如父母亲当中有一个患了抑郁症，其子女比未患抑郁症父母所生的孩子发病率要高 2 ～ 3 倍。如果父母亲都患抑郁症，那么其孩子发病率达 50% 以上，严重者可达 70% ～ 80%。

2. 中枢神经感染与外伤 感染因素和外伤可引起中枢神经系统损伤，产生精神障碍。例如梅毒螺旋体可进入脑内，引起中枢神经系统的退行性改变，从而出现痴呆、麻痹及精神病性症状。另外，如麻疹病毒、水痘病毒、乙脑病毒、脑膜炎双球菌等均可引起神经系统损伤而出现精神障碍的表现。由于颅脑被撞击、贯通伤或颅内出血、梗死等均可引起短暂或持续的精神障碍。

(二) 心理、社会因素

心理、社会因素包括不良个性心理特点、应激性生活事件、性别、父母的教养方式、重大社会变革、重要人际关系破裂、文化宗教背景等。这里仅介绍性别和年龄、人格、应激性生活事件与精神障碍的关系。

1. 性别和年龄 机体的发育、生理功能和心理活动特点均具有年龄和性别的差异,与精神障碍的发生有一定关系。如流行性癔症多见于青春期女性,偏执性精神障碍多见于中年女性,可能由于生理过程中如月经、妊娠、分娩和产褥时性激素水平的影响,女性多见情感多变、冲动或抑郁、焦虑、脆弱、敏感等。男性常因饮酒、吸毒、外伤、性病、感染等原因,而易患酒精依赖、脑动脉硬化性精神障碍、颅脑损伤性精神障碍和神经衰弱等。

2. 人格 人格是由气质和性格组成的,气质相当于平常所说的脾气、秉性,即表现在心理活动的速度、强度和稳定性方面的人格特征,如有人暴躁、有人温顺、有人活泼好动、有人沉默寡言。性格是在气质的基础上形成的对事物的态度以及与之相适应的行为方式的人格特征。如有人总是乐观、积极,有人则总是消极、悲观;有人意志坚强,有人意志薄弱。易受暗示、多疑、嫉妒、自责、懦弱、回避等不良人格特点者易患某些精神障碍。人格障碍本身就是一种精神障碍。而且某些人格障碍与特定的精神障碍有密切联系,如表演型人格障碍者容易罹患癔症、强迫性人格障碍者容易罹患强迫症。

3. 应激性生活事件 例如亲人去世、离婚等都是强烈的生活应激源,可以引发个体激烈的情绪反应。幼儿期爱的缺失、早期创伤体验如暴力和性虐待等都会对人的健康和脑功能产生明显的影响。儿童期依恋关系被破坏如父母离异或被遗弃等,会对以后人际关系的建立和保持产生持久的影响。应激一般只是精神障碍的诱因,只有在很少的情况下如急性应激障碍才可能是直接病因。

上述精神障碍病因中,生物学因素和心理社会因素各有偏重。在某些精神障碍中以某种因素起着主导作用,而在另一些精神障碍中的某些因素起决定性影响。不是单一的致病因素,而是多种因素共同作用的结果。

三、精神疾病的预防与管理

(一) 精神疾病的三级预防

1964 年,Caplan 首先倡导对预防精神障碍的重视,并提出了"三级预防(three levels of prevention)"模式,对精神病学实践产生了巨大影响。世界各国结合各自不同的社会体制、文化与民族特点,综合性地开展了精神障碍的预防工作。我国也制定了符合我国现实特点的"三级预防"体系。

1.一级预防　即病因预防，通过去除病因或致病因素来防止或减少精神障碍的发生，属于最积极、最主动的预防措施。主要内容包括：①积极开展精神卫生的保健工作，普及和宣教精神卫生知识，及时提供有效的心理咨询服务，提高人们对精神健康的自我保健意识。②提供遗传咨询，通过法律法规禁止近亲结婚，减少精神障碍的发生率。③为处于高心理压力状态下的人群及易患精神障碍的"高危人群"，提供特殊的心理干预措施，提供心理宣泄的途径，预防和减少精神障碍的出现。④定期进行精神障碍的流行病学调查，研究精神障碍的发生率、发病规律、影响因素和分布情况等，结合地区人口构成的变化，为相关部门制订规划、进行决策以及从宏观上为预防精神障碍的发生提供依据。

2.二级预防　即对精神障碍者做到早发现、早诊断、早治疗，帮助患者回归社会，防止复发。很多精神障碍起病缓慢、症状隐匿、缺乏临床特异性等，往往错过最佳干预时机。因此，二级预防是精神障碍防治工作中极为重要的环节，主要采取以下措施：①积极、深入并有计划地进行精神障碍相关知识的全民宣传，提高对精神障碍的早期识别能力，消除人们对精神障碍及患者的偏见，敢于就医，及时就医，把疾病消灭在萌芽状态。②对已经确诊的精神障碍患者，进行充分、有效、足疗程的治疗，争取使疾病完全缓解。同时，积极进行定期随访与巩固治疗，预防疾病复发。③待患者病情缓解后，通过多种形式的心理治疗和康复训练，使其自知力进一步恢复或个性更趋完善，用成熟的应对方式处理各种心理社会因素，更好地回归社会。④在综合性医院内设立心理咨询门诊和精神科，对医务人员推广、普及精神卫生知识进行系统的培训工作，提高通科医生对精神障碍的诊断及防治水平。

3.三级预防　三级预防着重做好精神残疾者的康复训练，最大限度地恢复患者的社会功能，减少复发、延缓精神衰退的进程，提高患者的生活质量，并将三级预防工作深入到初级卫生保健系统之中。①积极谋求各级政府部门对精神疾患的重视和支持，协调各相关部门工作，构筑精神障碍防治康复体系，为减少精神残疾、提高精神障碍患者的生活质量和生活保障提供帮助。②强调住院康复。精神障碍康复的第一步是住院治疗，在住院期间对患者生活自理能力、人际交往能力和职业操作能力等进行积极、有效的训练，使患者能更好地从医院回归社会。③动员家庭成员对精神障碍患者的康复过程积极支持并参与。亲人认真积极的照顾、恰当的情感表达及对精神障碍患者的正确态度，是促进患者康复的重要方面。④对精神障碍患者以及精神残疾者恢复工作或重新就业的问题想方设法予以妥善解决，可使其心理状态在投身于社会大环境后接受有效锻炼，为更好地回归家庭、社会起到非常重要的作用。当然，这项工作尚需要法律、法规、政策的有力保障，以及社会的大力宣传，从而更好地践行之。

（二）精神疾病的管理

在精神卫生专业机构和精神卫生防治技术管理机构的指导下，基层医疗卫生机构应当按照知情同意的原则对辖区内确诊登记的重性精神疾病患者进行基础管理，有条件的地方逐步开展患者个案管理。

1. 精神疾病危险性评估　应对所有患者进行危险性评估，共分为 6 个级别。

0 级：无符合以下 1～5 级中的任何行为。

1 级：口头威胁、喊叫，但没有打砸行为。

2 级：打砸行为，局限在家里，针对财物。能被劝说制止。

3 级：明显打砸行为，不分场合，针对财物。不能接受劝说而停止。

4 级：持续的打砸行为，不分场合，针对财物或人，不能接受劝说而停止。包括自伤、自杀。

5 级：有持管制性危险武器的针对人的任何暴力行为，或者纵火、爆炸等行为。无论在家里还是公共场合。

2. 重性精神疾病危重情况应急处置　观察、询问和检查患者有无出现暴力、自杀自伤等危险行为，以及急性药物不良反应和严重躯体疾病。若有，对症处理后立即转诊。

3. 分类干预　若无上述危重情况，应进一步评估患者病情。检查患者的精神状况，包括感觉、知觉、思维、情感、意志行为、自知力等，询问患者的躯体疾病、社会功能状况、服药情况及各项实验室检查结果等，并根据患者的精神症状是否消失，自知力是否完全恢复，工作、社会功能是否恢复，以及患者是否存在药物不良反应或躯体疾病情况，将患者分为病情稳定、基本稳定和不稳定 3 大类，进行分类干预，见图 5-3。

（1）病情稳定患者　指危险性评估为 0 级，且精神症状基本消失，自知力基本恢复，社会功能处于一般或良好，无严重药物不良反应，无严重躯体疾病或躯体疾病稳定，无其他异常的患者。此类患者由基层医疗卫生机构继续执行上级医院制订的治疗方案，3 个月时随访。

（2）病情基本稳定患者　指危险性评估为 1～2 级，或精神症状、自知力、社会功能状况至少有一方面较差的患者。基层医疗卫生机构的医师首先应判断此类患者情况是病情波动或药物疗效不佳，还是伴有药物不良反应或躯体症状恶化。采取在规定剂量范围内调整现用药物剂量和查找原因对症治疗的措施，必要时与患者原主管医师取得联系，或在精神科执业医师指导下治疗，经初步处理后观察 2 周，若情况趋于稳定，可维持目前治疗方案，3 个月时随访；若初步处理无效，则建议转诊到上级医院，2 周内随访转诊情况。

（3）病情不稳定患者　指危险性评估为 3～5 级，或精神病症状明显、自知力缺乏、有严重药物不良反应或严重躯体疾病的患者。此类患者由基层医疗卫生机构对症处理后立即转诊到上级医院。必要时报告当地公安部门，请其协助送院治疗。对于未住院的患者，在精神科执业医师、居委会人员、民警的共同协助下，进行系统、规范治疗，1～2周内随访。

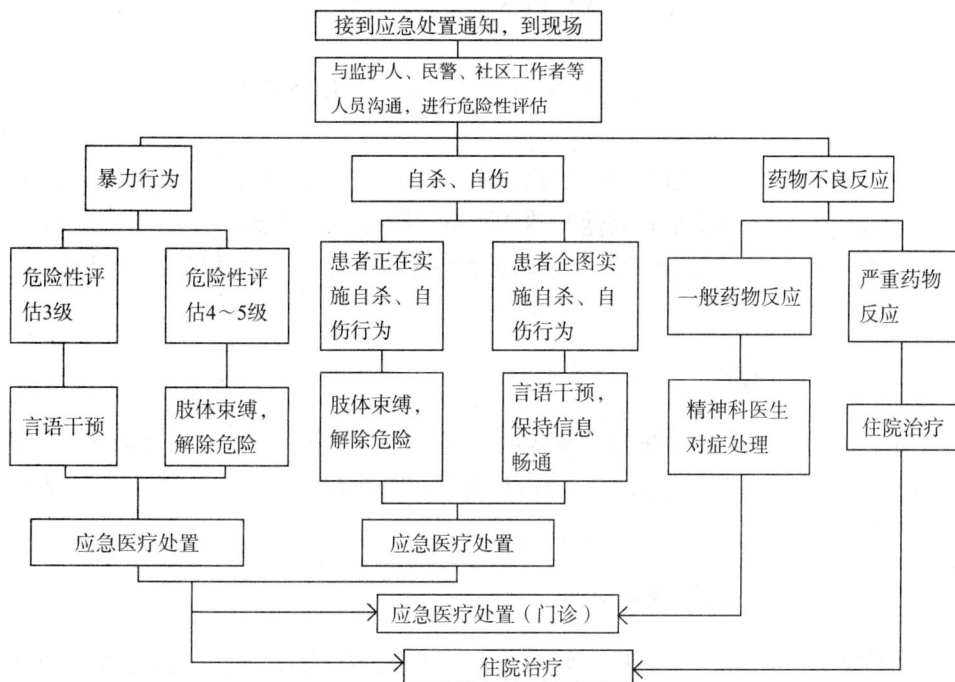

图5-3 重性精神疾病应急处理流程图

四、精神疾病的合理治疗

（一）去除病因

去除病因指脱离致病环境，消除与发病有关的因素，加强精神治疗。保持心理平衡，增强战胜各种困难的信心和勇气。

（二）精神药物治疗

1. 抗精神病药物 是一类调节中枢神经系统神经递质传递功能的药物，也称为神经受体阻滞药，用于精神分裂症和其他有精神病性症状的精神障碍的治疗，可以改善症状并防止恶化或复发。常用的有氯丙嗪、舒必利、氯氮平、奥氮平、利培酮等。

2. 抗抑郁药物 通过阻断神经末梢对去甲肾上腺素（Norepinephrine, NE）、5-羟色胺（5-hydroxytryptamine, 5-HT）的再摄取，从而增加突触间隙单胺类递质的浓度，以改善抑郁症状。但这类药物对正常人的情绪没有提升作用。主要有三环类抗抑郁药，如多塞平、马普替林等；单胺氧化酶抑制药，如吗氯贝胺；选择性 5-HT 再摄取抑制药，如氟西汀、舍曲林、氟伏沙明等。

3.心境稳定剂　又称抗躁狂药，用于治疗躁狂状态、双相情感性精神障碍的其他状态，以及对反复发作的双相情感障碍有预防作用。常用的有碳酸锂、抗癫痫药、奥氮平等。

4.抗焦虑药　主要用以缓解各种焦虑症状，常用的有苯二氮䓬类，如氯氮卓、阿普唑仑、氯硝西泮。

5.认知改善药　包括改善记忆药和精神激活药，记忆改善药主要用于治疗阿尔茨海默病、血管性痴呆和其他脑器质性精神障碍，可以改善记忆力、延缓病情进展。精神激活药主要用于治疗多动症的注意缺陷、发作性睡病，可以兴奋中枢、提高注意力。

（三）心理治疗

心理治疗常配合药物进行，有效的心理治疗有助于良好医患关系的建立，还可提高治疗的依从性。常用的心理治疗有精神分析疗法、行为疗法、认知疗法、森田疗法等。

（四）精神科非药物治疗

精神科非药物治疗包括有电痉挛治疗、重复经颅刺激治疗、电针治疗、工娱治疗、精神外科治疗。

本章小结

慢性病是指起病隐匿、潜伏期长、病情复杂、常难以治愈、预后差及经济负担较大的一组疾病。是一种长期存在的疾病状态，表现为渐进性的器官损害及功能减退。心血管疾病、糖尿病、脑卒中、恶性肿瘤等是最常见的慢性病。发病率常随着年龄的增长而逐年增加，老年人通常是慢性病的高发人群。

慢性病的发生常是多种危险因素综合作用的结果，根据危险因素的可控性，一般可分为：可改变的危险因素如吸烟、过量饮酒、不合理的膳食、活动减少、长期静坐、超重、不良心理状态及环境因素等，以及不可改变的危险因素如遗传、年龄、性别及种族等。

慢性病管理目标，针对慢性病的高危人群，强化健康生活方式的干预和行为指导，增强其健康信念，养成健康行为习惯，预防和延缓慢性病的发生；针对慢性病的患病人群，应该做到加强健康教育、建立个人档案、定期随访检查，以便减少发病率、致残率、死亡率，提高其生命质量，延长寿命。

第六章　社区卫生服务管理

学习目标

1. 识记　明确社区卫生服务管理的概念、主要内容、内涵。
2. 理解　理解社区卫生服务管理的意义。理解社区卫生服务转诊的流程和意义。
3. 应用　运用社区卫生资源的基本概念和方法有效协调和管理各类资源。能够对药品及药事服务活动进行有效管理。能够有效地开展社区卫生服务转诊。

案例引入

李某生前是 N 市 L 县 S 乡的乡村医生，在该乡东方村村卫生室工作。2018年 7 月 16 日，因交通事故经抢救无效死亡。

原告为林某，是死者李某的母亲。被告为 N 市 L 县 S 乡卫生院。

鉴于被告 N 市 L 县 S 乡卫生院长期以来对包括东方村村卫生室在内的辖区村卫生室工作进行管理、考核与监督，并向包括李某在内的乡村医生发放工资补助，缴纳社会保险，12 月 20 日，原告林某向 N 市 L 县劳动人事争议仲裁委员会申请仲裁，该仲裁机关于当日作出不予受理决定。2019 年 2 月 23 日，原告林某诉至法院要求判令确认李某与 S 乡卫生院存在劳动关系。

请思考：对乡村医生的管理行为应该如何认定？法院应如何判决？

案例解析路径导航：

（1）裁判结果　N 市 L 县人民法院经审理认为：被告 S 乡卫生院实施的管理行为是依政府指令行使的代管行为，并非劳动法关系上的管理与被管理行为。故原告要求确认李某与被告之间存在劳动关系的主张没有事实和法律依据，故对原告的诉讼请求不予支持。法院判决驳回原告的诉讼请求。

（2）裁判要旨　村级卫生服务站（村卫生室）是独立法人，乡镇卫生服务中心（乡镇卫生院）对乡村医生实施管理行为的性质不符合劳动关系成立的特征，乡镇卫生服务中心依照国家相关政策及现行乡村卫生服务一体化管理的要求所进行的行业管理行为，具有行政行为的属性，并非基于劳动人事关系而实施。因此，不应当认定双方之间存在劳动关系或事实劳动关系。

社区卫生服务是城乡卫生工作的重点，是社区公共服务的重要组成部分。大力发展社区卫生服务，对于深化卫生体制改革，有效缓解城乡居民"看病难、看病贵"问题，对实现全民健康目标，促进社区和谐，具有重要作用。

社区卫生服务管理者应掌握社区卫生服务的管理理论、知识和技能，尽快提高自身管理水平和综合能力，以适应新形势对社区卫生服务提出的新目标、新要求和新任务，为推动社区卫生服务持续健康发展作出新贡献。

第一节　社区卫生服务管理概述

一、基本概念

社区卫生服务是社区服务中一种最基本的、普遍的服务，是由全科医生为主要卫生人力的卫生组织或机构所从事的一种社区定向的卫生服务。是融预防、医疗、保健、康复、健康教育、计划生育技术指导等为一体的有效、经济、方便、综合、连续的基础卫生服务。

社区卫生服务的基本服务形式、方式依据不同的地理环境、工作地点、服务需求、人口特征等条件来选择，一般以主动服务、上门服务为主，并需要采取灵活多样的方式提供服务。

社区卫生服务管理是指综合运用管理科学的理论、方法指导社区卫生服务活动，合理使用卫生资源，提供适宜的技术服务，实现优质服务，最大限度地保障社区居民健康的活动。

二、社区卫生服务管理的内容

（一）卫生政策开发与实施

卫生政策是国家和社会为保障国民健康而制定的一系列方针、措施、法律、法规等。卫生政策对卫生事业和卫生服务的发展具有决定性影响，因此，科学制定适宜的卫生政策，评价相关政策实施的效果与影响等是卫生事业和社区卫生服务管理的重要内容。卫生政策管理包括政策制定、政策分析、政策评价等。政策管理的研究对象是：政策主体、政策客体、政策目标、政策资源和政策形式。

（二）社区卫生服务的标准化、规范化和科学管理

其主要内容包括社区卫生服务机构建设的基本标准和基本服务规范；完善各种规章制度和管理办法；建立科学的考核与评价体系；落实社区卫生服务人员执业资格管理；规范服务行为，进行基础理论、基本知识、基本技能的培训与考核；树立严格要求、严密组织和严谨态度的良好作风；依法严格对社区卫生服务机构和执业行为的监督管理；建立社区卫生服务的管理信息系统；社区卫生服务的计划、实施和评价的全过程管理工作。

（三）社区卫生服务的需求调查与评价

社区卫生服务要求推行以病人为中心的服务模式，是以需求为导向的，因此进行需求调查与评价工作至关重要，它是处理好卫生需要、需求和供给三者之间的平衡关系的起点。同时，社区卫生服务的需求调查与评价也是制订社区卫生服务计划的基础和依据，对指导社区卫生服务的开展具有十分重要的意义。

（四）社区卫生服务计划

社区卫生服务计划是指为提高居民健康水平，通过对一定时期内社区卫生服务发展的科学预测，对未来工作的统筹安排。包括工作目标及实现目标的途径和方法等。优质的社区卫生服务计划是指挥的依据，是控制的标准，是提高效率减少浪费的有效方法，是把不确定因素的影响降到最小的利器。

（五）社区服务体系的构建和管理

社区服务体系的构建和管理指国家卫生行政部门通过规划、监管等管理手段，优化医疗卫生资源配置，建立与国民经济和社会发展水平相适应、与居民健康需求相匹配的卫生机构（如乡镇卫生院、村卫生室、社区卫生服务机构、医务室、门诊部等），构建分工明确、功能互补、密切协作、运行高效的整合型医疗服务体系（如农村三级卫生服务网络），为实现建立覆盖城乡居民的基本医疗卫生制度和人民健康水平持续提升奠定坚实的医疗卫生资源基础。

（六）社区卫生资源管理

卫生资源是卫生工作开展的基础，是提供各类卫生服务的基本要素，在卫生服务工作中起支持和保障作用。就社区卫生服务而言，卫生资源是指社区卫生服务中各种投入要素的综合体，包括卫生人力、物力及财力等有形资源和信息、技术、服务能力、政策法规等无形资源。

（七）社区卫生服务质量管理

社区卫生服务质量管理是指社区卫生服务机构按照社区居民的服务需求设定服务质量方针、目标和职责，在质量体系中采取质量策划、质量控制、质量保证和质量改进等措施，对所有影响质量的因素和环节进行计划、组织、引导、实施、协调、控制和改进，以保证和提高服务质量达到规范要求和居民满意的全部管理活动。卫生服务质量直接关系到人民群众的生命和健康，是医疗机构生存和发展的生命线，因此必须加强对社区卫生服务机构的质量监管。

（八）卫生服务评价

社区卫生服务涉及面很广，从社区卫生服务模式、诊疗模式到社区卫生服务需求评价，从发展计划到组织管理，从人力资源管理到财务管理，从物资、设备与时间管理到信息管理，从营销管理到质量控制等，对卫生管理者而言，都是不能忽视的现实问题。提供有效的社区卫生服务，充分发挥社区卫生服务的功能，需要引入项目管理的理念，并通过项目评价确保卫生服务实施的正确性、规范性与科学性。

三、社区卫生服务管理的基本管理方法

（一）卫生行政管理方法

卫生行政管理方法指依靠卫生行政机构和领导者的权力，通过强制性命令直接对管理对象产生影响的管理方法。行政管理方法和手段主要有政策、指令性计划和规划、指示、命令、规定、奖惩等，它们产生效力的动力根源主要是国家政权的权威性，同时还有赖于经济方法的刺激和政治思想教育的引导。

（二）经济管理方法

经济管理指管理主体按照客观经济规律的要求，运用经济手段对客体的管理。其主要依靠经济激励的作用进行管理，同时与行政方法、思想教育方法有机结合，综合运用。

（三）法律管理方法

法律管理方法指依靠国家法律的强制力，对管理活动中不法行为加以禁止及合法行为加以保护的管理方法。它一般是在形成法律关系的双方中，一方对另一方权利与义务的制约，这种制约规定了管理客体行为的下限。法律管理方法建立在一定的立法基础上。

（四）思想教育方法

思想教育方法指利用人们对真理的追求来激发其动机，启发人们自觉地指向共同的理想和目标并采取措施的管理方法。其主要目的是提高人思想觉悟，确立科学的世界观、人生观和价值观，树立高尚的道德品质，并调动人的主观能动性以更好地完成工作。

（五）咨询顾问方法

咨询顾问方法指管理者根据工作的需要向咨询机构和专业人员提出问题，请求解答的方法。随着卫生事业的深入发展，卫生决策问题愈加复杂，这就要求更多决策顾问机构（如科研院所、咨询企业、智库、思想库）的参与和协作，以促进管理的科学化。

（六）调查研究方法

调查研究方法指以社区卫生服务系统或社区卫生服务系统中的某要素为研究对象，通过调查，获得第一手材料并认真分析，得出系统或要素的发展态势，并探寻其内在规律的方法。有效的调查研究必须满足社会化和科学化的特点。

（七）综合分析管理方法

综合是把卫生现象的各个要素整合成一个整体来研究；分析则是把复杂的卫生现象分解成不同要素，剖析各要素的基本性质与特征。通过对不同卫生现象或同一卫生现象的不同侧面的综合和分析，可以掌握卫生工作的本质、必然的特征，以更好把握社区卫生服务活动的发展趋势。

（八）现代管理方法

现代管理方法指的是利用现代科学技术成果和社会科学的最新成就进行管理的方法。它强调系统理论、行为科学的运用，通过数学、电子计算机和网络技术进行管理，可以有效地提高管理效能和科学程度。

第二节　社区卫生服务中的资源管理

卫生资源是开展卫生工作的基础，是提供预防、医疗、保健、康复等各类卫生服务的基本要素，在医疗卫生事业的改革和发展中起到支持与保障作用。卫生资源管理是社区卫生事业管理的核心内容之一。

一、社区卫生服务资源的内涵

卫生资源是指从事医疗卫生服务的各种资源的总和。从广义上讲，卫生资源是人类开展卫生保健活动所使用的所有社会资源，包括全社会的健康教育、卫生宣传、保健、康复及有利于人民身心健康的各种机构、设施和服务能力。从狭义上讲，卫生资源则是指提供医疗卫生服务所使用各投入要素的总和，包括用于医疗卫生服务的卫生人力、物力及财力等有形的资源和信息、技术、服务能力、政策法规等无形的资源。

卫生资源管理指根据国家政策法规和社会对不同层次医疗卫生服务的需要和需求，对卫生资源进行规划、合理配置与调控，并对卫生资源的使用情况进行监督、指导的管理活动。其范围十分广泛：如卫生机构的设置；卫生经费的筹集、分配、使用与监督；卫生设施、设备的行政管理；卫生技术人员的聘任、调配、技术职称晋升的考评等；卫生信息的搜集、分析、利用等；各类卫生合作、卫生援助管理等。

卫生资源管理的目的是在供需平衡的基础上，充分有效地提供卫生服务，使卫生资源得到最佳发挥，取得最大的社会效益和经济效益。卫生资源管理的内容包括：规模管理、布局管理、结构管理（如城市和农村卫生资源机构、医疗和预防资源结构和医药资源结构等）。本节主要介绍社区卫生服务中的人力、设备、财务和信息资源的管理。

二、社区卫生服务中的人力资源管理

社区卫生人力资源是指在社区卫生服务机构从事基本医疗和基本公共卫生服务的卫生人力，包括全科医疗、公共卫生、社区护理专业及其他专业卫生技术人员和社会工作者。

社区卫生人力资源管理应按照权责分明、政事分开的原则，在人力的选拔、培养、使用、激励上根据社区卫生服务的实际情况自主进行，其管理的主要功能包括以下方面：制订人力资源规划和计划、人力资源配置、工作绩效考评、促进员工个人发展、工资报酬管理、福利和劳保管理、职工档案管理、人力资源会计管理等。根据我国社区卫生服务工作的特点，本书着重介绍社区卫生人力资源配置管理、岗位结构管理、招录与使用管理、培训管理、绩效管理相关的内容。

（一）社区卫生人力资源配置管理

人力资源配置管理在一定的职位上，选拔合适的人并安排在合适的职位，做到事得其人、人尽其才是人力资源配置的理性模式。社区卫生人力资源配置是指社区卫生队伍的组成成分进行有效匹配，其成分包括年龄、学历、专业、知识、职称、气质结构等。合理的人力资源配置对于制订社区卫生人力资源发展规划，开展培训工作，研究卫生人力政策均有重要意义。

　　由于社区卫生服务的综合性和复杂性，社区人力资源机构必须是多层级的，应包括决策层、管理层和执行层。决策层应当具有较强的综合能力，能够识别和解决社区的卫生问题，关注资源分配、发展目标、政策策略和社会效益等问题；管理层应能理解和运用专业知识及相关知识贯彻社区卫生工作的方针和政策，关注一定范围的卫生服务需求和供给、与服务对象沟通、合理利用卫生资源、提高卫生服务效率等问题；执行层应能够应用专业知识和技能直接为社区居民提供服务，解决居民全体或个体具体的健康问题。

　　在具体的工作中，一方面要全面了解和观察人员的思想和行为，作出客观公正的评价；二是要详细描述每个职位对人员能力的具体要求。经过科学匹配使得人事相宜，有效实现社区卫生服务发展目标。

（二）社区人力资源的岗位结构

　　社区卫生人力资源的岗位结构，可反映社区卫生服务的功能与卫生人员职责之间的关系，是评价社区卫生服务人员资源配置合理程度的重要指标。其目的是根据社区卫生服务功能来设置岗位并明确工作任务，按照工作任务来确定人员的配置，以实现社区卫生服务目标。

　　社区卫生服务内容多、任务重、范围广，上至三级医疗机构、防疫机构、保健机构和卫生行政部门等，下至社区卫生服务站，并服务到家庭和个人。因此，应在各岗位上配置具有独立解决问题能力的技术骨干，多个岗位的人员的技术应相互配套，在全中心范围内形成一个协同作战的团队，人员配置以全科医生和通科人才为主体。社区卫生服务站多以提供预防保健和基本的医疗服务为主，能够与社区内其他卫生人员配合，有计划地在社区中开展医疗、预防、保健、健康教育的工作，人员配置以全科医生与辅助人员为主。社区卫生服务机构各个岗位人员的能力水平，应以其能否完成基本任务作为衡量标准。

（三）社区人力资源的招录与使用

　　社区卫生服务机构应实施聘任制管理，应根据工作情况和发展需要，确定所需人力资源的数量和质量要求，按照一定的原则和程序招聘人力资源。招聘中要坚持公开、公平、公正的机制和原则。人员招聘一般包括招募、选拔、录用、评估4个阶段，关键是做好3项活动，一是制订招聘计划，二是明确招聘方式，三是实施招聘计划。在录用前，应对应聘人员进行能力、技能、人格测试和健康状况检查。

　　社区卫生人力资源管理的目的是通过管理，吸引优秀人才从事社区卫生服务工作，使他们能够不断发展，激励其发挥个人才能，为居民提供优质的卫生服务。因此，激励工作是人力资源管理的永恒主题，是提高效益和效率的关键。在激励过程中，应坚持物质和精神激励相结合、外部与内部激励相结合、正激励和负激励相结合和按需激励的原则。

（四）社区卫生人力的培训

社区卫生人力资源培训是为了加强社区卫生人才培养和队伍建设，不断提高社区卫生队伍整体素质和服务水平，旨在发展社区卫生人力的知识、技能和态度，以提高社区卫生服务的整体水平。

社区卫生人力资源培训需要在认真分析培训需求的基础上，制订科学的培训计划，培训计划一般应包括实施策略、培训政策、培训对象、培训内容、培训方式、培训方法、培训技术、培训师资、委托或选送培训的单位、培训时间、培训进度、培训的组织管理、培训支持条件，以及由于培训造成的人员工作调整、培训评估等内容。培训中应结合实际，在讲授的同时，采用案例教学法、角色扮演法、研讨法、实践操作训练法、赴上级医院进修及研修法等多种方法，以达到培训效果最优化的目的。

（五）社区卫生人力绩效评价

社区卫生人力绩效评价是按照一定的标准，采用科学方法，检查和评定卫生工作人员履行专业职责、执行岗位任务的程度，以确定其工作成绩的一种管理方法。此项工作可以评价人员工作状况，可为岗位调配和激励工作提供依据。

社区卫生人力资源评价的执行者一般为机构人力资源部门，其参与者包括员工所在部门的上级、同事、下属及员工本人，也可包括机构外的专家和社会相关人员，评价时间一般为常规时间段的末尾，如年末，也可以是一项工作的末尾，如特殊项目或重大事件完结后。评价的实施主要包括收集与绩效标准有关的资料（如工作记录、他人评价、关键事项记录等）、确定评价的指标体系、综合评价、评价反馈和绩效改善等环节。

三、社区卫生服务中的设备管理

社区卫生服务机构的设备管理是对仪器设备物质运动形态和价值运动形态全过程的管理，主要内容包括装备管理、技术管理、经济管理和政策法规管理。

（一）装备管理

1. 中长期装备规划　社区卫生服务机构应制订 3 ~ 5 年的远景规划，在规划中必须要考虑社区卫生服务机构的规模变化，人员增减，业务变化情况，以及医疗装备的更新、改造和投入等问题。医疗装备的投入，与医疗质量的提高和业务收入的增加有密切关系。因此医疗装备的中长期规划是社区卫生服务机构决策者必须重视的重大问题。

2. 年度购置计划　年度购置计划是下一年度社区卫生服务机构的装备计划。是根据当年度及下一年度社区卫生总目标、业务发展计划、各社区卫生服务站的需求及资金情况，从全局出发综合平衡后确定的具体计划。年度装备计划既要保重点，又要顾到全局，要注意资金的合理安排和利用。

3. 平时临时申购　在年度计划执行中，由于形势任务变化或有新的需求产生，必然要对年度计划进行修正和补充。这就需要通过平时的临时申购工作来解决。

4. 常规设备材料的计划管理　对使用量大、品种规格确定的常规医疗材料，如一次性耗材、注射器、敷料、试剂等，可由管理部门的经办人员根据上年度的使用情况并充分预估医疗业务的发展需要，按品种、规格、数量及预算等项目制订出月度及年度的购置计划，经设备管理部门审核批准后执行。

（二）技术管理

技术管理包括购置前对仪器设备的性能、先进程度、可靠性、临床使用效能的技术评价，包括购置过程中对厂家、型号的选择，到货后的安装、验收、分类、编号、建档、入库保管，以及使用、维修、计量、调剂、统计、报废等各个环节。

（三）经济管理

经济管理包括仪器设备仓库的财产物资管理，仪器设备使用过程中的成本效益核算、分析及设备折旧、报废等有关内容。

（四）政策法规管理

我国对医疗设备和物资管理已步入法制化管理阶段。按照 1985 年颁布的《中华人民共和国计量法》规定，凡列入国家强制检定的医疗设备必须实行计量监督和计量认证、检定。卫生服务机构使用的各类计量器具必须按计量法规定进行计量管理。为保证医疗器械的安全、有效，保障人体健康与生命安全，1999 年国务院发布了《医疗器械监督管理条例》，医疗设备管理部门应根据国家的有关法律法规和政策，建立健全本单位的医疗设备管理的各项规章制度，明确各自职责，努力提高规范化管理水平。在管理工作中还需注意以下 4 点：

1. 社区卫生服务机构仪器设备的管理要遵照统一领导、归口管理、分级负责的原则，对单价 10 万元以上的仪器设备实施按级审批的办法。

2. 对所有仪器设备要查验医疗器械产品注册证，对进口医疗器械产品要索取由国家有关部门颁发的中华人民共和国进口医疗器械注册证，其中部分医疗设备要有按规定实施的强制性认证管理（CCC 认证）证明；对国家医疗器械产品要索取由国家有关部门或省（市）有关部门颁发的医疗器械产品注册证。

3. 对三类医疗器械或一次性消毒医疗用品，除索取有关的医疗器械产品注册证书外，还需索要由国家卫生行政部门或进入地区的省（市）卫生行政部门核发的卫生许可证。有的省（市）卫生行政部门还规定：对外省（市）进入该省（市）销售的医疗器械产品另要办理准销证。以上就是通常所说的"三证"。在仪器设备的装备管理中，要牢记索取"三证"。

4. 国家商检有关部门于 1997 年 10 月 1 日起对部分类别进口的医疗设备实行安全质量许可证制度。未获安全质量许可证的产品不准进入中国市场。

四、社区卫生服务中的财务管理

社区卫生服务财务管理是通过合理安排资金来源与运用、控制成本与费用，来实现社区卫生服务的正常运转和价值增值的。财务管理是与社区卫生服务的业务紧密结合的活动，是针对社区卫生服务的现金流转的管理。

（一）预算管理

预算管理是指社区卫生服务根据事业发展计划和任务编制的年度财务收支计划，是对计划年度内社区卫生服务财务收支规模、结构和资金渠道所作的预计，是计划年度内各项事业发展计划和工作任务在财务收支上的具体反映，是社区卫生服务财务活动的基本依据。

社区卫生服务全面预算以卫生服务收入预算为起点，扩展到采购、成本、费用、资金等各方面，从而形成一个完整体系，包括业务预算、财务预算和专门决策预算。

（二）融资决策

融资是指融通资金。社区卫生服务通过长、短期资金预算，如确定资金需求的数额与时间，从各种合法渠道筹集所需的资金。融资决策要解决的问题是如何取得社区卫生服务所需的资金，包括向谁、在什么时候、筹集多少资金。

筹集资金的方式有两大类：权益筹资方式和债务融资方式。筹资方式的经济评价指标常采用资本成本。

（三）资产管理

社区卫生服务的资产代表一个社区卫生服务的经济实力，社区卫生服务的固定资产体现了社区卫生服务的规模，流动资产体现社区卫生服务的营运能力。社区卫生服务拥有一定的资产，要合理规划固定资产和流动资产的结构比例，同时还要对流动资产和非流动资产进行分类管理。流动资产具体包括现金管理，应收账款及存货的功能与成本管理；非流动资产管理包括固定资产管理和无形资产管理。

（四）成本核算

成本核算是指依照一定的原则，以卫生服务活动的特定内容为对象，采用科学的计算方法，按规定的时间，通过对各成本项目的汇总、分配来确定核算对象成本水平的系列方法和程序。按照会计配比原则的要求，卫生服务的"全成本"包括卫生服务成本、管理费用、药品经营成本等，这种分类是为了反映卫生服务的不同职能的耗费，其目的是为了清楚地反映各种服务成本的计划、控制和考核。

（五）社区卫生服务财务分析

社区卫生服务的经营业绩和财务状况是社区卫生服务内外相关决策者所关心的问题。社区卫生服务财务分析主要是通过各种方法分析社区卫生服务的财务报表，包括与同行平均水平相比，考察本社区卫生服务历年财务报表的变化趋势等，得出社区卫生服务偿债能力、盈利能力、资产管理能力等方面的状况。

五、社区卫生服务中的信息资源管理

（一）社区卫生服务信息管理概述

随着医疗卫生事业的改革和发展，社区卫生服务正处于快速发展过程中，社区卫生服务信息管理存在巨大的发展空间，信息管理工作在构建社区卫生服务中心、满足社区居民卫生服务需求、加强管理与监督中将发挥越来越重要的作用。

1. 社区卫生服务信息的概念和特征　信息是指在日常生活中具有新知识、新内容的消息，泛指各种知识、情报、指令、数据代码等。社区卫生服务信息是蕴含于各种数据、符号、信号、实物等中的有助于消除社区卫生服务内外环境的不确定性的一种存在，其是卫生工作者发现、分析和解决社区卫生服务与管理中需要解决的问题时所必不可少的内容。

2. 社区卫生服务信息的内容　社区卫生服务信息内容极其广泛，涉及的关系错综复杂。主要信息概括如下：

（1）社区环境信息　如人口状况、经济状况、文化观念、社会环境、自然环境、政策环境等。

（2）居民健康状况信息　包括居民总体健康状况，如居民死亡率、婴儿死亡率、孕产妇死亡率、平均期望寿命等；也包括居民个体的身体健康、心理健康状况和社会健康状况等。

（3）居民卫生行为信息　如吸烟、饮酒行为、饮食习惯、吸毒与性乱交行为、就医行为等。

（4）卫生资源信息　主要包括人、财、物、信息资源状况。

（5）卫生服务信息　主要指社区医疗、预防、保健服务工作的开展情况。

（6）卫生产出信息　主要包括卫生服务的效率与效果、公平性状况和居民对卫生服务的满意度等。

（7）卫生管理信息　如各级组织及工作的计划信息，组织制度信息和监督控制信息等。

（二）社区卫生服务信息的作用

1. 为计划和决策的制订提供基础　信息的质量直接决定着计划与决策的科学性。如要制订社区卫生服务工作年度计划，须以近年社区卫生服务工作开展情况为依据，结合来年可能发生的主客观因素的影响加以分析，然后才能作出计划。

2. 信息是控制和监督工作的依据　任何工作的开展都需要协调和控制，这些工作的开展必须依靠全面、准确的信息。控制也需要通过信息反馈来实现，没有反馈，就无法实现控制。

3. 信息是评价系统实现目标的手段　评价工作是计划的延续和发展，它保证社区卫生服务计划的实施得以顺利进行，同时对发现的问题、存在的矛盾以及失误、遗漏和不完善、不可行的内容随时进行评价并予以修订和调整。

4. 信息是沟通系统内部和外部联系的纽带　如果没有一个四通八达的信息网，就无法实现有效的管理。为使系统内部各层次、各部门的活动协调，必须借助于信息来实现上下左右的联系，沟通系统内部和外部各方面的情况。

5. 信息是研究工作延续的保证　随着时代的发展和科技的进步，信息的种类和总量都呈现爆炸性的增长趋势，在"互联网＋"时代，加强对社区卫生服务各种信息的管理已成为社区卫生服务管理的一个重要组成部分。

第三节　社区卫生服务质量管理

随着社会经济发展和医学模式的转变，民众对卫生服务的质量的要求越来越高。优质的卫生服务质量是获得服务对象认可并购买服务的关键，是社区卫生服务机构的生命线，是社区卫生服务管理的核心内容之一。社区卫生服务质量管理要求以现代化、规范化及系统化的方法来提高并保证优良的服务水准。

一、社区卫生服务质量管理基本概念与内涵

（一）质量与质量管理的含义

质量是指产品或服务对消费者需求和需要的满足程度，满足要求的程度愈高，质量就愈好，反之就愈差。卓越的质量就是将合适的产品或服务，以合适的价格，在合适的场合提供给合适的消费者，卓越的质量需要严格的管理来保证，医疗服务质量也是如此。

不同的国家、组织对医疗服务质量有不同的表述。如美国国家医学研究所（IOM）提出的 6 大特性为：安全、有效、以病人为中心、及时、经济、公平。

美国医疗机构评审联合会（JCAHO）提出的医疗服务质量的要求是：以患者为中心提供可及与连续的医疗护理服务；服务必须安全、规范、有效（果）、及时、高效（率）；服务提供者应具备良好的服务能力与技术，并拥有法律要求的资质；医疗机构的领导者、管理者重视并参与质量管理；医院要建立持续改进服务质量和安全保证的机制。

医疗服务质量具有服务质量的一般特性，如体现功能性、适用性、可信性、安全性、经济性等，但由于它直接关系到患者的健康和生命，又不同于一般的服务，因此，人们对医疗服务的质量要求相对较高。我们必须注意医疗服务的以下特性：

1. 专业性与专科性 医疗服务专业性与专科性极强，没有经过正规培训和严格考核者不得从事这项职业。

2. 高风险性 由于人的生物性变异因素和个体健康状况千差万别，医疗保障条件各异，加之医学科学发展的时代制约，故医疗机构常常无法对病人进行百分之百的服务承诺。

3. 质量的相对性明显 病人对医疗服务质量会因不同的国家、地区、时间、地点、文化背景、消费水平、社会经济环境及医疗机构的技术水平，提出不同的要求，因而服务质量是相对而言的。

4. 服务结局的不可逆性 某些医疗服务行为对病人的创伤具有不可逆性，将关系到病人生死存亡，或影响其生存质量，多无法补救。

5. 时效性 如急救医疗质量的时效性非常强，时间就是生命。若能及时筛检出某些病种，做到早期发现和治疗，即可挽救病人生命。

6. 信息不对称性 评价医疗服务质量好坏多缺乏公认而明确的判定标准，治疗是否得当对于缺乏医学知识的患者和其他人员难以判断。

7. 互动性 卫生服务质量不但与医务人员有关，还与患者及其家属的参与和支持有关，特别是慢性非传染性疾病的防治，必须建立平等、互动的合作伙伴式的医患关系，才能有效保证服务质量。

8. 公正性 社区卫生服务的对象不能有选择性，同时所提供的服务对不同对象要保持公平，不能因消费者的经济能力、社会地位等，提供不同品质的服务。

9. 人道主义性质 卫生服务具有公益性和福利性，决定了发扬人道主义精神是医疗机构和医务人员的天职，他们必须恪守医德和社会伦理道德的基本原则，做好本职工作。

（二）医疗服务质量管理

质量管理是指在质量方面指挥和控制的协调活动，包括确定质量方针、目标和职责，并通过质量体系中的质量策划、控制、保证和改进来实现所有管理职能的全部活动。

社区卫生服务的质量管理是指社区卫生服务机构按照社区居民的服务需求确定服务质量方针、目标和职责，在质量体系中采取质量策划、质量控制、质量保证和质量改进等措施，对所有影响质量的因素和环节进行计划、组织、引导、实施、协调、控制、改进，以保证和提高服务质量达到规范要求和居民满意的全部管理活动。

（三）社区卫生服务质量管理的主要内容

社区卫生服务的质量管理主要在日常的服务工作中进行，其主要工作内容有：

1. 确定医疗服务质量方针 社区卫生服务机构应首先依据其经营目标和在卫生服务系统中的定位确定质量方针。质量方针是由组织的最高管理者正式发布的该组织总的宗旨和方向。质量方针与组织的总方针相一致，并为确定质量目标提供框架。质量管理原则是确定质量方针的基础。质量目标要符合病人的期望和要求。

各种成功的质量管理方法所体现的基本管理原则有：①以病人为中心的原则；②质量控制以预防为主的原则；③系统性与综合性管理原则；④规范化、标准化与数据化原则；⑤科学性与实用性原则；⑥连续性与动态管理原则；⑦以自我质量管理为基础实施全面质量管理的原则。

2. 质量策划 质量策划是质量管理的一部分，致力于制订质量目标并规定必要的运行过程和相关资源以实现质量目标。质量策划是一项活动，其工作内容是：①对质量特性进行识别、分类和比较，以确定适宜的质量特性；②确定质量目标和质量要求；③为建立和实施质量体系，确定采用质量体系的目标和要求；④确定并向服务机构内外公布对服务质量的承诺；⑤基于现有的工作基础，编制质量计划。

3. 确定基本的质量管理模式和管理方法 目前已被证明在医疗服务行业中较为有效的质量管理模式主要有全面质量管理模式、国际标准化组织（ISO）倡导的 ISO9001 模式或 GB/T19001 模式以及卓越绩效模式。由各模式衍生出的方法非常多，如目标管理法、精益生产法等，需根据管理情形的不同选择使用。

4. 明确质量管理职责、权限和相互关系 质量计划目标需要分解落实到各工作环节和岗位中，责任到人。所有人员都要明确各自的质量管理职责、权限和相互关系，理解质量管理计划目标和有关要求。质量管理体系的组织结构图、管理要素与各部职能关系表、岗位职责等都应该在组织制度中明确体现。

5. 有效的资源管理工作 社区卫生组织应按照质量要求配置并合理使用资源，保证房屋建筑面积、就医环境和工作环境、基本的仪器设备和卫生人力资源的投入和有效利用。

6. 评价、监控服务质量　服务过程是质量实时控制的主要环节。坚持经常性的质量评价、检查，跟踪质量计划目标实施情况，及时发现和解决问题，监控服务全程质量，保证实现质量目标。

7. 持续质量改进　不懈地进行医疗服务质量的改进与提高是质量管理的重要工作，对于特定的质量问题，可以成立质量改进小组进行专项研究，提出改进方案。

8. 建章立制并完善相应的质量管理文件　根据国家和上级卫生行政主管部门的有关要求，结合卫生服务机构的实际情况，建立和完善行之有效的医疗质量与安全管理制度是卫生服务机构运行管理必须实施的基本管理工作。我国的卫生质量管理中已形成了一系列有效的医疗质量和医疗安全的核心制度，如首诊负责制度、三级医师查房制度、疑难病例讨论制度、会诊制度、危重患者抢救制度、手术分级制度、术前讨论制度、死亡病例讨论制度、分级护理制度、三查十对制度（三查：摆药时查，服药、注射、处置前查，服药、注射、处置后查；十对：对床号、姓名、性别、年龄、药名、剂量、浓度、时间、用法和有效期）、病历书写基本规范与管理制度、交接班制度、临床用血审核制度等，制度建设中要完善相应的质量管理文件，及时报告与审批制度。要强调有效防范、控制医疗风险，及时发现医疗质量问题和安全隐患，及时加以纠正。

质量管理文件包括服务与管理标准、规章和服务规范等，用以指导和规范卫生服务，成为服务机构质量管理体系正常运行的依据。目前，在开展社区卫生服务工作中要强调规范化管理，应依据国家和行业制定的有关工作规定要求、条例、管理办法、标准、规范、指南等文件，并可参考有关医学协会制定的临床诊疗规范、技术规范等，制定自己单位的相应管理文件。要注意开发制定有关社区卫生服务实际需要的临床工作程序与流程、操作规程、管理规定等，如家庭病床服务管理规范、社区护理管理办法等。

9. 准入与监管　具备行医资格是保证医疗质量的前提，社区卫生服务机构的诊疗科目、人员和技术必须执行相关的准入要求。卫生行政部门担负相关的监管职能，要杜绝非专业技术人员从事专业技术工作，卫生专业技术人员超专业范围执业等情况；社区医疗机构在开展医疗技术服务前须到当地卫生行政部门进行审批。

10. 考虑适宜的质量成本　在一定程度上，投入的成本高，服务的效果会越好。但由于过高的质量成本对于许多居民来说无法承受，另外服务机构也要考虑自身的生存和发展而不可能过度降低服务价格。因此，要考虑适宜的质量成本，在做到满足患者需要的前提下，不宜盲目追求高技术和过高的质量要求。

11. 努力消除临床诊疗服务差异，避免过度的服务利用　不同的医疗服务机构，在诊断、治疗、干预措施中会存在一定的差异，也会存在过度的服务利用的问题，不但浪费卫生资源，更会招致医源性疾病，威胁病人的健康和生命。

为此，努力消除临床诊疗服务差异，避免过度的服务利用也是质量控制的重点工作。

12. 开展质量管理工作的教育培训 全面的质量管理要求全员参与，要求对所有工作人员开展经常性的质量管理培训和教育，专业性强的岗位须获得培训合格证后持证上岗。提高卫生工作人员的业务素质是改进服务质量、提高组织运行效益的根本保证，故需深入开展继续医学教育和继续专业发展活动。

二、社区卫生服务质量管理的实施

（一）临床实践指南

临床实践指南（clinical practice guidelines，CPGs）即系统开发的多组指导意见，用以帮助医生和病人针对特定的临床问题做出恰当处理，以选择适宜的卫生保健服务。开发大量的高质量的临床实践指南，指导、帮助基层医生从事预防、诊断、治疗、康复、保健和管理工作是国际上加强服务质量管理、控制医疗费用行之有效的做法。

用循证医学方法开发的临床实践指南和服务规范是指导医护人员提高医疗水平和服务质量的有力工具。使用临床实践指南的工作目标之一就是要消除不同国家、不同地区、不同医疗机构间临床实践的巨大差异。科学的临床实践指南包含了进行质量管理的基本要素。将临床实践指南作为一种重要的经费管理、质量管理和培训教育工具，社区卫生服务机构可参照并修订自己的工作常规和管理办法。考虑到我国基层卫生服务水平差异较大的实际，此项工作更显得格外重要。

（二）循证管理

21 世纪是从经验医学向循证医学发展的时代，循证医疗是科学进行临床决策的方法，同理，循证管理是提高科学管理水平的基础。

按照循证管理的要求，在服务管理中进行循证决策时，要依据研究证据、可用资源、资源分配的价值取向，用循证医学的思想处理和解决医疗卫生问题，比如依据证据制定医疗卫生政策和法规等。规范服务、统一处理流程、编制临床指南是实现循证实践和循证决策的有效方法与途径。规范服务侧重对服务范围和内容的划定；统一流程是对临床实践行为最为具体和详细的限定；临床指南则是最为宏观意义上的建议，也更具有普遍意义的价值。

（三）临床路径

临床路径（clinical pathway，CP）是指针对某一疾病建立的一套标准化治疗模式与治疗程序，是一个有关临床治疗的综合模式，以循证医学证据和指南为指导来促进治疗组织和疾病管理的方法，最终起到规范医疗行为、减少变异、降低成本、提高质量的作用。相对于指南来说，其内容更简洁、易读、适用于多学科多部门具体操作，是针对特定疾病的诊疗流程、注重治疗过程中各专科间的协同性、注重治疗的结果、注重时间性。

临床路径的确定是综合多学科医学知识的过程，这些学科包括临床、护理、药剂、检验、麻醉、营养、康复、心理以及医院管理，甚至有时包括法律、伦理等，路径的设计要依据住院的时间流程，结合治疗过程中的效果，规定检查治疗的项目、顺序和时限；其结果是建立一套标准化治疗模式，最终起到规范医疗行为、减少变异、降低成本、提高质量的作用。

第四节　社区卫生服务中的药品管理

药品是防治疾病的物质，是卫生保健的重要资源。药品作为人们生活中的一种特殊商品，其质量的好坏直接关系到人的生命安全和身体健康状况，因此药品质量安全问题从来都是全社会关注的焦点。

一、药品的概念及分类

我国《药品管理法》指出："药品指用于预防、治疗、诊断人的疾病，有目的地调节人的生理功能并规定有适应证或者功能主治、用法和用量的物质，包括中药材、中药饮片、中成药、化学原料及其制剂、抗生素、生化药品、放射性药品、血清、疫苗、血液制品和诊断药品等。"

上述定义包括以下要点：第一，使用目的和使用方法是区别药品与食品、毒品等其他物质的基本点。没有任何物质天然就是药品，只有在出于防治疾病或者有目的地调节某些生理功能时，才能称它为药品；第二，药品是原料药、制剂、药材、成药、中药、西药等用语的总称；第三，药品要具备能有目的地调节人的生理功能、有规定的适用证、有严格的用法用量3个基本特征。确认某物质为药品，需要经过法定程序，纳入法律监管体系。药品有多种分类形式，下面介绍4种最基本的分类形式：

（一）传统药与现代药

现代药（modern medicines）一般指19世纪以来发展起来的化学药品、抗生素、生化药品、放射性药品、血清、疫苗、血液制品等，又称西药。

传统药（traditional medicines）一般指历史上流传下来的药品，主要是动、植物和矿物药，又称天然药。我国的传统药主要是中药。

（二）处方药与非处方药

处方药（prescription drugs）是指凭执业医师和执业助理医师处方才可购买、

调配和使用的药品。

非处方药（nonprescription drugs）指不需要凭执业医师和执业助理医师处方，消费者可以自行判断、购买和使用的药品。非处方药常简称为 OTC（over-the-counter drugs）。

处方药与非处方药的区别见表 6-1。

表 6-1　处方药和非处方药的区别

项目	处方药	非处方药
疾病类型	病情较重，需经医生诊断治疗	解除症状，维持治疗
疾病诊断者	医生	患者自我诊断
取药凭据	医生处方	不需处方
取药地点	医疗机构药剂室、药店（凭医生处方）	药店，超市（乙类）
服药天数	较长	较短
给药途径	根据医嘱和病情执行	口服、外用为主
品牌保护方式	新药专利、专利保护期	品牌
宣传对象	医生	消费者
专有标志	无	有

（三）专利药与非专利药

药品的专利包括药物产品专利、药物制备工艺专利、药物用途专利等不同的类型。药品产品专利指根据药物化合物、西药复合制剂、中药组方和中药活性成分申请的专利。

专利药（patent drugs）指药品产品专利尚处于保护期内的药品。药品的专利权有时间性，在法定保护期内专利权人享有独占权，但一旦保护期届满任何人都可以无偿利用其发明创造。

非专利药（non-patent drugs）是指不具有专利权或专利权因各种原因终止；或专利权人独占生产、销售该药品的权利消失；或生产该药品的技术进入公有领域，除专利权人外的企业可以不受任何约束而自由生产的药品。一些国家，非专利药通常没有商品名，被称为"通用名药物"或"通用药"（generic drugs），用"通用药"指代非专利药已经被各国医药界广泛应用。

也有人使用"多来源药品"这个术语来概括所有基于不再受专利保护的同一活性成分的药品。我国对原研制厂家生产的过期专利药品，称为原研药。

（四）新药、首次在中国销售的药品、医疗机构制剂

新药（new drugs）是指未曾在中国境内上市销售的药品。已上市药品改变剂

型、改变给药途径的，按照新药管理。

首次在中国销售的药品是指国内或国外药品生产企业第一次在中国销售的药品，包括不同药品企业所生产的相同品种。

医疗机构制剂是指医疗机构根据本单位临床需要经批准而配制、自用的固定处方制剂。

药品作为特殊商品，使用更具有普遍性且需求弹性小，其质量安全性应得到充分的重视，所以本章重点讨论药品的质量管理。

二、药品管理

药品管理是一个系统而又复杂的过程，为提升药品安全的质量，各国及相关国际组织和国家都建立了相关的药品质量标准和管理规范，这些标准和规范虽自成体系，但也高度融合。从药品生命周期（图6-1）的角度看，目前药品质量管理的相关规范管理是通过推行药物非临床研究质量管理规范（GLP）、药物临床试验质量管理规范（GCP）、药品生产质量管理规范（GMP）、药品经营质量管理规范（GSP）等认证及药品不良反应（ADR）报告和监测、药品上市后再评价等工作来实现的，通过各种认证保证药品研究、生产、经营、使用等各个环节的质量。其中 GLP 和 GCP 保证了新药研究过程的质量，GMP 保证了药品生产过程的质量，GSP 保证了药品经营过程的质量。

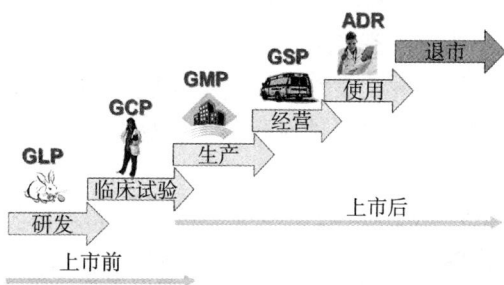

图6-1 药品管理工作所覆盖的产品生命周期

三、社区卫生服务机构的药品管理

（一）人员要求

1. 社区卫生服务机构可设置药柜，由药剂专业人员或经过培训的医务人员专人负责。

2. 社区卫生服务站的人员及从事药品工作人员必须经过每年一次的健康检查，患有传染病、皮肤病等可能污染药品疾病的人员不得从事药品工作。

（二）药品配备原则

社区卫生服务站立足于居民小区，以预防为主，方便居民进行常见病、多发病的医疗咨询，因此药品以常见病、老年病和流行病的治疗、预防为基础进行配备，并遵循高效、安全、价廉、少量的原则（原则上不超过1个月用量）。

（三）药品管理

1.建立社区卫生服务中心（站）药品管理工作制度和药品管理人员岗位职责。

2.社区卫生服务中心（站）使用的药品应从符合卫生行政部门的采购流通政策。

3.药品应逐项验收外观质量、批准文号、商标、批号、有效期和数量等项目，并登记在册。

4.定期检查药品的质量，并登记在册。

5.注重药品有效期管理，建立有效期登记簿，标出到期药品的有效期，对期限较近的药品要及时处理。

6.药品必须分类定位放置，可按药理作用、剂型类型或药品的理化性质分类摆放。

7.配方要"四查十对"，药袋上注明药品、病人姓名、用法用量、特殊用法或注意事项。处方配发实行双签名制度。

8.建立重点药品日报制度（贵重药品及安全范围小的药品），做到账物相符。

9.建立药品清点制度，每月必须对药品进行盘点，做到药品消耗与经费收入相匹配。

10.社区卫生服务站药品应建立账册，专（兼）职人员负责；建立差错事故登记制度和药品质量档案。

（四）处方管理

1.处方记载的患者一般项目应清晰、完整，并与病历记载相一致，每张处方只限于一名患者的用药。

2.处方字迹应当清楚，不得涂改；如有修改，必须在修改处签名及注明修改日期。

3.处方一律用规范的中文或英文名称书写；医疗、预防、保健的医师、药师不得自行编制药品缩写名或代号；书写药品名称、剂量、规格、用法、用量要准确规范，不得使用"遵医嘱""自用"等含糊不清字句。

4.年龄必须写实足年龄，婴幼儿写日、月龄；必要时，婴幼儿要注明体重；西药中成药、中药饮片要分别开具处方。

5.西药、中成药处方，每一种药品须另起一行；每张处方不得超过5种药品。

6.中药饮片处方的书写，可按君、臣、佐、使的顺序排列；药物调剂、煎煮的特殊要求注明在药品之后上方，并加括号，如布包、先煎、后下等；对药物的产地、炮制有特殊要求，应在药名之前写出。

7.用量应按照药品说明书中的常用剂量使用，特殊情况需超剂量使用时，应注明原因并再次签名。

8.为便于药学专业技术人员审核处方，医师开具处方时，除特殊情况外必须注明临床诊断。

9.开具处方后的空白处应画斜线，以示处方完毕。

10.处方医师的签名式样和专用签章必须与在药学部门留样备查的式样相一致，不得任意改动，否则应重新登记留样备案。

11.有关毒、麻、精神药品处方，应遵守"毒、麻、精神药品管理办法"的有关规定执行。

12.药房不得擅自修改处方，如处方有错误应通知医师更改后配发，凡处方不符合规定者，或不能判定其合法性的处方，不得调剂，药房有权拒绝调配发药。

13.药剂人员调配处方后要双签字以示负责。

14.调配后的普通处方，保存1年，医疗用毒性药品、精神药品及戒毒药品处方保留2年，麻醉药品处方保留3年。处方保存期满后经主管领导批准、登记备案，方可销毁。

四、基本药品目录

基本药物是适应基本医疗卫生需求、剂型适宜、价格合理、能够保障供应、公众可公平获得的药品。国家基本药物目录是各级医疗卫生机构配备使用药品的依据。

我国2018年版目录是在2012年版目录基础上进行调整完善。总体来看，2018年版目录具有以下特点：一是增加了品种数量，由原来的520种增加到685种，其中西药417种、中成药268种（含民族药），能够更好地服务各级各类医疗卫生机构，推动全面配备、优先使用基本药物。二是优化了结构，突出常见病、慢性病以及负担重、危害大疾病和公共卫生等方面的基本用药需求，注重儿童等特殊人群用药，新增品种包括了肿瘤用药12种、临床急需儿童用药22种等。三是进一步规范剂型、规格，685种药品涉及剂型1110个、规格1810个，这对于指导基本药物生产流通、招标采购、合理用药、支付报销、全程监管等将具有重要意义。四是继续坚持中西药并重，增加了功能主治范围，覆盖更多中医临床症候。五是强化了临床必需，这次目录调整新增的药品品种中，有11个药品为非医保药品，主要是临床必需、疗效确切的药品，比如直接抗病毒药物索磷布韦维帕他韦，专家一致认为可以治疗丙肝，疗效确切。

新版目录发布实施后，将能够覆盖临床主要疾病病种，更好适应基本医疗卫生需求，为进一步完善基本药物制度提供基础支撑，高质量满足人民群众疾病防治基本用药需求。

第五节　社区卫生服务流程管理

社区卫生服务是我国医疗卫生服务体系的重要组成部分，是广大城乡居民接触医疗服务的首要环节。新医改以来，我国逐步完善了分级诊疗制度，对各级医疗卫生机构进行了功能定位并建立了有机联系机制。围绕建立分级诊疗制度，2015 年 9 月 8 日国务院办公厅发布了《关于推进分级诊疗制度建设的指导意见》，为指导各地推进分级诊疗制度建设，围绕总体要求、以强基层为重点完善分级诊疗服务体系、建立健全分级诊疗保障机制、组织实施等方面提出了意见。

长期以来我国一直坚持城乡三级医疗服务网络建设，分级诊疗制度是其中重要的工作机制。分级诊疗指按照疾病的轻重缓急及治疗的难易程度进行分级，不同级别的医疗机构承担不同疾病的治疗，逐步实现从全科到专业化的医疗过程。建立分级诊疗制度的目的是实现慢性病、常见病、多发病的基层首诊和转诊，并构建布局合理、层级优化、功能完善、协同联动的城乡医疗卫生服务体系，结合疾病诊疗特点，围绕患者预防、治疗、康复、护理等不同需求提供科学、适宜、连续、高效的诊疗服务。分级诊疗制度的内涵概括起来 16 个字，即基层首诊、双向转诊、急慢分治、上下联动。

新常态下，分级诊疗制度建设的内涵，侧重于体系各层级间诊疗功能的有机整合与协同，通过统筹城乡医疗资源，明确各级各类医疗卫生机构职责分工，有效引导优质医疗资源和患者的下沉，规范就医秩序，确保基本医疗卫生服务的公平可及。

一、基层首诊

基层首诊就是坚持群众自愿的原则，通过政策引导，鼓励常见病、多发病患者首先到基层医疗卫生机构就诊。城乡居民普通门诊就医需先到基层医院进行首诊，如需到其他二三级医院就医的，需经基层定点医疗机构进行首诊转诊。基层定点医疗机构是指基本医疗保险定点医疗机构中一级及以下医疗机构，如社区卫生服务中心、社区卫生服务站、村卫生室。未经基层定点医疗机构首诊转诊的，到二三级医院发生的门诊（急诊除外）医疗费用城乡居民医保基金不予支付，也就是没法享受报销待遇。

二、双向转诊和急慢分治

双向转诊简而言之就是"小病进社区，大病进医院"，积极发挥大中型医院在人才、技术及设备等方面的优势，同时充分利用各社区医院的服务功能和网点资源，促使基本医疗逐步下沉社区，社区群众危重病、疑难病的救治到大中型医院。急慢分治是通过完善亚急性、慢性病服务体系，将度过急性期患者从三级医院转出，落实各级各类医疗机构急慢病诊疗服务功能。

"转诊"常以医院的等级划分标准，除在同等级综合医院间进行转诊外，还可以将转分为纵向转诊和横向转诊，纵向转诊包括正向转诊和逆向转诊，正向转诊指由下级（社区）医院向上级医院逐级转诊，逆向转诊是指由上级医院向下级（社区）医院转诊。横向转诊则指向同级别专科、专长医院转诊。

三、上下联动

上下联动是在医疗机构之间建立分工协作机制，促进优质医疗资源纵向流动。由于社区卫生服务机构在设备和技术条件方面的限制，对一些无法确诊及危重的病人转移到上一级的医疗机构进行治疗。上一级医院对诊断明确、经过治疗病情稳定转入恢复期的病人，确认适宜者，将重新让患者返回所在辖区社区卫生机构进行继续治疗和康复。其目标是为建立"小病在社区、大病进医院、康复回社区"的就医新格局。

当前我国的分级诊疗制是在社区首诊基础上建立的扶持社区医疗卫生，解决"看病难、看病贵"的一项重要举措，对于缓解由城市综合性大医院承担大量常见病、多发病的诊疗任务而造成的卫生资源浪费，以及基层医院和社区医疗服务机构需求萎靡、就诊量过少等现象也具有重要意义。

本章小结

本章主要阐述了社区卫生服务管理的概念、意义及社区卫生服务管理的主要内容；社区卫生服务质量的内涵；社区卫生服务转诊的流程和意义；社区卫生资源的基本概念和管理方法；我国基本药物制度；社区常用药品使用及药事服务活动的有效管理。

第七章 居民健康档案的建立与管理

学习目标

1. 识记 居民健康档案的概念。
2. 理解 建立居民健康档案的原则和方法。居民健康档案的基本内容。
3. 运用 建立一份完整居民健康档案。

案例引入

患者，宋先生，男性，74岁，退休干部。

主观资料（S）：间断头晕10年，加重5年。10年前患者无明显诱因出现头晕、头痛伴视物模糊，就诊于当地医院，测血压190/100mmHg，诊断为高血压病，间断予以降压药物治疗（具体不详）。5年前患者头晕加重，出现左侧肢体活动障碍，当地医院脑CT示脑梗死，予活血化瘀、针灸等治疗后左侧肢体活动能力恢复，而后患者坚持服用氨氯地平（5～7.5mg，每日1次）和倍他乐克（25mg，每日2次）治疗，血压一直维持在115～130/65～80mmHg，目前患者偶有头晕症状，无明显夜尿增多、恶心、呕吐、黑蒙，无言语不清、肢体不利等。

既往史：否认糖尿病、慢性支气管炎、肾脏疾病、骨关节病史。

家族史：父母去世，死因不详，一哥哥死于高血压、脑出血，一个儿子患有高血压。

生活习惯：否认烟酒嗜好，现每日主食约250g，饮食偏咸，喜肉类及油腻食物。以伏案工作为主，运动较少且不规律，如运动则在1小时左右，以散步为主。每日保证5小时睡眠，平素心态较好，家庭和睦，生活无忧。患者一年前由外地住入儿子家，近期医保关系转入本社区卫生服务机构。

客观资料（O）：身高 169cm，体重 79kg，BMI 27.7kg/m²，血压 120/70mmHg，精神可，呼吸平稳，自动体位，查体合作，五官未见异常，未闻及颈动脉血管杂音，双肺呼吸音清，未闻及干湿啰音，心界不大，心率 67 次 / 分钟，律齐，心音有力，各瓣膜区未闻及杂音，腹软，全腹无压痛、反跳痛，未及包块，肝脾未及，未闻及腹主动脉及肾动脉血管杂音，双下肢轻度可凹性水肿，双足背动脉搏动好，四肢肌力Ⅴ级，肌张力正常，生理反射正常引出，病理反射阴性。2 个月前曾行全面体检示尿常规、肾功能正常，血脂、心电图正常。

评价（A）：诊断：高血压三级（高危）；陈旧性脑梗死。

请思考：简述诊断依据和患者目前存在的主要健康问题，并针对主要健康问题给出处置计划。

案例解析路径导航：

1.诊断依据 患者有高血压病史 10 年，血压最高达 190/100mmHg，服用降压药物后血压控制正常。5 年前患者出现肢体活动障碍，脑 CT 证实脑梗死，故高血压三级高危、陈旧脑梗死诊断明确。

2.目前存在的健康问题

（1）高血压高危患者，曾有脑梗死病史，有再次发生脑卒中风险。

（2）目前患者存在多个危险因素，不可变的因素为年龄、家族史，可变的因素有超重、缺乏运动、总热量摄入过多。

（3）目前血压控制尚可，尚未出现肾脏、心脏靶器官损害。

（4）依从性较好，能规律服药、定期随诊。

（5）心态好，家庭和睦，家庭资源利用度好。

3.计划（P）

（1）有条件时到上级医院进一步行超声心动图、颈动脉超声、尿微量白蛋白检查，明确有无高血压早期心脏、肾脏靶器官损害。

（2）患者目前有高血压、肥胖等症状，可能存在胰岛素抵抗，虽然空腹血糖正常，建议进一步行葡萄糖耐量检查。

（3）高危患者建议至少每月自测血压及一次诊室血压，每半年至 1 年监测靶器损害情况。

（4）目前患者血压控制好，继续按医嘱服药，并加用阿司匹林（0.1g，每日1 次）。

（5）对患者进行减轻体重教育，发放减轻体重教育材料并指导患者实施减重计划。

（6）饮食结构不合理。每日摄盐量控制在 6g 以下，肉类每日 50 ～ 100g，摄油量在 20 ～ 25g，适当增加蔬菜、水果摄入量。

（7）目前未能形成规律有氧运动，建议每周运动 3 次以上，每次持续 30 分钟左右，以运动后稍出汗、身体无不适为宜。

（8）建议纳入高血压社区规范管理。

居民健康档案是收集、记录社区居民健康信息的重要工具，是记录居民健康信息的系统化文件，是开展社区卫生服务的重要依据和重要保证。通过建立个人、家庭和社区健康档案，能够了解和掌握社区居民的健康状况和疾病构成，了解其主要健康问题的流行病学特征，为高危人群的筛查、疾病管理、采取针对性预防措施奠定基础。社区卫生服务中心需要建立健全社区居民的健康档案，严格管理和有效利用，开展针对性、系统的社区卫生服务。

第一节　居民健康档案概述

居民健康档案系统化记录了社区居民的健康信息，可以提供完整的、系统的居民健康状况数据，是掌握、评估居民健康状况的基本工具，是开展社区卫生服务的重要依据。

一、居民健康档案的概念

居民健康档案是对居民进行疾病防治、健康保护和健康促进等健康管理过程的科学、规范记录，是记录居民健康状况的系统性文件，其包括个人健康档案、家庭健康档案和社区居民健康档案。

居民健康档案是社区卫生服务中不可缺少的工具，可为社区医生提供系统的、完整的居民健康状况信息，是进行社区卫生服务管理的重要前提。《国家基本公共卫生服务规范》已明确把逐步在全国统一建立居民健康档案并实现规范化管理纳入国家基本公共卫生服务项目中。

二、建立居民健康档案的目的和意义

建立居民健康档案是开展社区卫生服务的重要内容，是保障社区卫生服务工作的必备措施，是基层医护人员的一项基本工作。居民健康档案在社区卫生服务、质量管理、教学科研、法律层面等均有十分重要的意义。

1.满足社区居民卫生服务需求　以社区为基础建立的居民健康档案可以对社区居民的生命全过程进行系统、全面的监测与管理，可提供居民全面的基础资料，是开展社区卫生服务的基础，是为居民提供连续性、综合性的高质量的基本卫生服务的重要依据。

2.有助于社区卫生服务规范化　通过建立系统的、完整的居民健康档案，客观上为社区医生的规范化服务创造了必要的条件，为实现首诊制、双向转诊制奠定了基础。基层医疗人员应按照健康档案所设置的内容和要求实施，在工作实践中形成社区卫生服务的特色，逐步落实以预防为导向的社区卫生服务。

3.为配置卫生资源提供依据　通过建立居民健康档案，可以详细了解和掌握社区居民的健康状况、主要健康问题，而通过健康档案的系统分析，可及时发现健康危险因素和社区存在的卫生问题与健康问题，从而有针对性地调整社区卫生资源，增设服务项目，使社区卫生机构的人力、物力及财力得到合理利用。

4. 为评价社区卫生服务质量提供依据 基层医疗人员为居民提供服务过程中的诊断、治疗、用药及临床处置是否正确等都可以在健康档案中找到痕迹，故规范化的健康档案可作为评价其服务质量和技术水平的工具之一。

5. 为医学教育和科学研究提供资料 居民健康档案是医学教育、科学研究的重要参考资料。以问题为中心的健康记录，可反映居民在生理、心理、社会等方面的问题，有利于培养学生的临床思维和临床处置的能力；同时，还可利用居民健康档案进行案例教学和开展社区卫生服务等方面的科学研究。

6. 法律依据 健康档案记录的内容和形式是基层医疗人员提供服务的重要的医疗法律文书，可作为处理医疗纠纷的法律依据。

三、建立居民健康档案的原则和方法

1. 建立居民健康档案的基本原则

（1）资料真实性 居民健康档案由各种原始资料组成，这些资料应真实可靠，真实反映居民当时的健康状况。如实详细地记录居民的病情变化、治疗经过、康复状况等原始资料，对不太清晰的资料，一定要调查核实后再记录，绝不可杜撰。已经记录在案的资料，不可随意修改。

（2）资料科学性 居民健康档案应按照医学科学的通用规范进行记录，各种图表、文字描述、计量单位使用、健康问题的名称等都要符合有关规定要求，才能保证居民健康档案作为一种医学信息资料具有可交流性。

（3）资料完整性 居民健康档案内容应完整，从生物、心理、社会等3个层面记录居民的就医背景、病情变化、评价结果、处理计划等。

（4）资料连续性 社区卫生服务的病历记录是以问题为导向，并使用一些表格以体现连续性，全科医生要勤于记录，不断将资料动态性累加，从而保证资料的连续性。

（5）资料可用性 社区卫生服务是以门诊为主体的基层医疗，健康档案的使用频率很高。因此，居民健康档案要求设计科学、合理，记录格式简洁、明了，文字描述条理清晰，善于使用关键词和关键句，还要求保管简便、查找方便，是能够体现其使用价值的"活"资料。

2. 居民健康档案服务对象及确定建档对象流程图

（1）服务对象 辖区内常住居民，包括居住半年以上的户籍及非户籍居民，重点人群为辖区内0～6岁儿童、孕产妇、老年人、高血压及糖尿病等慢性病患者、严重精神障碍患者和肺结核患者等。

（2）确定建档对象流程图 《国家基本公共卫生服务规范（第三版）》中"确定建档对象流程图"（图 7-1）。向辖区内常住居民及重点人群首次就诊、访视或复诊时尚未建立健康档案者交代健康档案的用途及意义，遵循自愿与引导相结合原则建立健康档案，并在医疗过程中不断使用、更新健康档案。

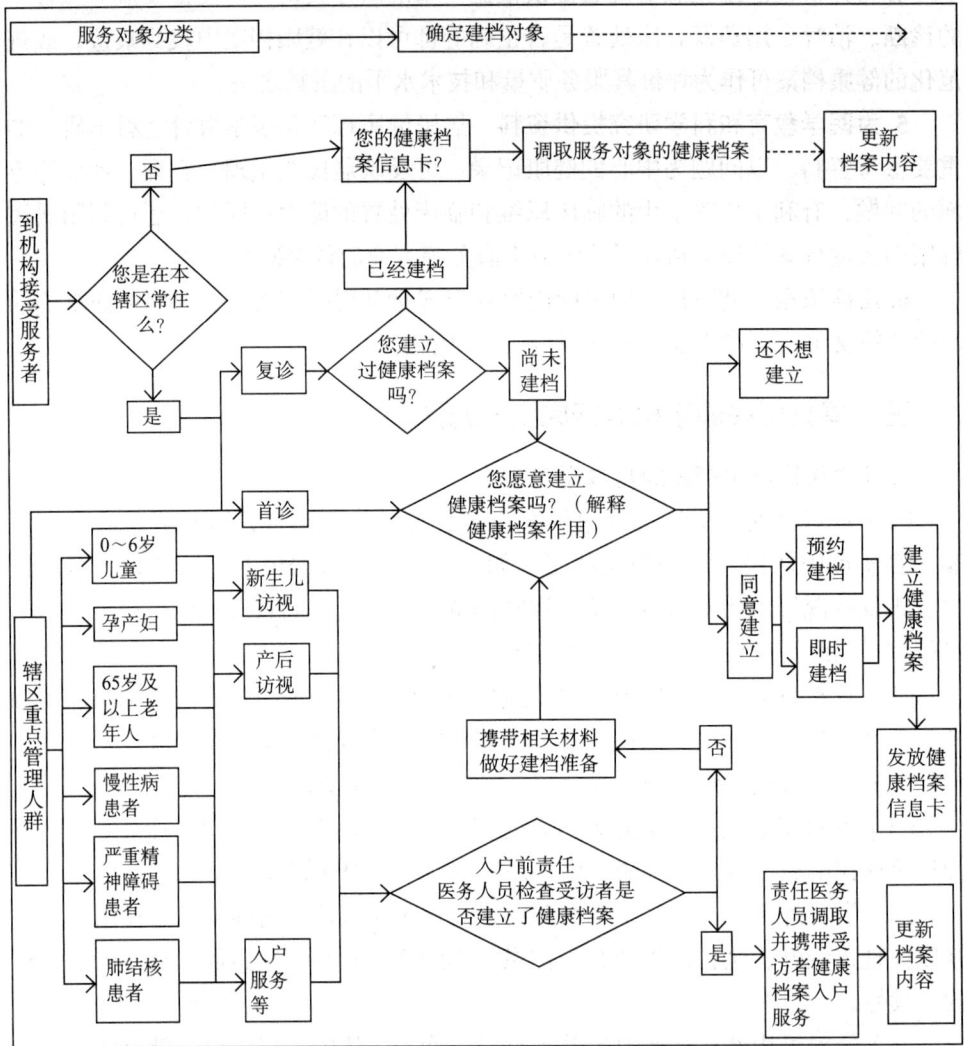

图7-1 确定建档对象流程图

3. 建立居民健康档案的方式

建立居民健康档案工作应与日常医疗、预防和保健等工作相结合，可通过患者就诊、入户调查、家庭访视、疾病筛查、健康体检等方式建立。

（1）辖区居民到乡镇卫生院、村卫生室、社区卫生服务中心（站）首次接受服务时，依据自愿原则由医务人员负责为其建立居民健康档案，并根据其主要健康问题和服务提供情况填写相应记录，同时为服务对象填写并发放居民健康档案信息卡。建立电子健康档案的地区，逐步为服务对象制作发放居民健康卡，替代居民健康档案信息卡，作为电子健康档案进行身份识别和调阅更新的凭证。

（2）通过入户服务（访视或调查）、疾病筛查、健康体检、门诊接诊等多种方式，由乡镇卫生院、村卫生室、社区卫生服务中心（站）组织医务人员为居民建立健康档案，并根据其主要健康问题和服务提供情况填写相应记录。

（3）已建立居民电子健康档案信息系统的地区，由乡镇卫生院、村卫生室、社区卫生服务中心（站）通过上述方式为个人建立居民电子健康档案。并按照标准规范上传至区域人口健康卫生信息平台，实现电子健康档案数据的规范上报。

（4）将医疗卫生服务过程中填写的健康档案相关记录表单，装入居民健康档案袋统一存放。居民电子健康档案的数据存放在电子健康档案数据中心。

第二节　居民健康档案基本内容

居民健康档案内容包括个人基本信息、健康体检、重点人群健康管理记录和其他医疗卫生服务记录。其中个人基本情况包括姓名、性别等基础信息和既往史、家族史等基本健康信息；健康体检内容包括一般健康检查、生活方式、健康状况及其疾病用药情况、健康评价等；重点人群健康管理记录包括国家基本公共卫生服务项目要求的 0 ～ 6 岁儿童、孕产妇、老年人、慢性病、严重精神障碍和肺结核患者等各类重点人群的健康管理记录；其他医疗卫生服务记录包括上述记录之外的其他接诊、转诊、会诊记录等。

我国居民健康档案包括个人健康档案、家庭健康档案和社区健康档案。

一、个人健康档案

个人健康档案一般包括居民基本资料、主要问题目录、健康体检表、服务记录表等。其中居民基本资料包括居民健康档案封面和个人基本信息表；服务记录表包括接诊记录、各种重点人群随访表、儿童计划免疫记录表、会诊和转诊记录表等。

个人健康档案排列可以按照如下顺序：居民健康档案信息卡、居民基本资料、主要问题目录健康体检记录、接诊记录或重点管理人群的随访记录、会诊和转诊记录、辅助检查资料等。

（一）居民健康档案信息卡

建立居民健康档案信息卡，可以了解居民信息，尽快找到档案，以备复诊或随访时使用。表格见表 7-1。

表 7–1 居民健康档案信息卡

（正面）

姓名		性别		出生日期		年　　月　　日	
健康档案编号				□□□—□□□□□□			
ABO 血型	□A　□B　□O　□AB			Rh 血型		□Rh 阳性　□Rh 阴性　□不详	
慢性病患病情况： □无　　　　　□高血压　　　□糖尿病　　　□脑卒中 □冠心病　　　□哮喘　　　　□职业病　　　□其他疾病							
过敏史：							

（反面）

家庭住址		家庭电话	
紧急情况联系人		联系人电话	
建档机构名称		联系电话	
责任医生或护士		联系电话	
其他说明：			

填表说明：

1. 居民健康档案信息卡为正、反两面，根据居民信息如实填写，应与健康档案对应项目的填写内容一致。

2. 过敏史　过敏主要指青霉素、磺胺、链霉素过敏，如有其他药物或食物等其他物质（如花粉、酒精、油漆等）过敏，请写明过敏物质名称。

（二）居民基本资料

居民基本资料为居民基本信息，包括居民健康档案封面和个人基本信息表，其中个人基本情况包括姓名、性别、民族、既往史、家族史、过敏史等。多在居民首次建立健康档案时填写，填写时应按照要求逐项认真、准确填写。

（三）主要问题目录

问题目录包括长期性健康问题目录和暂时性健康问题目录。长期性健康问题目录主要记录长期影响居民健康状况的慢性疾病、危险生活行为方式、不良心理状态、相关的家族病史和遗传病史；暂时性健康问题目录一般指急性或短期问题，以帮助全科医生及时发现重要线索。

通过设立主要问题目录，使全科医生能在短时间内对居民健康状况进行快速有效回顾，迅速了解其过去和现在的健康问题，便于全科医生在接诊或照顾居民时不仅考虑其目前存在的问题或疾病，还要考虑其整体、连续的健康状况。一般通过表格展现主要问题目录，按诊断日期顺序编号排序，放在健康档案开始部分，是健康问题的索引。

（四）健康体检表

健康体检表的内容包括一般健康检查、生活方式、健康状况及其疾病用药情况、健康评价等，用于居民首次建立健康档案以及老年人、高血压患者、2 型糖尿病患者和重性精神疾病患者等的年度健康检查。

（五）接诊记录

接诊记录是记录居民每次就诊内容的详细资料，常采用 SOAP 形式对就诊问题逐一描述。S 即主观资料，是指由居民所提供的主诉、现病史、既往史、家族史、健康行为等；O 即客观资料，是指诊疗过程中所获得的真实资料，包括体格检查结果、实验室检查结果、心理行为测量结果等；A 即评价，是对居民健康问题的评估，包括诊断、鉴别诊断、目前存在的健康问题、健康问题的轻重程度及预后等，其诊断应包括疾病诊断和生理问题、心理问题、社会问题等，是接诊记录中最重要、最难的部分；P 即处理计划，是指针对目前存在问题提出的处理计划，包括诊疗计划、治疗策略（用药和治疗方式）、健康教育等。

（六）重点人群管理记录

重点人群管理记录指国家基本公共卫生服务项目要求的 0～6 岁儿童、孕产妇、老年人、慢性病患者、严重精神障碍患者和肺结核患者等各类重点人群的健康管理记录，多以随访表形式进行，根据居民具体情况填写相应的内容。

（七）会诊记录

居民需要会诊服务时，由全科医生填写会诊记录表，写明居民会诊的主要情况及原因，会诊完成后由全科医生在会诊记录表上填写会诊医生的主要处理措施和指导意见，填写会诊医生所在医疗卫生机构名称并由会诊医生签署姓名，确保其具有法律效力。

二、家庭健康档案

（一）家庭健康档案内容

家庭健康档案是以家庭为单位，每户建一份，记录其家庭成员和家庭整体有关健康状况、疾病动态、预防保健服务利用情况的系统资料。内容一般包括家庭基本资料、家系图、家庭主要问题目录、家庭成员的健康管理记录及根据具体情况制订的家庭评估等。

（二）家庭基本资料

家庭基本资料一般放在家庭档案前面，包括封面和家庭成员基本信息。封面与个人健康档案封面相同；家庭成员基本信息包括家庭居住地，户主姓名、联系电话，家庭成员姓名、性别、年龄、家庭角色、文化程度、职业、婚姻状况、宗教信仰等其他重要信息。可按照年龄依次填写。

（三）家系图

家系图是家庭健康档案的重要组成部分，通过绘图方式展现家庭结构、成员之间的关系、患病情况，是医生及时掌握家庭生活周期和家庭成员健康状况等资料的最好工具。绘制家系图可一次完成，也可在照顾患者过程中逐渐完成。

绘制家系图般包含三代人：长辈在上，晚辈在下；同辈在同一水平线上，长者在左，幼者在右；夫妻中，男在左，女在右。家系图的绘制可以从最年轻代开始，也可以从中间开始，一般是从家庭中首次就诊的患者这一代开始，可以用 ✐ 代表"指示患者"，由其向上下延伸。代表每个人的符号旁边，也可标上出生年月日、重大生活事件及其发生的时间、遗传病、慢性病等。

（四）家庭主要问题目录

家庭主要问题目录是记录家庭生活周期各个阶段存在或发生的重大生活压力事件，记录方法同个人健康档案中主要问题目录。

（五）健康管理记录

每个家庭成员在家庭健康档案中均应有一份健康资料记录，具体内容及记录方法同个人健康档案。

（六）家庭评估

家庭评估资料应包括家庭结构、家庭功能、家庭生活周期、家庭动态、家庭内外资源等。通过评估分析家庭存在的健康和疾病问题、家庭所具备的资源，从而为促进家庭健康提供依据。

三、社区健康档案

社区健康档案是以社区为范围，通过入户居民卫生调查、现场调查和现有资料搜集等方法，收集、记录、反映社区主要健康特征、环境特征、资源及其利用状况的信息，并在系统分析的基础上进行的社区卫生诊断。社区健康档案是社区建设的重要组成部分，是社区卫生服务工作的真实记录，更是制订社区卫生服务发展规划和年度工作计划的重要依据。

第三节　居民健康档案的管理与应用

一、居民健康档案的管理

（一）居民健康档案的建立与保管

居民健康档案通常由社区医护人员共同建立，可采用群体建档和个体分别建档相结合的办法进行建档，见图 7-2。首先确定建档对象，再通过个人健康检查、家庭调查等方法获取所有建档对象的基本资料，将资料填入个人健康档案；对建档之后又新加入的居民则进行个别建档。建档后，通过不断更新居民每次就诊的情况，积累、完善居民健康档案。

居民健康档案既不像门诊病历那样由居民自行保管，也不像住院病历那样待病人出院后再存入病历室由专业人员保管，多由社区卫生服务中心健康档案室保管，由社区医护人员兼管和利用。但居民健康档案的存放和保管可根据基层医疗卫生机构的规模及人员编制情况，可设立档案室 / 处（可与挂号室合并），由挂号人员兼管；也可存放于门诊室，由社区医护人员保管。

居民健康档案应编号按顺序排放，存放档案的柜子要符合防尘、防火的要求。每次使用完毕，要准确地放回原处，并定时进行整理，以保持档案摆放的整齐有序。原则上居民健康档案应长期保存，对使用频率高的档案，要及时更换或添加相关资料，并按分类进行装订，防止资料丢失。

（二）居民健康档案的使用

1. 已建档居民到乡镇卫生院、村卫生室、社区卫生服务中心（站）复诊时，在调取其健康档案后，由接诊医生根据复诊情况，及时更新、补充相应记录内容。

2. 入户开展医疗卫生服务时，应事先查阅服务对象的健康档案并携带相应表单，在服务过程中记录、补充相应内容。已建立电子健康档案信息系统的机构应同时更新电子健康档案。

3. 对于需要转诊、会诊的服务对象，由接诊医生填写转诊、会诊记录。

4. 所有的服务记录由责任医务人员或档案管理人员统一汇总、及时归档。

（三）居民健康档案的终止和保存

1. 居民健康档案的终止缘由包括死亡、迁出、失访等，均需记录日期。对于迁出辖区的还要记录迁往地点的基本情况、档案交接记录等。

2.纸质健康档案应逐步过渡到电子健康档案,纸质和电子健康档案,由健康档案管理单位(即居民死亡或失访前管理其健康档案的单位)参照现有规定中的病历的保存年限、方式负责保存。

(四)健康档案的计算机管理

随着计算机的应用越来越广泛,在居民健康档案的管理中,也可以利用计算机进行信息管理。如引进社区卫生服务计算机管理软件,对个人、家庭、社区健康档案中的各种文字资料进行记录、查询、检索;同时还可以记录图像信息、声音及视频,使健康档案内容更加完整、逼真;借助计算机网络技术,还可以实现资料共享、远程会诊等。但要实现居民健康档案的信息化管理,社区卫生服务中心不仅要配备计算机,还需社区医护人员具备较强的计算机应用能力。

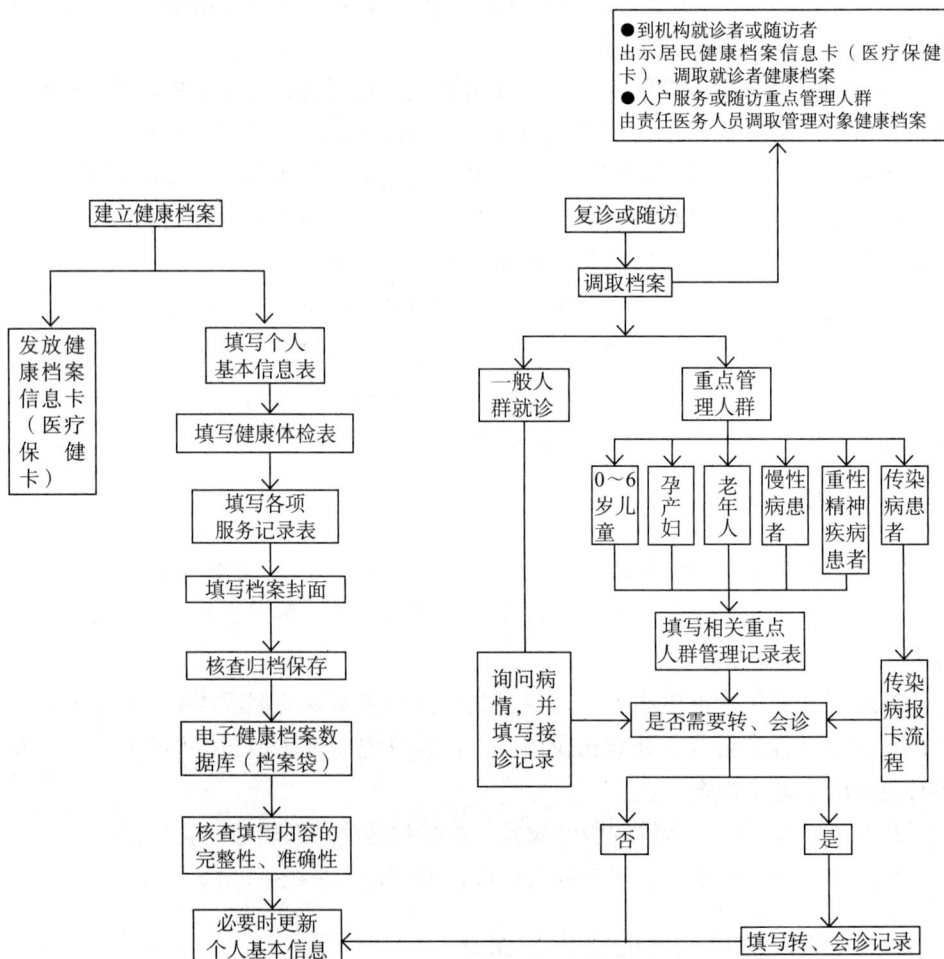

图7-2 居民健康档案的建立及管理流程图

二、居民健康档案的应用

（一）健康问题的评估

居民健康档案是社区医护人员开展"六位一体"、连续性服务的基础，是实现双向转诊的必备条件，也是评价居民个人健康水平和对个体进行医疗、预防、保健和康复的重要依据。社区医护人员根据居民个人健康档案信息，辨识其存在的危险因素，对其健康状况进行动态评估，采取针对性的干预措施，以控制疾病的发生、发展。同时，社区医护人员还根据居民健康档案提供的信息，辨识高危人群，了解患者的来源、疾病构成、严重程度、年龄、职业、时间、地区的分布等，在组织诊疗服务、开展针对性的健康教育、合理配置卫生资源、调整服务项目、控制疾病的发展等方面具有重要作用。

（二）健康问题的处理

居民健康档案动态地记录了处理健康问题的全过程，也有助于详细了解患者的家庭及其成员的状况，可以为评估、调整健康问题的处理计划提供系统、完整的资料。

（三）预防保健

居民健康档案中以预防为导向的个人周期性健康检查表，是针对居民及其家庭制订的预防性计划。社区医护人员可以通过预防性计划中设置好的程序实施预防性保健。

（四）医疗质量控制

居民健康档案的管理是医疗质量管理的组成部分，既可以从档案的书写质量上体现出来，也可以从档案中各种计划、措施的执行情况上反映出来，因此其起着医疗质量的监控作用。

（五）科研与教学

居民健康档案可为医学教育和科学研究提供信息资料。完整而系统的健康档案可以作为全科医生继续教育、科学研究的一个重要资料。

（六）法律依据

健康档案记录是基层全科医疗服务领域重要的医疗法律文书。

本章小结

居民健康档案是收集、记录社区居民健康信息的重要工具，是记录居民健康信息的系统化文件，是开展社区卫生服务的重要依据和重要保证。通过建立个人、家庭和社区健康档案，能够了解和掌握社区居民的健康状况和疾病构成，了解其主要健康问题的流行病学特征，为高危人群的筛查、疾病管理、采取针对性预防措施奠定基础。社区卫生服务中心需要建立健全社区居民的健康档案，严格管理，有效利用，开展针对性、系统的社区卫生服务。

第八章 家庭健康照顾

学习目标

1. 识记 家庭健康照顾的概念。

2. 理解 家庭功能、家庭的生活周期。家庭医生签约服务与家庭健康照顾的关系。

3. 运用 家系图与家庭圈；家庭功能评估。在家庭医生服务团队模式下，开展家庭巡诊、家庭病床和家庭治疗。

案例引入

王奶奶，70岁，务农，老伴去世20年，育2子，现住大将村岭霞屯。原发性高血压史25年，5年前患脑卒中，左下肢轻度偏瘫，因反复头晕1个月要求家庭医生上门诊视。

团队助理陈护士家访报告：患者反复头晕1个月，血压160/110mmHg，心率100次/分钟，体质指数23kg/m²，规律服用硝苯地平缓释片1片，1天2次。1个月前因小儿子毒瘾发作追索毒资辱骂殴打患者导致病情加重。大儿子、大儿媳常年外出打工，留下1子（13岁）、1女（10岁）需患者照料；小儿子与其同住，未婚，无业，经常向患者索要钱财，时常打闹。孙子因嫌家闹常数日不归。

作为家庭医生的您，应该如何展开下一步处置？

案例解析路径导航：

本案例中王奶奶在基层已纳入高血压患者管理，由家庭医生签约服务团队负责双方约定的服务。王奶奶因情绪不稳导致血压控制不满意，家庭医生应在近期约定上门巡诊，完善主观资料和客观资料，开展家庭功能评估和家庭治疗，必要时建立家庭病床。处置原则为：

1. 完善患者主诉、咨询问题和卫生服务要求等资料；

2. 完善查体、实验室检查和影像学检查等资料。

3. 评估：包括开展家庭功能评估在内的健康评价。

4. 在评估基础上制订处置计划：包括诊断计划、治疗计划、病人指导计划。家庭治疗方面，应注重依托乡镇和村公所力量，对其小儿子进行必要的强制戒毒；引导大儿子家庭功能正常化，如考虑回乡就业的可行性、开展心理辅导等工作。

"人人享有基本医疗卫生服务"被看作是我国深化医药卫生体制改革的战略目标。既然"人人享有"，即意味着政府对卫生事业的投入，要让体现公益性的全民基本医疗和公共卫生服务惠及每一个家庭及其成员，是初级卫生保健策略在中国发展的具体化。全科医学是包括农村卫生室在内的基层医疗卫生机构为广大城乡居民进行健康服务的最主要的医学知识体系和实践论，其核心理念之一是"将医疗保健引入家庭，为家庭提供一个完整的照顾"。实施这一人性化的基层医疗卫生服务，应该熟悉家庭医生服务的内容，包括提供以家庭为背景的情境性健康照顾；在家庭生活周期的不同时段，结合家庭资源，主动提供可预测性和可操作性的健康照顾；处理家庭事件及家庭危机，实施家庭评估及家庭治疗；提供长期责任式、团队式健康服务。

第一节　家庭概述

家庭是社会的细胞，是社会最基本的单位。随着我国社会经济文化的不断发展，城乡家庭呈规模小型化、类型多样化趋势，家庭的定义与观念不断发生改变。现在 2 人家庭、3 人家庭是主体，由两代人组成的核心家庭占 6 成以上。同时，单人家庭、空巢家庭、失独家庭、丁克家庭也在不断地涌现；另一些具有家庭功能的团体，如同居家庭、同性恋家庭、群居家庭等也是一种现实的存在。家庭传统功能弱化，社会支持不足，近 9 成家庭有不同程度的照料需求，其中近 4 成家庭有双重照料需求，面临"上有老、下有小"的照料现实。应构建以生育支持、幼儿养育、青少年发展、老人照料等为主的家庭框架政策，引导群众有计划地按政策生育。

一、家庭的定义

家庭是人类的巢穴，并点燃了生命，是人在社会中生存而产生的普遍而特殊的社会团体。它虽经历了人类历史长河的不断洗礼并发生变化，但人类总是以家庭的形式生存。

（一）传统的家庭定义

人类的家庭是由婚姻、血缘或收养等关系所组成的社会生活的基本单位。传统家庭依靠法律的认可和保护，一般能维持终生的关系，主要是指以一对男女为核心繁衍的家庭系统。

（二）广义的家庭定义

家庭能够提供社会支持，其成员在遭遇躯体或情感危机时能向其寻求帮助的、一些亲密者所组成的团体。

人们的目标是建立一个幸福和睦的健康家庭，而家庭的离合与变异，带来的是复杂的心理行为和健康问题。因此，为家庭提供健康照顾是必需的。

二、家庭的功能和结构

（一）家庭的功能

家庭成员的演变历程与家庭的功能有着密不可分的关系。而家庭的功能满足成员在生理、心理及社会多层次的最基本需求。

1. 性和生殖的需求　生儿育女、繁衍种族；满足夫妻性的需要，调节控制家庭以外的性侵犯。

2. 抚养和赡养　抚养孩子、赡养老人是家庭无可推卸的责任和义务。满足家庭成员的衣、食、住等基本的生理需要是家庭的第一重任。

3. 情感需求　通过成员间彼此的关爱和支持来满足爱和被爱的需要。

4. 社会化功能　家庭是成员社会化成长的第一所学校和最重要的场所。

5. 经济功能　家庭是社会经济分配与消费的最基本单位，是一个经济联合体，既满足成员生活的基本需求，也对成员形成经济支持和帮助。

6. 赋予成员的地位　父母合法而健全的婚姻给予子女的合法地位；成员之间的相互关系提供社会、经济、教育等方面的地位。

（二）家庭的结构

家庭结构是指家庭组成的类型及各成员相互间的关系，包括外部结构（即家庭的类型或人口结构）和内在结构。内在结构包括家庭的权力结构、角色、沟通和价值观四个方面。

1. 家庭的类型

（1）核心家庭　指由父母及未婚子女组成的家庭，也包括无子女夫妇家庭和养父母及其养子女的家庭。核心家庭人数少、结构简单，只有一个权力中心，其利益及资源易于分配，是现代家庭类型的主流。核心家庭具有亲密和脆弱的两重性，一旦出现家庭危机，会因较少得到家庭内外的支持而导致家庭解离。

（2）扩展家庭　指由两对或两对以上夫妇与其未婚子女组成的家庭。根据成员结构不同，扩展家庭又可分为主干家庭和联合家庭。①主干家庭：指由一对已婚夫妇同其父母、未婚子女或未婚兄弟姐妹组成的家庭。很多家庭，在孩子幼小时需要父母的照顾，在这段时期往往表现为主干家庭。随着孩子的成长，家庭成员慢慢地从大家庭中分离出来，组成或转变成核心家庭。②联合家庭：指由至少两对或两对以上的同代夫妇及其未婚子女组成的家庭，包括由父母同几对已婚子女及孙子女构成的家庭。联合家庭结构复杂、人员庞大，因此又称为"复式家庭"。

扩展家庭结构复杂、关系繁多，家庭功能受各方影响，出现问题常引起连锁反应，人际不易相处。但家庭内外资源丰富，易于应对压力事件，克服危机。

（3）其他家庭类型　包括单身家庭、单亲家庭、丁克家庭、同居家庭、少年家庭、同性恋家庭、群居体家庭等特殊团体。这些非传统式的家庭形态也表现出家庭的主要特征，具有家庭类似的功能。

2. 家庭的内在结构　家庭的内在结构是家庭的主要内涵，它是社会的"缩小版"，即小社会。家庭的权力结构、角色、沟通类型和价值观，形成了家庭的内动力。每个家庭都有其传统和特点，构成了不重复的家庭。其中的任何一个方面发生改变时，其他方面也会相应发生变化。

（1）家庭的权力结构　家庭的权力结构是家庭医生进行家庭评估进而采取家庭干预的重要参考资料，它反映了谁是家庭的决策者。①传统权威型：以社会传统确认家庭的权威，如传统公认的父亲、长子。②工具权威型：供养家庭、掌握家庭经济大权的人，如长兄、长姐，供养家庭的主角。③感情权威型：在家庭感情生活中起决定作用的人主宰大权，如母亲、妻子。④分享权威型：家庭成员根据各自不同的知识和能力情况，分享家庭的决策权。

（2）家庭角色　是每个成员在家庭中的特定的身份，代表着家庭成员在家庭中所应具有的职能，反映其在家庭中的相对位置和与其他成员之间的相互关系。家庭角色要按照社会和家庭为其规定的特定模式规范其角色行为。每个人都可以有几种不同的角色，如一个人可以是儿子、学生、班长；且随着时间的流逝角色也在不断变化，如女儿、母亲、奶奶。由于角色的变换，产生了角色学习、角色期待、角色认知、角色冲突的内涵与机制，对角色的认识可以帮助我们科学的评价家庭角色的扮演是否成功，是否适应角色的变换。

家庭医生在进行患者照顾时，应考虑到家庭角色的问题。做家庭评估时，要判断家庭角色的功能良好，应同时满足以下5个指标：①家庭对某一角色的期待是一致的；②家庭各成员都能适应自己的角色；③家庭角色的行为模式应符合社会规范；④家庭成员的角色满足成员心理需要；⑤家庭成员角色具有一定弹性，能适应和承担角色转换。

（3）家庭的沟通类型　沟通是家庭成员间相互交换信息、沟通感情、调控行为和维持家庭稳定的有效手段，也是评价家庭功能状态的重要指标。家庭成员间的沟通一般通过3个元素来实现，即信息的发送者、信息和信息的接受者。在信息传递过程中，任何一个环节出现差错都会出现相应的问题。如发送者表达有误或不明确，接受者没有听清楚，都会导致沟通不畅，影响成员间的相互关系。

家庭沟通属于情感性的内容称为"情感沟通"，包括带有情感色彩的语言（如"我爱你"）和肢体动作（如拥抱）等；属于一般信息或与居家生活动作有关的内容称为"机械性沟通"，如"去扫地"或分工合作承担家务等。信息是否直接指向接受者，是直接的或直白的，称为"直接沟通"，比如"今天晚上我不去值班"；是间接的或影射的，称为"替代性沟通"，如"人家丈夫很会体谅妻子的感受"，影射自己的丈夫不体贴。

家庭功能良好时，成员间亲密和睦、彼此知心，语言不加遮掩、不拐弯抹角。当家庭功能不良时，表现在成员间的沟通异常，语言掩饰、交流缺乏明朗，使家庭沟通不良。

（4）家庭的价值观 家庭的价值观是指家庭成员共同具有的判断是非的标准以及对某些事物的看法和态度。良好的家庭传统颇为重要，对成员的成长、发展起着重要的作用。家庭的健康信念同样出自家庭的价值观，如果一个家庭认为生死由天，那么很难说服他们施行促进健康的行动。家庭成员的健康信念及价值观相互影响，彼此具有一致性。而随着社会的进步，健康的价值观也随之发生潜移默化的改变，以科学的态度改变人们的健康观，指导其行为以获得健康。

第二节 家庭生活周期、家庭资源与家庭危机

一、家庭生活周期

家庭像个人一样，也有其发生、发展和结束的过程。当家庭医生为家庭提供服务时，应根据家庭生活周期的不同阶段，提供周全可预测性的服务，见表8-1。

表8-1 家庭生活周期

阶段	主要面临问题	服务重点
新婚期	适应人际关系、预备做父母	沟通与咨询
	性生活协调和计划生育	性生活与生育指导
第一个孩子出生期	怀孕与围生期、角色适应与压力	孕产期检查与健康指导
	婴幼儿哺育与产后健康	哺乳喂养指导及产科处置
	婴幼儿异常与疾病	早发现、处理与转诊，预防接种
学龄前儿童期	幼儿身心发展问题	发育指导与成长咨询
	安全保护问题	安全健康教育
	传染及呼吸道感染	预防、及时治疗

续表

阶段	主要面临问题	服务重点
学龄儿童期	学业问题与心理成长	心理辅导与家庭健康教育
	视力障碍与意外伤害	及早发现与处置，安全健康教育
	营养与运动问题	健康教育与处置
青少年期	青少年心理问题	心理咨询与家庭辅导
	社会化与性问题	青春期教育、性教育
孩子离家期	孤独感	心理健康支持
	慢性病来临	无病防病、早查早治、既病防残
	更年期	更年期保健
空巢期	心理问题	健康与心理辅导
	慢性病多发	健康咨询、预防与治疗、转介转诊
	经济与保障	规划与社会支持、沟通与协调
解体期	疾病及残障	家庭病床与慢性病管理
	安全与治疗问题	安全指导、看护、规范治疗
	丧偶、死亡	团队合作与临终照顾

二、家庭资源

为维持家庭基本功能，应对应急事件和危机状态所需要的物质和精神上的支持称为家庭资源。家庭资源可分为家庭内资源和家庭外资源。家庭资源的充足与否，直接关系到家庭及其成员对压力和危机的适应能力。当家庭内资源不足或缺乏时，家庭医生应充分发挥其协调者的作用，帮助病人及家庭寻找和利用家庭外资源。

（一）家庭内资源

1. 经济支持 家庭对成员提供的各种财物的支持。

2. 维护支持 家庭对成员名誉、地位、权利和健康的维护和支持。

3. 健康管理 家庭对其成员的健康维护和对患病成员的健康照顾。

4. 情感支持 爱与关心是家庭资源的根基，家庭成员的感情支持与精神安慰是最有效的资源。

5. 信息和教育 为家人提供健康信息、建议及家庭内部的健康教育。

6. 结构支持 家庭住所或设施的改变，以适应患病成员需求。

（二）家庭外资源

1. 社会资源 亲朋好友及政府、社会团体的关怀与支持。

2.文化资源 文化、传统、习俗教育等方面的支持。

3.宗教资源 宗教信仰、宗教团体的支持。

4.经济资源 来自家庭以外的收入、资助、保险、福利等。

5.教育资源 通过各种教育、培训,提高家庭成员教育水平,同时提高其应对各种生活压力的能力。

6.环境资源 居所的环境、社区设施、公共环境等。

7.医疗资源 医疗卫生服务体系及卫生服务的可及性和可用性。

三、家庭危机

家庭危机是指个人、家庭在生活的某个阶段出现的、用以往的方法不能解决的困难或障碍,使均衡状态向不均衡状态发展。如果一个家庭处于危机状态,亦表示家庭有压力发生。家庭作为一个系统,无论个体还是家庭的压力事件均会影响到整个家庭。

1.由意外事件引发的危机 由意外事件所导致的家庭失衡往往无法预测,如疾病、灾害、意外事故等。

2.家庭演化所伴随的危机 如升学、就业、结婚、生育、退休、丧偶、离婚等。

3.与照顾者有关的危机 家庭因某些原因而单方面长期依赖外部力量造成的危机,如家庭靠福利机构救济生活、家庭某一成员长期患病需要照顾等。

4.家庭结构本身造成的危机 家庭因内部结构的原因造成家庭矛盾的突然恶化,而陷入危机。常见于酗酒家庭、暴力事件多发家庭以及通过自杀、离家出走等方式应对普通压力的家庭。

第三节 家庭对健康的影响

无论是对患者或是对家庭,提供健康照顾必须依据家庭的背景,与家庭保持密切的交往,这是家庭医生铭刻于心的理念。

一、家庭对生理因素的影响

(一)家庭与遗传病

遗传病是受到家族遗传因素和母亲孕期各种因素的影响而产生的,如血友病、地中海贫血、结肠息肉等。许多慢性病都有家族遗传倾向,如高血压、糖尿病、某些严重精神障碍、动脉粥样硬化、癌症等。其还可通过母亲的情绪-神经-内分泌轴线对胎儿产生影响。持续焦虑的母亲所生的孩子有神经系统不稳定倾向,神经质人格在家庭重复出现,人格品质常遗传下一代。

（二）家庭与感染

传染性疾病及呼吸道疾病在家庭中更易传播，如艾滋病、流行性感冒呈家庭聚集现象。孩子发生链球菌、葡萄球菌感染及肠道感染，与不良居家环境、过分拥挤、缺乏母亲照顾相关。同时，家庭在艾滋病病人应对生理和心理压力的过程中起到了重要的支持性作用。手足口病儿童的家庭环境干预能提高家属的自我管理能力，促进患儿疾病的康复。

（三）家庭与成长

和谐的家庭氛围、科学的家庭教养方式和健康科学的教养态度有利于青少年心理健康发展。合理的生活制度、护理、教养、锻炼等对小儿体格生长和智力发育也起着重要的促进作用。但得不到抚爱的儿童，由于体内分泌的生长激素比较少，故他们的平均身高可能低于同龄儿童。意外事件及安全伤害的发生明显与父母防范意识淡薄相关。

二、家庭对心理因素的影响

（一）家庭与心理过程

心理过程是由认识过程、情绪过程和意志过程所构成。主观幸福感是从认知、情感两方面评价个人生活质量的综合性心理指标。长寿老人的主观幸福感和健康状况与家庭和谐相关。而意志是指决定达到某种目的而产生的心理状态，常以语言或行动表现出来。在家庭危机中，意志对成员的心理状态起决定作用。当家庭遭遇长期的困境，家庭自身的价值观、信念、能力、性格、过去经验等稳定的特征投射到意志上，积极的意志促进家庭危机的解决，健康得以维护；反之，消极的意志损害家庭成员的健康。

（二）家庭与个性

家庭中的各种因素，如家庭结构类型、家庭氛围、教养方式、多子女等，都会对儿童人格的形成起到重要作用。不良的压力容易产生消极的个人特征。如婴儿期不同的家庭日常护理方式与儿童自卑之间有着密切关系。

三、家庭对社会行为的影响

（一）家庭与生活方式

在生活方式中，膳食不合理、锻炼不足、吸烟和过量饮酒是慢性病的 4 大危险因素。在压力状态下，家庭功能遭到破坏的家庭成员更容易使用不良的压力应对方式，如吸烟、缺乏运动和不健康饮食（如酗酒、暴饮暴食）等健康危险行为，其与营养不良、肥胖、糖尿病、高血压、冠心病、中风、癌症等慢性病都有较高的正相关关系。

（二）家庭与就医行为

完善的家庭结构和功能，其成员接受卫生服务程度高，依从性好，家庭整体健康状况良好；反之，依从性差，家庭整体健康状况较差。低社会经济地位个体和家庭对压力事件表现出消极情绪，倾向于对他人表达愤怒、不信任，在就医行为上，表现为拒绝采取健康行为、很难遵从医嘱、难以坚持执行健康计划。

（三）家庭与社会化

家庭是最富有感情色彩的社会初级群体，是人与社会关系的桥梁。家庭危机将消耗家庭资源，如应对不佳将破坏家庭的正常功能，威胁家庭成员良好的社会行为。家庭功能失调会使成人在压力情境下有更强烈的交感神经系统唤起，表现为易怒等；个体更少有时间和家人相处，更难保持规律的生活，缺乏文化和娱乐活动。这些状态可以预测家庭成员（尤其是子女）的抑郁症状和社会适应问题。慢性病的长期照顾多依靠家庭，低社会经济地位家庭糖尿病和心脏病病人健康状况更差。

第四节　家庭医生签约服务模式下的家庭照顾

一、家庭医生签约服务模式与家庭照顾

（一）家庭医生签约服务模式

家庭医生是接受过全科医学专门训练的新型医生，是执行全科医疗的卫生服务提供者，是对个人、家庭和社区提供优质、方便、经济、有效、一体化的医疗保健服务，进行生命、健康与疾病全方位负责式管理的医生。家庭医生签约服务原则上应当采取团队服务形式，在基层医疗卫生机构管理下，提供差异性服务、分类签约、有偿签约等多种签约服务形式，满足居民多层次服务需求。每个团队至少配备1名家庭医生、1名护理人员，原则上由家庭医生担任团队负责人。家庭医生团队可根据居民健康需求和签约服务内容选配成员，包括但不限于：公共卫生医师（含助理公共卫生医师）、专科医师、药师、健康管理师、中医保健调理师、心理治疗师或心理咨询师、康复治疗师、团队助理、计生专干、社工、义工等。

家庭医生服务团队为责任区域内的常住人口提供签约服务，也可在有序竞争机制下跨区域签约服务。签约服务重点人群包括老年人、孕产妇、儿童、残疾人、

贫困人口、计划生育特殊家庭成员以及高血压、糖尿病、结核病和严重精神障碍患者等。家庭医生团队应当结合自身服务能力和医疗卫生资源配置情况，为签约居民提供 11 项主要服务：基本医疗服务、公共卫生服务、健康管理服务、健康教育与咨询服务、优先预约服务、优先转诊服务、出诊服务、药品配送与用药指导服务、长期处方服务、中医药治未病服务、各地因地制宜开展的其他服务。

（二）家庭照顾

1. 家庭照顾概述　我国家庭规模日益小型化，平均规模为不足 3 人。家庭传统功能弱化，家庭资源不足，近 9 成家庭有不同程度的照料需求，其中近 4 成家庭有双重照料需求，面临"上有老、下有小"的照料现实。家庭照顾是家庭医生服务团队的主要工作内容之一，是为了促进家庭及其成员达到最高水平的健康而开展的以家庭为单位的照顾实践活动。家庭照顾充分考虑服务的个体、家庭和社会背景因素，通过对特定家庭的咨询、评估、干预等手段，使家庭发挥其应有的功能，维持其家庭稳定和正常发展，为家庭幸福和患者的治疗创造良好的条件。家庭照顾主要有以下特点：

（1）家庭照顾的地点可在不同场所进行，如在家里、家庭医生的诊所以及家庭医生与家庭均认为合适的地方。

（2）家庭照顾的重点是家庭中的个体、单个家庭和具有相同问题的家庭群体。

（3）家庭照顾的主要目的是促进和保护家庭健康，预防疾病发生，帮助家庭成员治疗、护理和适应疾病，对家庭结构和功能的改变进行正向干预，以发挥家庭最大的健康潜能。

（4）家庭照顾既可以是家庭医生自主的、独立的、无偿的服务，也可以是联合护理、康复、预防、保健等专业合作的、有偿的服务。

（5）对患者出现的急性病证给予紧急处理后，无论患者住院治疗与否，家庭医生需对患者和家庭健康进行较长时间的关注。

（6）尽管各个家庭的健康水平不同，但所有的家庭都有健康成长的潜能，家庭医生应通过家庭照顾、安慰和家庭教育等措施，增强家庭健康成长的能力。

2. 家庭三级预防策略

家庭医生针对服务对象的健康状况，实施三级预防策略，预防、控制常见病、多发病的发生，促进疾病的良性转归。见表 8-2。

表 8-2　家庭的三级预防策略

第一级预防	消除病因，健康维护
	生活方式指导
	家庭生活教育

续表

	周期性健康检查，心理咨询，行为评估
第二级预防	早发现、早诊断、早治疗
	引导家庭参与健康管理
	慢性病成员，持续健康管理
第三级预防	重病或临终家庭，提供安宁护理和临终关怀
	指导全体成员维护家庭功能稳定，调动家庭资源，适当应对家庭危机

二、家庭评估

家庭评估不仅包括个人评估，还包括对整个家庭的结构和功能、发展任务、健康行为方式、健康状态、生活方式和心理社会变化进行全面评估。家庭医生常用的家庭评估方法有：家系图、家庭圈、家庭功能评估等。

（一）家庭基本资料

家庭各成员的基本资料，包括姓名、性别、年龄、家庭地址、电话、职业、教育程度、家庭角色、婚姻、家庭类型、内在结构、经济状况、居住环境、健康信念、邻里关系、社区服务状况等。

（二）家系图

家系图可用来描述家庭结构、健康状况、家庭成员相互关系、家庭重要事件等情况。由此，家庭医生能迅速掌握家庭有关健康的基础情况和重要信息。家系图相对比较稳定，变化不会太大，可作为家庭健康档案的基本资料。详见第七章。

（三）家庭圈

家庭圈是由某一家庭成员自己画的关于家庭结构与家庭关系的图，主要反映一个家庭成员对家庭关系的感性认识、情感倾向、家庭成员间关系的亲疏程度等。这种反映是某成员此时此刻的主观看法，是会不断变化的，因而需要持续地修正。此图应独立完成（一般只需 10 ～ 15 分钟）。这是一种了解家庭结构与功能的简单方法，可作为评价家

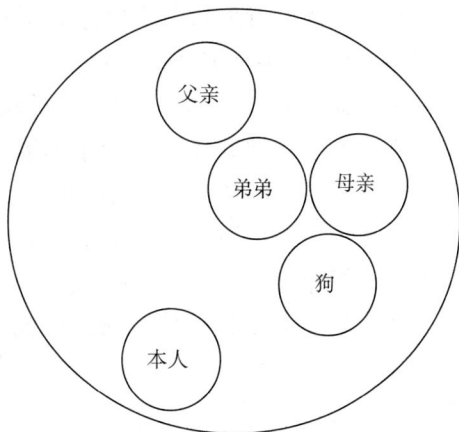

图8-1　某14岁女孩自绘的家庭圈

庭功能障碍的出发点。图中，家庭以一个大圈表示，在大圈内画上若干个小圈，分别代表其本人及其家庭成员（图8-1）。小圈之间的距离代表成员间关系的亲疏，小圈本身的大小代表成员权威或重要性的大小。家庭医生向其提问或让其解释图的含义，从而了解其的家庭情况。

（四）家庭功能评估

家庭功能评估是家庭照顾的重要内容之一。家庭功能评估表是 Smilkstein（1978）设计的，能反映家庭成员对家庭功能的主观满意程度的问卷。由于其问题较少，评分容易，可以粗略、快速地评价家庭功能，因而是家庭医生最为常用的家庭评估方法。

全表由两部分组成。第一部分，测量个人对家庭功能整体满意度，共5个问题，分别对应5项指标：适应度、合作度、成长度、情感度、亲密度。也称 APGAR 问卷。问卷中有5个问题，各有3个答案可供选择，选"经常这样"得2分；"有时这样"得1分；"几乎很少"得0分。将5个问题得分累加，总分7～10分表示家庭功能良好；4～6分表示家庭功能中度障碍；0～3分表示家庭功能严重障碍。另外，通过分析每个问题得分情况，可以粗略了解家庭功能障碍的基本原因，即哪一方面的家庭功能出了问题。第二部分，了解受测者与家庭其他成员的个别关系，较为复杂，不在此叙述。

三、家庭巡诊

家庭巡诊是家庭医生及其服务团队在服务对象家庭环境里进行的以服务协议约定为主要内容的卫生服务，是以促进维护家庭成员健康为目的实践活动。通过家庭巡诊，实地了解与健康有关的家庭环境、设施、家庭成员的健康状况、家庭结构、家庭功能，从而发现家庭及其成员的健康问题；利用家庭内外资源为家居患者或残疾人提供相适宜的、有效的服务。有条件的地区可建立巡诊预约机制，最大程度利用好有限的巡诊时间和团队服务资源。家庭巡诊、家庭病床等家庭诊疗服务可结合社区巡诊同步开展。

家庭巡诊按照"定期＋按需"的原则，以团队的方式对特定人群开展连续的巡回上门服务：常见病、多发病诊治；护理、安宁疗护；家庭病床、康复；慢性病长期药品处方服务；包括健康教育、慢性病管理、建立居民健康档案在内的公共卫生服务；合理用药、健康行为等方面的科学指导；代理城乡居民基本医疗保险业务，等等。

家庭医生开展巡诊服务时，应统一规范着装；携带家庭医生助诊包（听诊器、压舌板、血压计、血糖仪、体温计、心电图以及针灸器具、火罐、刮痧板、艾条等）和常用药物；应提前掌握服务对象病史情况，携带健康档案相关表单、巡诊记录表、处方、家庭病床登记表等医疗文书。要树立安全防范意识，生活不能自理或不具备完全民事行为能力的病人，在医护人员开展服务时应有法定监护人或委托人陪同在场。

四、家庭病床

（一）家庭病床服务

家庭病床服务是指以家庭医生签约服务的形式，对适宜在家庭连续治疗、又需依靠医护人员上门服务的患者，在其居住场所设立病床，由责任医护人员履约上门提供医疗、康复、护理、临终关怀及健康指导，并在家庭病床文书上记录的医疗服务过程。该服务通常与家庭巡诊等其他健康照顾融合进行。

（二）家庭病床服务的目的

1. 出院患者及家庭获得持续、完整的医疗照顾能够降低患者的再住院率及急诊的求诊频率；减少患者家属往返医院次数，减少家庭负担，促进家属学习照顾患者的知识与技能，提供自我照顾能力。

2. 减少患者住院日数，增加病床利用率；扩展医疗领域，促进家庭医学发展。

（三）家庭病床的服务对象

1. 诊断明确或基本明确，病情稳定非危、重症患者，住院困难且需连续观察治疗和护理的患者。如糖尿病足患者。

2. 根据病情，需以社区康复为主要处置的患者。如脑卒中稳定期患者。

3. 年老体残，行动不便，到医院连续就诊困难的患者。如长期卧床患者。

4. 需要姑息治疗和减轻痛苦的临终期患者。如晚期癌症患者。

（四）家庭病床的管理

1. 家庭病床的建立　对属于家庭病床的服务对象的患者，由患者或家属向定点医疗机构提出建床申请，经家庭医生评估，符合家庭病床收治范围的患者，按规定办理建床手续。首次访视时家庭医生应详细询问建床患者病情，进行体格检查和其他检查，并作诊断，对建床患者制订诊疗计划，签订家庭病床服务协议。

2. 建立分级查床制度　家庭病床查床应和医院住院患者一样，实行分级查床制度。每位患者由签约团队安排固定的一名家庭医生负责日常查床工作并完成病程记录，由责任护士协助。为确保查床质量，每日查床数不要超过 8 位患者。主治医师在新患者建床一周后完成第二级查床，主要审定治疗方案和修改病历。第三级查床应由高级医师（副主任医师及以上）或院长行政查床，进一步完善治疗方案。有资质的乡村医生可以承担第一级查床工作。边远或贫困地区，可适当降低对医师职称级别要求。

3. 家庭病床病历书写

（1）家庭病床病历内容包括家庭病床病历、查床记录单、阶段小结、撤床记录、转诊单、会诊单和家庭病床服务协议书。

（2）责任医生应在建床 24 小时内完成病历书写。建床时间超过 3 个月者要有阶段小结。

（3）病历记录内容：SOAP 格式记录见接诊记录表。

（4）查床记录是建床期间治疗过程的经常性、连续性记录。包括病情变化情况、重要的辅助检查结果、医师分析讨论、上级医师查床记录、会诊意见、采取诊疗措施及效果、医嘱更改及理由、向患者及家属告知的重要事项、一对一健康教育等。

（5）各项检查、化验报告单要及时粘贴，如结果异常应用红笔在化验单上进行标记。

（6）会诊记录：内容包括申请会诊记录和会诊意见记录。申请会诊记录应当简要载明患者病情及诊疗情况、申请会诊的理由和目的、申请会诊医师签名等。会诊意见记录应当有会诊意见、会诊医师所在的科别或者医疗机构名称、会诊时间及会诊医师签名等。

（7）转诊病历摘要包括：患者基本信息、诊断、治疗经过、目前情况、转诊目的及注意事项、医生签名。

（8）撤床记录包括诊断、治疗过程、转归及撤床医嘱。

4. 家庭病床的评价

（1）家庭病床的综合评价　分为主观和客观评价，前者包括病床患者满意度、患者家属满意度、医护人员满意度、家庭医生服务团队的支持度等内容；后者包括家庭病床患者社会心理功能、生理功能以及经济学评价，此外还包括家庭病床的效果和效益评价。

（2）评价的结果　①修改治疗干预计划：当新问题出现或实施方法不符合实际情况时，家庭医生应和家属一起修改计划并付诸实施。②终止治疗计划：问题得到解决并达到预期目标时，家庭医生可终止对该家庭的服务。

五、居家养老与失能家庭的健康照顾

（一）居家养老的健康照顾

1. 居家养老概述　居家养老服务是指政府和社会力量以家庭为核心、以社区为依托、以专业化服务为依靠，为居家的老年人提供生活照料、家政服务、康复护理和精神慰藉等方面服务的一种服务形式。在我国目前家庭养老能力下降、机构养老总体供不应求的背景下，由政府主导、社会多方参与，将社区医疗服务与邻里互助养老融合的且符合我国民族生活习惯的居家养老模式的优势更为突出，是一种很有前途的养老方式。

2. 居家养老的健康照顾 居家养老的健康照顾主要采用社区医养结合模式。该模式主要是整合社区养老与基层医疗卫生在场地、人力、服务等方面的资源，社区居家养老服务将与基层医疗卫生服务无缝对接，家庭医生通过签订服务协议的形式，为居家老年人建立健康档案、开展预约诊疗、转诊转介、预防保健、上门巡诊、家庭病床、健康咨询等个性化服务。切实提高老年人生命、生活质量；弘扬中华民族尊老敬老优良传统，尊重老年人情感和心理需求的人性化选择；促进家庭和谐、社区和谐和代际和谐。国家鼓励支持更多医疗卫生、护理康复、社会工作、养老机构等专业机构进入社区居家养老服务领域，实现居家养老健康管理系统与家庭、保险机构和医疗机构的整合；运用物联网技术实现对老人的监测；大力推广智慧居家养老模式。

（二）失能家庭的健康照顾

1. 失能家庭概述 丧失生活自理能力的人称为"失能人"。按照国际通行标准分析，吃饭、穿衣、上下床、上厕所、室内走动、洗澡6项指标，1～2项"做不了"的，定义为"轻度失能"，3～4项"做不了"的定义为"中度失能"，5～6项"做不了"的定义为"重度失能"。"失能人"涵盖人的各个年龄阶段，涉及多种疾病或残疾人群。拥有"失能人"的家庭即为失能家庭。

2. 失能老人享"喘息服务" 为失能失智老人及其家庭提供"喘息服务"，在北上广等地已开展试点。"喘息服务"是依靠现有的居家养老服务资源，为失能半失能老人提供短时托管服务，为其家人提供专业照料指导，为老人及其家人提供心理和实质性支持。当家中老人生病时，有人提供专业医疗建议，传授专业护理知识；在家人无法照料时，有临托、日托暂时照顾老人，或者有义工上门帮助暂时看护；如果病情严重，家人情感难以面对，社工会提供心理的支持。

3. 残疾人的家庭照顾 残疾人包括肢体、精神、智力或感官有长期损伤的人，这些损伤与各种障碍相互作用，可能阻碍残疾人在与他人平等的基础上充分和切实地参与社会活动。残疾人，特别是重度残疾人，失能比例很高，因此，协助残疾人获得政府及社会的支持十分必要。如，协助残疾人获得相关优抚政策：重度残疾人参加城乡居民基本医疗保险，政府代缴自筹部分；无劳动能力残疾人纳入城乡低保；贫困重度残疾人在低保基础上享受生活补助。

家庭医生在日常工作中应：①协助乡镇卫生院、社区卫生服务中心开展残疾人线索摸底、登记；②协助乡镇卫生院、社区卫生服务中心对难以确诊的患者向上级医疗机构或专门康复机构转诊；③定期随访患者，提供康复技能训练，对家庭成员开展家庭护理指导等服务；④提供残疾人健康咨询及健康教育等工作。

家庭医生应针对残疾人的患病特点，实施三级预防策略，控制疾病的发生和转归，提高残疾人及其家庭的生命、生活质量。如大部分残疾人不愿或无法进行身体锻炼而导致的运动量不足，导致高血压、脂肪肝等疾病患病率较高；女性残疾人生活自理能力较差、难以保持良好的个人卫生导致妇科异常检出率高。第一级预防为"无病防病"：群体健康教育与一对一健康教育相结合，引导家庭资源支持残疾人适当锻炼，做好个人卫生；第二级预防为"早查早治"：开展周期性健康检查，教会残疾人及其家庭成员进行自我检查；第三级预防为"既病防残"：对患病者及时提供有效治疗，防止疾病恶化；对由此而病残者，需提供功能恢复、心理康复和家庭护理。

需强调，在积极开展医疗卫生服务的同时，协助居家养老与失能家庭获得最大化的家庭内外资源，是对此类人群进行家庭照顾的重要内容之一。

六、家庭治疗

家庭治疗兴起于 20 世纪 50 年代的西方社会学界。家庭治疗学家 Minuchin 认为，个体的心理症状需要从关系中寻找原因，需要把人及其症状放在整个家庭背景中去了解并治疗，只有通过改变整个家庭系统才能改善个体症状。家庭治疗的诞生被看作是心理学界的一次革命。

在发展过程中，家庭治疗产生一些代表性流派，如代际学派、结构学派、策略学派。随着家庭治疗的不断发展，各流派的界限逐渐模糊，整合模式更能包容各式各样的家庭群体。家庭治疗是指对家庭的功能、角色、互动模式的调适，涉及心理、行为问题的干预和处置。家庭治疗以家庭为对象，通过对家庭所有成员的协调，达到家庭功能正常、成员心理及行为趋于良好。

家庭危机，是家庭治疗的核心指征之一。对家庭危机的治疗，取决于压力事件的性质及医生可能介入的程度。实施家庭治疗，需要医生与家庭达成共识，动员所有家庭成员参与，了解家庭问题的来龙去脉，知晓成员的角色状况，家庭相互作用模式及成员的心理和行为，逐步改变家庭的机制。家庭照顾的服务等级见表 8–3。

表 8–3　家庭照顾的服务等级

级别	内容
1. 对家庭的考虑最少	与家庭只讨论生物学方面的问题
2. 提供医疗信息和咨询	诊治中考虑家庭因素，能简单地识别家庭功能紊乱并转诊
3. 同情和支持	同家庭讨论，强调压力和情感对疾病和治疗的作用
4. 评估和干预	同家庭讨论，帮助他们改变角色和相互作用模式，以便更有效地适应压力、疾病和治疗
5. 家庭治疗	定期同家庭会面，改变家庭与身心疾病有关的不良相互作用模式

开展家庭治疗，需有资深的心理学阅历。在许多西方国家，低年资的家庭医

生，仅提供 1、2 级水平的家庭治疗；大多数家庭医生，提供 3、4 级水平的家庭治疗；而接受家庭治疗专门训练的家庭医生，可提供 5 级服务。

家庭治疗要产生较明显的效果，需要充分考虑到文化的影响。由于中西方文化差异，家庭治疗对相似的家庭结构与功能造成的影响是有差异的。若从家庭的文化资源中挖掘的治疗因子有利于家庭复原，从中国家庭文化脉络中探索中国家庭文化和家庭治疗之间的文化契合性，使家庭治疗以中国家庭成员能接受的方式进入问题家庭，家庭治疗将会有更好的治疗效果。

家庭治疗需要持久的介入家庭。双方达成共识的治疗方案需要在实施过程中逐渐调整、完善。对家庭已经取得的进步应及时给予鼓励，从而提高家庭成员的依从性和干预效果。

本章小结

家庭照顾是家庭医生服务团队的主要工作内容之一，是为了促进家庭及其成员达到最高水平的健康而开展的以家庭为单位的照顾实践活动。

家庭健康照顾的内容包括：家庭评估、家庭巡诊、家庭病床以及家庭治疗。

第九章　社区康复

学习目标

1. 识记　社区康复的概念、重要性以及社区康复的基本原则和职责；康复评定的种类和特点；中医康复的概念和社区中医康复的基本原则；常见疾病社区康复的目标。

2. 理解　各种康复评定的原理及方法，社区常用中医康复疗法的原理，常见疾病的康复评定。

3. 应用　能根据需要康复的对象的特点，帮助其选择适当的康复疗法并临床实施操作。

案例引入

患者张某，女，72岁，既往高血压病病史15年，2型糖尿病病史8年。该患者5年前晚餐后突然感觉头晕、恶心、四肢无力，家人呼叫救护车将其送至医院检查，诊断为脑梗死，经住院治疗好转后出院，出院后一直在家未曾接受过康复训练。目前，患者左侧肢体无力，无关节活动受限，能在平地上独立行走，但行动缓慢不灵活。肢体残疾康复训练评估：30分，能独立进食。Barthel指数：80分，小部分生活不能自理，需要帮助下完成。

请思考：目前，社区康复医生应如何对张某制订现阶段的康复目标及社区康复训练方案？

案例解析路径导航：

1. 早期康复目标

（1）运动功能　能独立行走25米，能在监护下上下台阶10次。

（2）生活自理能力　能在小部分帮助下完成洗漱、如厕、穿衣。

（3）生活适应能力　能在他人监督下外出参与室外活动。

2. 康复训练方案

步行分解训练：在康复医生的监护下分别进行左下肢的关节活动度和肌肉力量的训练。进行髋关节和膝关节的屈伸练习，并进行身体下蹲站起以增加左下肢的肌力。

站位平衡训练：嘱患者在站立位下分别左右、前后摆动身体，逐渐增加摆动的幅度。

步行功能训练：在康复医生的帮助下，患者拄拐进行两点步的步行练习，先从慢步开始。训练过程中注意嘱咐患者屈膝屈髋使患腿抬离地面。

上下台阶训练：在康复医生的帮助下患者进行上下台阶训练，嘱患者上台阶时健肢和拐杖先上，下台阶时患肢先下。

日常生活能力（ADL）训练：穿衣，包括穿脱上衣、穿脱裤子、穿脱鞋子；修饰，包括梳头、洗脸、刷牙；进食、饮水、使用辅助器具如厕。

生活适应能力：在家人鼓励和陪伴下多出门，参与一系列社会活动。

第一节　社区康复概述

一、社区康复的概念

社区康复（community-based rehabilitation，CBR）是在一定社区范围内，使残疾人、慢性病人、老年人得到全面康复的社会系统工程。社区康复最早产生于20世纪40年代，发展曲折，后逐渐受到世界各国的广泛重视。20世纪70年代末，WHO 在阿拉木图召开的国际会议对社区康复予以肯定，当时对社区康复的认识是"以社区为基地的残疾预防与康复"。随着人们对社区康复认识和开展不断深入，其定义也在不断完善。不同国情的国家和各种组织机构对社区康复的概念和内涵，都有着不同的认识。

（一）WHO 对 CBR 的定义

1981 年 WHO 康复专家委员会对 CBR 定义为在社区的层次上采取的康复措施，这些措施是利用和依靠社区人力资源而进行的，包括依靠有残损、残疾、残障的人员本身以及他们的家庭、社会。

（二）联合国三大组织对 CBR 的定义

1994 年 WHO、联合国教科文组织（United Nations Educational, Scientific and Cultural Organization，UNESCO）、国际劳工组织（International Labor Organization，IO）三大联合国组织发表的《社区康复的联合意见书》对社区康复做了新的定义：社区康复是社区发展计划中的一项康复策略，其的是使所有残疾人享有康复服务，实现机会均等、充分参与的目标。社区康复的实施，要依靠残疾人、残疾人亲友、残疾人所在的社区，以及卫生、教育、劳动就业、社会保障等相关部门的共同努力。2004年，WHO、UNESCO、IO组织按照2003年赫尔辛基会议意见，对1994年的《社区康复的联合意见书》进行了更新，更新后的社区康复的定义是"为残疾人康复、机会均等、减少贫困和社会包容的一种社区发展战略"，需要"通过残疾人自己、他们的家庭组织和社区，及相关的政府和非政府卫生、教育、职业、社会和其他服务的共同努力"，以促进社区康复项目的完成。

（三）我国对 CBR 的定义

根据联合国三大组织对 CBR 的定义，结合中国的国情，目前我国政府将 CBR 定义为"社区建设的重要组成部分，在政府领导下，相关部门密切配合，社会力量广泛支持，残疾人及其亲友积极参与，采用社会化方式，使广大残疾人得到全面康复服务，以实现机会均等、充分参与社会生活的目标"。

二、社区康复的重要性

在我国社区康复的对象主要包括：残疾人、慢性疾病患者和老年人。据第二次全国残疾人抽样调查数据推算，全国各类残疾人的数量为 8 296 万人。而根据慢性病的定义范畴，目前在我国的慢性疾病患者数量超过 2 亿，需要提供康复服务的达一千多万人。根据国家统计局发布的数据，患有各种慢性病并存在生活能力障碍需要康复服务的老年人数量约 1.9 亿。基于上述原因，我国现有的康复服务体系难以适应这一庞大群体的康复服务需求，加之经济基础薄弱，康复技术资源相对匮乏且分布不均及康复人才短缺，机构式康复的高费用和康复资源的配置不合理，居民的康复需要得不到满足。因此，必须采取社区康复这一就近就地、经济有效的方式，才能满足广大居民的基本康复需求。

三、社区康复的原则和职责

（一）社区康复的基本原则

1. 社会化原则　社区康复的成立是由政府领导负责，卫生、教育、民政等多部门参加的主要内容包括社区康复服务协调组织、制定政策、编制规划、采取措施、统筹安排、督导检查、共同落实社区康复服务计划。过程中要挖掘并充分利用社会资源，广泛动员社会力量，共同推进工作。

2. 以社区为本　社区政府应当把社区康复服务纳入当地经济与社会发展的建设之中，以社区康复对象的需求为导向提供服务，有针对性地开展健康教育，充分利用当地社区资源，实现资源利用一体化，并发动社区康复对象及其亲友主动参与、积极配合。

3. 低成本、广覆盖　加强社区康复资源的有效利用，提高康复服务的质量，必须要走低水平、广覆盖、低投入、高效益的道路，以较少的人力、物力、财力支出，使大多数服务对象能够享有康复服务。据国外统计，医疗机构康复费用人均为 100 美元，仅可覆盖 20% 的康复对象，而社区康复服务费用人均为 9 美元，却可覆盖 80% 的康复对象。

4. 因地制宜　社区康复服务其目的是保障大多数的康复对象能够享有全方位的康复服务。不同国家、不同地区在经济发展水平、文化习俗、康复技术、康复资源及康复对象的康复需求等方面差异很大，故应根据实际情况因地制宜采取适合本地区的社区康复服务模式，方能有效解决当地的康复问题。

5. 技术实用　康复对象享有康复服务的同时，应遵循让康复技术易懂、易学、易会的原则，把现代康复技术与我们中医传统康复技术相结合，以达到更好的康复效果。

6. 提供全面综合的康复服务　社区康复的目标是使康复对象获得整体的、全面的、综合性的康复服务。因此，应贯彻全面综合康复的方针，为社区康复对象提供医疗、教育、职业、社会等全方面、综合性的康复服务，促进他们回归社会、融入社会。

7. 康复对象与家庭主动参与　社区康复服务与传统机构式康复服务的区别在于康复对象角色的改变，由被动参与、接受服务的角色转变为主动参与一方。故要求康复对象树立自我康复意识，积极配合康复训练，掌握劳动技能，争取早日回归社会。此外，康复对象家庭的支持对社区康复的效果至关重要，充分调动家庭资源，让其家庭成员掌握康复训练的方法，立足家庭开展连续、综合的康复服务。

（二）社区康复的职责

社区康复依照全面综合康复的原则，为康复对象提供医疗、教育、职业、社会康复，具体内容包括：

1. 依靠社区的力量开展残疾预防工作　通过预防接种、营养保健及健康教育工作，减少社区中残疾的发生，降低残疾程度。

2. 开展社区康复需求和康复资源调查　充分了解社区需要进行康复服务的人群类别、人数、程度、致残因素及社区康复资源，有利于制订切合实际的康复计划和实施社区康复。

3. 建立健全康复训练服务体系　提供康复服务要以基层康复站和家庭为基地，依靠社会力量，采取简便易行的治疗和训练手段，利用各种辅助工具，充分发挥伤、病、残者的潜能，最大程度恢复其生活自理的能力，减少残疾造成的功能障碍。

4. 建立和完善各种特殊教育系统　组织残疾儿童接受义务教育或特殊教育，使残疾儿童能与健康人一样，享有同等的教育的机会。

5. 开展职业康复　依靠社区力量，对社区内有一定劳动能力、有就业潜力的残疾人提供就业辅导，或介绍到市、区（县）职业培训中心，进行就业前评估和训练。尽可能让残疾人掌握一定的技术，并协助他找到合适的工作。

6. 开展社会康复　组织需要康复的人与健康人一起参加文娱、体育和社会活动，增强他们之间的理解和联系。在社区进行人道主义的宣传教育，克服偏见、歧视等不道德现象，提倡人人平等，形成尊重、关心、帮助、扶持别人的良好社会风气，创造和谐的社会环境，帮助康复人群重返社会。

第二节　社区康复的工作内容

一、康复评定的种类和方法

（一）日常生活活动能力评定

日常生活活动是指人们为维持独立生活，每天必须反复进行的、最基本的一系列身体动作，即完成衣、食、住、行、个人卫生等基本活动。一般认为，日常生活活动评定内容应包括体位转移能力、卫生自理能力、行走及乘坐交通工具的能力、交流能力和社会认知能力。

日常生活活动能力基本评价方法包括回答问卷、观察法和量表评价。

1. Barthel 指数　Barthel 指数评定设计于 20 世纪 50 年代中期并用于临床，是康复医疗机构应用最广的 BADL 评估方法。其评定方法简单，可信度及灵敏度高，不仅可以用来评定患者治疗前后的功能状态，还可预测治疗效果、住院时间和预后。其内容包括日常生活活动的基本内容，0～20 分提示极严重功能缺陷；21～40 分提示严重功能缺陷；41～60 分提示中度功能缺陷；61～99 分提示轻度功能缺陷；100 分提示生活能自理。

2. 功能独立性评定（functional independence measure，FIM）　FIM 是 1983年美国物理医学与康复医学会提出的医学康复统一数据系统中的重要内容，已被许多国家采用。它不仅评定躯体功能，还评定言语认知和社会功能。评定内容共分为六个方面，共 18 项，包括躯体功能 13 项、言语功能 2 项、社会功能 1项、认知功能 2 项。FIM 量表每个项目积分是 1～7 分，总分范围在 18～126分，得分越高说明独立性越强。126 分提示完全独立；108 分～125 分提示基本独立；90～107 分提示有条件的独立或极轻度依赖；72～89 分为提示轻度依赖；54～71 分提示中度依赖；36～53 分提示重度依赖；19～35 分提示极重度依赖；18 分提示完全依赖。

（二）生存质量评定

生存质量是指生活在不同的文化背景及价值体系中的个体，对他们的目标、期望以及与自身相关的事物的生存状况的认识体验。常用的评定方法包括生存质量的测定，有主观报告、症状定式检查、访谈、观察、标准化量表等形式，其中问卷形式的量表是目前广为采用的方法。

WHO 生活质量量表测定简式量表（WHOQOL-BREF）：适合在不同文化背景下使用。此量表包括 26 个项目，涉及躯体、心理、社会、环境和综合等 5 个领域，每个项目分 5 个等级，是了解患者对自己生存质量健康状况和日常生活活动情况的调查表。

健康状况调查问卷（MOS SF-36）：分为 8 个领域，共 36 个项目（躯体功能 10 项、心理健康 5 项、日常活动功能 4 项、日常精神活动功能 3 项、身体疼痛 2 项、总体健康 6 项、活力 4 项和社会活动功能 2 项）。该量表条目适中，被测者依从性较好、重复性较好，其信度及效度颇佳，较为实用。

（三）就业能力评定

就业能力即"可雇用性"，是指个体获得和保持工作的能力。就业能力评定主要包括 3 个方面：生理学评定、心理学评定、职业活动测评。在评定时必须根据评定的目的及患者的特点，选择适宜的评定方式和评定量表，并做好解释和告知工作，以免出现误解。

功能评估调查表（functional assessment inventory，FAI）是一个较为全面的评定患者就业能力的调查表。FAI 量表包括：视、听、语言、行走和活动、手功能、上肢功能、协调、头的控制、体力、耐力、雇主的可接受性、工作机会、经济上的妨碍和社会支持系统等 31 个项目，每项 0～3 分，总分 93 分，得分越高者就业能力受损越严重。

（四）生活环境评定

生活环境评定是指按照患者自身的功能水平，对其出院后回归的环境进行考察、分析，找到影响其日常生活活动的因素，并提出修改方案，最大限度提高患者独立性的评定方法。其内容包括：生活环境、移动环境、就业环境、交流环境、文体环境、居家环境、教育环境、公共环境及宗教环境等测评。

二、社区常用康复疗法

物理治疗是康复治疗的主体，它使用包括运动、声、光、冷、热、电等物理因子进行治疗，针对人体局部或全身性的功能障碍或病变，采用非侵入性的治疗来恢复身体原有的生理功能。物理治疗是社区康复治疗的重要组成部分，主要包括运动疗法和物理因子疗法。

（一）运动疗法

运动疗法是利用运动的方法，按照科学性、针对性、循序渐进的原则，最大程度恢复或改善运动器官的形态和功能，增强心肺功能，促进代偿功能，提高神经系统的调节能力，增强内分泌系统的代谢能力等。

运动治疗在恢复、重建功能中起着极其重要的作用，逐渐成为物理治疗的主体。包括关节活动技术、关节松动技术、肌肉牵伸技术、改善肌力与肌耐力技术、平衡与协调训练技术、步行训练、牵引技术、神经生理治疗技术、增强心肺功能技术等。

（二）物理因子疗法

物理因子治疗应用天然或人工物理因子的物理能，通过神经、体液、内分泌等生理调节机制作用于人体，以达到预防和治疗疾病的方法。可改善血液循环、消炎、解痉、镇痛、兴奋神经肌肉、软化瘢痕、松解粘连、促进骨折和创面愈合、增加机体免疫功能、镇静、安眠、脱敏，甚至抗肿瘤。常用方法包括：电疗（直流电疗、低频电疗、中频电疗、超短波电疗法）、光疗（红外线光疗、紫外线光疗）、超声、磁疗、石蜡疗法、冷疗（冰敷、冰按摩等）、声疗、压力疗法等。

1.电疗法 电疗法是指应用电治疗疾病的方法。根据所采用电流频率的不同，通常分为直流电疗法、低频电疗法（0 ~ 1000Hz）、中频电疗法（1kHz ~ 100kHz）、高频电疗法（100kHz ~ 30GHz）等。

2.光疗法 是利用自然光线或人工光线（红外线、紫外线、激光等）防治疾病和促进机体康复的方法。

3.超声波疗法 利用超声波治疗疾病的方法，称为超声波疗法。常用超声波频率为 800kHz ~ 1000kHz。超声波作用于人体组织产生机械作用、温热作用和理化作用，可引起人体局部组织血流加速、细胞膜通透性增强、离子重新分布、新陈代谢加速、组织中 pH 值增加、酶活性增强、组织再生修复能力加强、疼痛减轻等。

4.磁疗法 利用磁场治疗疾病的方法，称为磁疗法。磁场对人体内细胞内外离子分布状态、生物电泳方向、细胞膜的电位和通透性、细胞器以及酶的功能产生影响，从而达到临床治疗作用。磁疗有消肿、消炎、止痛、镇静、降压、止泻、促进创面愈合、促进骨折愈合、软化瘢痕与松解粘连及可使良性肿瘤缩小或消失等作用。

5.石蜡疗法 利用加热溶解的石蜡作为导热体将热能传递至机体以治疗疾病的方法，称为石蜡疗法。蜡疗可以减轻疼痛，缓解痉挛，加强血液循环，改善组织营养，促进炎症消散吸收，加速组织修复，降低结缔组织张力，增加其弹性。治疗时石蜡可紧贴皮肤，冷却时体积缩小10% ～ 20%，对组织产生机械压迫作用，从而促进水肿消散。同时石蜡具有油性，可润滑敷蜡部位的皮肤，软化瘢痕。

6. 冷疗法 利用低于体温与周围空气温度但高于0℃的低温治疗疾病的方法，称为冷疗法。治疗时机体温度下降要缓慢，防止对机体造成不可逆的损害。冷刺激可使组织温度下降、小血管收缩、血管通透性降低，可以止血、减少渗出减轻水肿，同时降低感觉神经的敏感性，掩盖或阻断痛觉向中枢的传导，从而减轻疼痛。此外，可使运动神经传导速度下降，肌张力与肌力下降，肌痉挛缓解。

第三节 社区中医康复

一、中医康复的概念

中医康复是以中医基础理论为指导，运用中药、针刺、艾灸、推拿、气功、饮食等多种方法，针对病残、伤残诸证和老年、慢性病证等的病理特点，进行辨证康复，使其尽可能地恢复生活和工作能力。

二、社区中医康复的基本原则

1. "治未病"与康复结合 中医康复医学始终坚持综合的防治思想和方法，进行治未病、治疗、康复于一体的实践。如气功导引、食物调养、情志调摄等方法，既能施于未病之先，又能用于既病之后，既可用于养生防病又可用于医疗康复。

2. 长于功能康复 中医理论体系详于脏腑功能而略于人体解剖结构，故中医康复更加强调穴位的刺激、经络的通畅，强调机体功能的恢复。

3. 外治与内治结合 如常用的针刺、艾灸、推拿等为外治；中医情志康复法、中药康复法、食疗康复法为内治，取外治和内治之所长，灵活运用、综合施治。

4. 提倡形神兼养 疾患导致形体不得康复，无外乎伤形或伤神，或由形及神，或由神及形，因此必须善于调整形神之间的关系。

5. 强调动静结合 心神宜静，形体宜动，故调养心神宜静为主，形体保养以动为主，动静兼修，方能收康复之效。

6. 注重利用自然 自然界中的阳光、空气、高山、泉水、森林、天然药、食物等，均可用来为康复服务，这也是中医康复历来所强调的。

三、社区常用中医康复疗法

中医康复疗法具有安全有效、成本低廉、简便易学的特点。其内容丰富、范围广泛，并经过历代医家的不断发展，是临床行之有效的疗法。

1. 推拿疗法　推拿疗法属于中医外治法的范畴，是在中医理论指导下，用手或肢体的其他部位，或借助一定的器具，作用于人体体表的经络、穴位、特定部位，具有疏通经络、行气活血、调整脏腑、理筋整复的基本作用，具有操作简便、适应证广、疗效显著、经济安全等特点。推拿手法分为摆动类、摩擦类、挤压类、振动类、叩击类和运动关节类等 6 大类。

2. 针灸疗法　针灸疗法是在中医经络腧穴理论的指导下，用针刺、艾灸刺激经络和穴位，从而调整人体脏腑功能来治疗疾病的治疗方法，具有疏通经络、调和气血、平衡阴阳、调畅气机、扶正祛邪的作用。

3. 拔罐疗法　拔罐疗法是一种以杯或罐作为工具，借热力排出其中的空气而产生负压，使其吸着于腧穴或应拔部位的体表，利用负压效应、温热作用，活血通络、祛寒除湿以达到而治疗疾病的方法。拔罐法具有操作简便、使用安全、适应广泛等优点。罐的种类很多，目前临床常用的是玻璃罐、竹罐、陶罐、抽气罐等。

4. 刮痧疗法　刮痧疗法是用边缘光滑的竹板、硬币、小汤匙、刮痧板，或苎麻等工具，蘸食油或清水在体表部位进行由上而下、由内向外的反复刮动。有宣通气血、发汗解表、舒筋活络、调理脾胃等功能。五脏之俞穴皆分布于背部，刮治后可使脏腑秽浊之气通达于外，促使周身气血流畅，逐邪外出。本疗法临床应用范围广泛。

5. 导引疗法　导引疗法是通过形体的运动，来疏通气血、畅通经络、调节脏腑机能，从而达到治病强身、延年益寿、促进身心康复的方法。导引疗法强调意念锻炼，通过意念引导呼吸，使呼吸运动与肢体活动相协调，是在中国古代生命观的指导下对人体生命的修炼，包括太极拳、八段锦、五禽戏、易筋经、六字诀等。

6. 中药熏蒸疗法　中药熏蒸疗法是以中医基础理论为指导，利用药物煎煮后所产生的蒸汽及药物挥发物质熏蒸机体达到治疗目的的一种中医外治方法。中药熏蒸集中了中医药疗、汽疗、热疗、中药离子渗透治疗疗法等多种功能，融药物浓度、热度、湿度于一体，因病施治，可有效治疗多种疾病。

7. 饮食康复疗法　饮食康复疗法又称为食疗，是在中医基础理论的指导下，根据食物的性味、归经、功效，针对患者的不同体质，选取有治疗或保健意义的食物，或食物与药物搭配的药膳，按照饮食调理的原则，促进其身心康复。我国饮食疗法文化源远流长，已有数千年历史，它是在不断实践、总结经验、逐渐发展完善的。

8. 心理康复疗法　心理康复疗法又称为情志疗法，是指运用中医情志的理论和方法，影响或改善疾病给患者带来的异常情志、不良认知和行为反应，以促进患者形神调和、身心全面康复。

9. 娱乐疗法 娱乐疗法指通过感受娱乐活动的愉悦，来陶冶性情、增进身心健康，以及改善身体、心理、社会功能障碍的活动方法。常用的有听音乐、歌咏、跳舞、练书法、下棋、游园等。例如五音疗法，就是根据中医传统的阴阳五行理论和五音对应，用角、徵、宫、商、羽等 5 种不同的音调的音乐来治疗疾病。

第四节　常见疾病的社区康复

一、神经系统疾病的社区康复

（一）脑卒中的社区康复

脑卒中是一组起病急骤的脑部血液循环障碍，常伴有神经系统局限性功能改变，常见于中老年人，主要病理过程为脑梗死、脑出血和蛛网膜下腔出血，可单独或混合存在，亦可反复发作。

1. 社区康复目标 康复的总目标是利用社区资源，按患者及家属的意愿，在充分评定的基础上，采用全面康复的措施，确保患者及家人在健康促进、预防、医疗保健、康复和辅助器具方面的需求得到满足，以达到患者生活自理、回归社会，并为赋能做出贡献。

2. 康复评定

（1）一般情况的评定 包括年龄、性别、失能的部位、病程、受教育的程度、经济状况、医疗保障等，可采用社区残疾人调查表。

（2）全身状况的评定 包括年龄、体质、全身状况、并发症及主要脏器功能状况等。

（3）功能状况的评定 ①运动功能的评定；②日常生活活动能力评定；③其他智能、言语及吞咽等评定。

（4）心理及社会方面评定 如个性、爱好、精神状态、经济条件、医疗保障、家庭及社区环境、家庭支持度等。

（5）康复预后的评定 大部分患者偏瘫手功能的恢复在病后 3 个月以内，3 个月以后恢复较为困难；而步行能力的恢复主要在病后 6 个月。

3. 康复治疗

（1）康复训练的形式 包括以社区门诊为基础的日间康复、以上门服务为主的家庭康复和以社区为基础的康复计划。

（2）患者应具备的条件 ①全身情况较好，安静状态下脉率低于 120 次 / 分，收缩压低于 150mmHg，舒张压低于 90mmHg。②无心慌、气短、口唇发绀、下肢水肿、心前区疼痛。③能理解指导人员或家属说的话，并能按指导人员或家人的指导行动。④有康复欲望，能控制自己的情绪，无认知方面的障碍。

（3）基本技术　请扫描章前二维码。

（4）开展社区和家庭康复训练的注意事项　请扫描章前二维码。

（5）矫形器和辅助器具的应用与选择　请扫描章前二维码。

（6）心理康复　脑卒中患者的心理问题可发生在疾病的不同时期，主要包括抑郁、焦虑、恐惧和悲观情绪，容易情感脆弱、敏感、反应过度，甚至有轻生的念头。社区康复工作者应根据专科医务人员对患者的检查评估，及时给予相应的药物治疗以及心理疏导，引导患者参与到社区自助小组的活动中来，以增强患者的信心，促进其心理健康。

（7）教育康复　对脑卒中患者可通过各种宣传方式提高其对疾病的预防知识。根据患者个人目标、过往生活经历和心理需求，帮助其获得合适的学习机会和所需的技能，并积极促进残疾人组织、相关医疗机构和政府部门参与进来，了解患者的需求，促进其社会融入。

（8）社区康复　在社区可以组织相似病残或相似康复需求的人建立自助小组，分享资讯、想法和经验。不定期组织专科康复机构专业技术人员到社区进行康复技术指导和实际技术操作培训。建立完善筛查、诊断、随报、评估一体化的残疾监测网络，实施精准康复，推进无障碍物联网和移动物联网信息服务的完善，支持服务残疾人的电子产品、移动应用软件等开发应用。

4. 转介服务　社区康复人员应与相关机构建立完善的双向转诊体系，一边帮助患者获得及时转诊。当脑卒中患者出现以下情况，应考虑脑卒中复发的可能性并及时转诊：①头晕，特别是突发的眩晕；头痛突然加重或由间断性头痛变为持续性剧烈头痛。②肢体麻木，突然感到一侧脸部或手脚麻木，或舌麻、唇麻或一侧上下肢发麻。③突然一侧肢体无力、活动不灵，或原有瘫痪肢体症状加重。④暂时的言语不清或讲话费力；突发原因不明的跌跤或晕倒。⑤精神改变，短暂的意识丧失、性情突然改变和短暂的判断和智力障碍；出现嗜睡或昏睡。⑥突然出现短暂性视物不清或眼前发黑，甚至一过性失明。⑦恶心、呕吐或呃逆，或血压波动伴头晕、眼花、耳鸣；一侧肢体不自主抽动。⑧鼻出血，特别是频繁性鼻出血。一旦确定转诊，社区康复人员应及时和转诊医疗机构联系，以确保转诊顺利进行。

5. 康复预防　社区康复工作人员进行强化宣传教育，及早检查和发现各种卒中的危险因素，定期随访，并按照不同的严重程度，坚持进行有效的针对性干预，是防治脑卒中的重要一环。据统计，通过良好的初级预防和健康促进，全球对疾病的负担可以减少70%。

（二）颅脑损伤的康复

颅脑损伤多见于交通事故、自然灾害、爆炸、火器伤、坠落跌倒以及各种锐器、钝器对头部的伤害；常与身体其他部位的损伤复合存在。颅脑损伤可分为头皮损伤、颅骨损伤和脑损伤，三者皆可单独发生，更需警惕其合并存在。颅脑损伤的预后，取决于自身损伤的严重程度，对治疗时机的把握以及处置水平。早期的康复介入，在一定程度上对患者有很大帮助。

1. 康复目标 颅脑损伤总的康复目标是最大限度地恢复患者感觉、运动、生活自理功能、认知功能、言语交流功能和社会生活功能的能力。

2. 康复评定 轻型颅脑损伤的患者可在短期内恢复正常；而中、重型颅脑损伤患者遗留的功能障碍各不相同。患者在出院前，应该进行全面的康复评定，内容包括一般情况、全身状况、功能状况、性格、情绪和器质性精神障碍、社会心理障碍、社区环境、家居环境及支持者状况、康复预后的评定等。

3. 康复治疗

（1）开展社区和家庭康复训练的形式 社区康复治疗人员应对患者一般情况、康复治疗开展情况、病情转归情况进行定期随访。

（2）适应社区及家庭康复训练患者应具备的条件 ①患者能达到一定的认知水平，听觉理解能力基本正常，情绪基本稳定。②全身情况基本良好，病情稳定，心肺功能基本正常。③无严重的并发症，比如肺部感染、泌尿系统感染等。

（3）社区和家庭康复训练的基本内容 ①言语、吞咽障碍以及运动功能康复。②认知障碍的康复治疗。③迟发性癫痫的康复治疗。

4. 转介服务 需要向上级医疗机构转诊的颅脑损伤患者包括以下情况：①意识障碍、持续性植物状态的患者，出现不明原因高热，血压、脉搏、呼吸等生命体征不平稳状况时。②中、重型颅脑损伤患者，出现呼吸不平稳、发热、咳嗽、排痰困难时。③患者情绪不稳定，或是情绪亢奋，有暴力倾向，毁物伤人；或是情绪低落、不思饮食，甚至有自杀倾向时。④患者出现严重吞咽困难，甚至完全不能进食时。⑤患者全身情况衰竭，严重呕吐或腹泻，少尿时。⑥患者出现不明病情突然加重时。⑦迟发性癫痫患者，在服药期间仍然反复出现抽搐症状时。一旦出现上述情况，社区康复人员及家庭成员应及时与上级医疗机构取得联系，安排好转诊事宜。

5. 康复预防 在社区活动中设置"健康课堂"，定期开展讲座。

（1）一级预防 一级预防中强调提升社区居民医疗、保健、预防意识，普及职业安全教育等。

（2）二级预防 对于已经发生颅脑损伤的患者，尽可能做到：①院前急救：车祸现场应针对受伤程度不同的患者予以适当处置，对于昏迷患者应摆放好头部位置，避免误吸。②住院期间：要针对患者、家属及陪护人员进行健康教育，在预防压疮、肺部感染、泌尿系统感染等方面都会有很大帮助。

（3）三级预防 对于已返回到社区或家庭的康复治疗患者，尽可能做到：①让患者尽快熟悉社区环境、家庭环境，进行必要的防跌倒、防次生伤害教育。②对患者心理健康的教育，让患者逐步适应伤残状态，调整好心态，避免因心理过激的原因出现重大问题。

（三）脊髓损伤的康复

脊髓损伤是由于外伤、炎症、肿瘤等原因引起的脊髓结构、功能的损害，造成损伤平面以下运动、感觉、括约肌和自主神经等功能障碍。颈脊髓损伤造成上肢、躯干、下肢及骨盆脏器的功能损害时称四肢瘫；胸段以下脊髓损伤造成躯干及下肢瘫痪而未累及上肢时称截瘫。截瘫包括马尾和圆锥损伤，但不包括骶丛病变和椎管外周围神经损伤。脊髓损伤分外伤性和非外伤性脊髓损伤。

1. 康复目标　脊髓损伤患者社区康复的总目标是利用现有的社区资源，根据患者的意愿，在充分评定的基础上，采用全面康复的有效措施，以确保患者和其家人在健康促进、预防、医疗保健、康复和辅助器具方面的需求得到满足，达到与其损伤程度相适应的最大功能状态，提高患者的生存质量，改善家庭和社区环境，以利于患者无障碍地生活；同时，根据患者的意愿，促进其在教育、技能发展、文化生活等方面的发展，尽可能达到生活自理、回归社会。

2. 康复评定　脊髓损伤患者的社区康复，首先应对患者进行全面和充分的评定，以了解他们目前的功能状态和康复需求。脊髓损伤患者的评定通常应包括：康复需求、社区生活能力、职业能力、心理与情绪状态及功能恢复的预测的评定。

3. 康复治疗　康复治疗是损伤后功能恢复的唯一治疗方法。因此，损伤后急性期、亚急性期和慢性期的康复治疗都是至关重要的。

（1）社区和家庭康复训练患者应具备的条件　①全身情况较好，各项生命体征平稳。②无感染发热、心慌、呼吸困难、口唇发绀、下肢水肿、自主反射亢进等。③能理解指导人员或家属说的话，并能按指导人员或家人的指导行动。④有康复欲望，能控制自己的情绪，无认知方面的障碍。

（2）开展社区和家庭康复训练应注意事项　请扫描章前二维码。

（3）社区和家庭康复训练的基本技术　①卧床患者的康复护理技术。②转移方法。③轮椅操作方法。④行走和上下台阶训练方法。⑤日常生活自理能力的训练。

（4）矫形器和辅助器具的应用与选择　请扫描章前二维码。

（5）心理康复　康复治疗应帮助患者解决所面对的心理障碍，减少焦虑、恐慌、抑郁等精神症状，耐心细致地对患者的问题给予鼓励性回答，使患者建立信心，积极配合康复训练，帮助患者通过回想自己受伤前对类似患者的反应，来理解和适应他人对自己的态度和反应方式；同时，指导家属或朋友给患者更多的关心和照顾，鼓励患者多接触病友，缓解对残疾的恐惧感，通过向患者展示过去康复患者的案例，鼓励患者树立生活的信心。

（6）教育康复　针对患者回归社区后的教育，应以患者为中心，专注于个人目标、过往生活经历和促进自尊恢复。帮助有特殊需要的个人和群体,获得合适的学习机会,以及他们想要的和需要的技能,如自理、交通、购物、适当的社会活动、自信自尊、性知识、婚姻和养育后代、保护健康,残疾人的权力等。同时积极促进残疾人组织、相关医疗机构、相关政府部门的人员参与进来。

(7)职业咨询与培训 当患者获得足够程度的恢复,并且适应社区生活后,应考虑安排患者进行职业技能方面的准备,协助患者进行职业再规划、再培训,开展力所能及的就业工作。

(8)常见并发症的预防与康复处理 请扫描章前二维码。

4. 转介服务 脊髓损伤的患者出现以下情况时应进行转介:①患者需要做某些特殊检查和治疗时。②患者出现严重的并发症,而社区条件有限,不能处理时。③在社区康复中,出现损伤平面上升、功能障碍加重时。④当患者需要轮椅代步,需要矫形器、生活自助器具和其他用品辅助器具改善功能,而社区因条件所限不能提供时。⑤适时对其他脊髓损伤患者的婚姻及性生活、房屋、道路及室内设施的无障碍改造等方面进行指导,可向社区相关负责部门和专门机构进行转介。

5. 康复预防

(1)脊髓损伤的预防 目前国内导致脊髓损伤的前3位原因是高处坠落、交通事故和重物砸伤。意外事故发生后,如怀疑有脊髓损伤,则应采取如下正确的方式小心搬运患者:参与的几个人同时用力,将受伤者身体进行整体移动至担架上进行转运,切忌一人拖拽或几人在搬运中用力不同步而使得受伤者身体扭转或扭曲而加重损伤。

(2)社区中脊髓损伤后继发性残疾的预防 脊髓损伤患者急性期需要住院进行治疗,根据患者的具体情况采用手术和康复治疗,病情稳定后回到社区进行康复治疗。许多脊髓损伤患者将终生遗留有多方面的功能障碍,因此,需做好终身带残生活的准备同时,还要做好预防因功能障碍而可能导致的继发性损害的措施。

(四)帕金森病的康复

帕金森病又称震颤麻痹,是一种中老年人常见的神经系统变性疾病,临床上以静止性震颤、肌强直、运动迟缓等为特征表现。由于个体差异,每个患者的表现都不相同。

1. 康复目标 在社区康复治疗中其目标是延缓疾病进程,改善患者症状,提高患者功能自主与独立性。具体为:

(1)提高患者的活动能力、纠正不正常姿势以预防萎缩、畸形的发生。

(2)改善运动的启动过程、姿势和平衡控制、粗大的运动协调能力和手操控物件的能力与灵活性,增加运动的幅度和速度并增强患者的安全意识。

（3）改善或维持患者的独立生活能力和生活质量。

（4）维持或增加肺活量、胸部扩张、吞咽及语言表达能力。

（5）帮助患者和家属调整心理状态及修正生活方式。

2. 康复评定　帕金森病康复评定，请扫描章前二维码。

3. 康复治疗

（1）药物及物理因子治疗。

（2）改善运动能力的训练。

（3）改善和维持日常生活能力训练。

（4）语言训练。

（5）吞咽功能训练。

（6）认知功能训练。

（7）抑郁症状管理。

（8）辅助装置的应用和环境改造。

（9）传统康复治疗。

（10）其他治疗措施。

4. 转介服务　在社区长期康复治疗过程中，一旦发现患者病情加重，如出现血压明显降低、各种不自主运动、"开－关"现象和精神异常等及时将患者转介至上级医院进行检查治疗，待症状得到控制后再转回社区继续康复治疗。

5. 康复预防　加强健康教育，对预防帕金森病发生及延缓继发性功能障碍、并发症的发生具有很大的临床意义。社区开展康复预防，可以通过社区居民健康状况调查，建立健康档案，对易感人群进行健康宣教，改善健康行为及生活方式，减少患病风险。社区康复人员为患者及家属提供咨询和康复指导，以延缓疾病的进展，提高患者生活能力及生活质量。

二、骨关节疾病的社区康复

（一）颈椎病的社区康复

颈椎病是颈椎椎间盘退行性改变及其继发病理改变累及其周围组织结构（神经根、脊髓、椎动脉、交感神经等），出现相应的临床表现。仅有颈椎的退行性改变而无临床表现者，则称为颈椎退行性改变。颈椎病中老年龄段高发，从事伏案工作者发病率最高，性别间无差异。

1. 康复目标　颈椎病社区康复的目标是减轻或消除使神经、血管受压或刺激的因素，解除肌肉痉挛，消除炎性水肿，改善局部血液循环和颈椎曲度及其稳定性，以消除症状和体征，增强颈部肌肉力量，保持颈椎屈伸、旋转功能；尽量恢复正常生理功能和工作能力，防止复发。

2. 康复评定　请扫描章前二维码。

3. 康复治疗　请扫描章前二维码。

4. 转介服务　当颈椎病患者出现以下情况，就应考虑病情加重，应及时转诊：①脊髓受压症状明显或进行性加重，出现四肢麻木、乏力，行走时有踩棉花感，胸腹部束带感，大小便功能障碍。②多次出现颈性眩晕或猝倒。③出现上肢放射性疼痛剧烈，麻木乏力症状加重；颈椎椎体前方骨赘，致吞咽困难或压迫喉返神经。一旦确定转诊，社区康复人员应及时和转诊医疗机构联系，以确保转诊顺利进行。

5. 康复预防

（1）正确认识颈椎病，树立战胜疾病的信心。

（2）坚持体育锻炼。

（3）注意保暖，避免风寒、潮湿夏天注意避免风扇、空调直接吹向颈部，出汗后不要直接吹冷风，或用冷水冲洗头颈部，或在凉枕上睡觉。

（4）合理休息。

（5）自我锻炼，坚持做颈椎保健操。

（6）选择合适的枕头。

（7）避免长期低头姿势。

（8）正确的坐姿及合适的桌椅。

（9）避免颈部外伤。

（10）重视青少年颈椎健康。

（二）肩周炎的社区康复

肩周炎又称肩关节周围炎，是指以肩痛和肩关节运动功能障碍为主要临床表现的综合征。肩周炎的病因迄今不明，因该病多发于50岁以上的中老年人，且具有一定的自愈倾向。

1. 康复目标　肩周炎的急性期主要以肩部疼痛症状为主，而功能障碍则往往是由疼痛造成的肌肉痉挛所致。所以，治疗主要是以解除疼痛、预防关节功能障碍为目的。另外，在解决疼痛及功能障碍的同时，要消除患者焦虑或抑郁、悲观失望的心理障碍。

2. 康复评定　请扫描章前二维码。

3. 康复治疗　请扫描章前二维码。

4. 转介服务　许多肩周炎患者在医院的骨科和康复科门诊就诊，部分患者仅早期依赖止痛药物在家里进行治疗，失去功能锻炼的机会，给后续治疗带来困难。因此，社区康复工作者应与二、三级医院的专家保持长期合作，对适合在社区康复治疗的患者及时转介到社区，减少医疗成本；对在社区中经社区康复手段治疗效果不佳的患者，特别是肩关节疼痛剧烈、肩关节功能严重障碍者，应转介到医院骨科等相关科室行麻醉下肩关节粘连松解术，待病情稳定后再转介到社区继续康复治疗；当肩周炎患者有就业需要时，应帮助其转介到劳动就业部门安排恰当的工作。

5. 康复预防 常用的预防措施有：①坚持体育锻炼，增强体质。②工作中注意安全操作，避免损伤肩部。③重视保暖防寒，避免肩部受凉。④对易引起继发性肩周炎的病变，如糖尿病、颈椎病、肩部和上肢损伤、胸部外科手术以及神经系统疾病，应尽早进行肩关节的主动、被动运动，以防止肩关节挛缩。⑤对于经常伏案、双肩经常处于外展位工作的人，应避免长期的不良姿势造成肩部慢性损伤。⑥坚持合理的肩部运动，以增强肩关节周围肌肉和肌腱的强度。⑦老年人要加强营养，补充钙质，防止骨质疏松脱钙，增强关节的稳定性。⑧研究表明，有40%的肩周炎患者患病 5～7 年后，对侧也会发生肩周炎。因此，对已发生肩周炎的患者，既要积极治疗患侧，还要对健侧预防。

（三）腰椎间盘突出症的社区康复

腰椎间盘突出症主要是由于指腰椎间盘的纤维环破裂，髓核组织突出压迫和刺激脊神经根或马尾神经引起的腰痛、下肢痛或膀胱、直肠功能障碍等一系列症状和体征的疾病。

1. 康复目标 急性期康复目标是减轻疼痛，恢复基本的日常生活活动；恢复期、慢性期康复目标是维持和提高功能，尽可能恢复日常的工作与劳动，预防复发。最终治疗目标是缓解疼痛，恢复腰椎关节活动度，恢复腰背肌及下肢肌力，减少复发。

2. 康复评定 请扫描章前二维码。

3. 康复治疗 请扫描章前二维码。

4. 转介服务 患者在康复治疗过程中，如出现马鞍区麻木、大小便功能障碍或经规范的保守治疗后症状未缓解或加重，应建议患者到骨科就诊，决定是否需要进一步检查和手术治疗。

5. 康复预防 对腰椎间盘突出症高发职业，应分析工作环境及工作方式对脊柱的影响，尽可能改善工作环境，优化操作方式，提高机械化、自动化程度，降低劳动强度。这些预防原则也适用于日常。

（四）人工关节置换术后的康复

人工关节置换术是指用人工关节替代和置换病损或损伤的关节，目的是缓解疼痛、矫正畸形、重建一个稳定的关节，恢复和改善关节的运动功能。

1. 康复目标 人工关节置换术后康复目标是训练和加强关节周围的肌群，达到重建关节的稳定性；改善关节置换术后关节的活动范围，保证重建关节的良好功能；加强对置换关节的保护，延长关节使用的寿命；获得运动和日常生活能力最大限度的恢复；减少术后并发症。

2. 康复评定　请扫描章前二维码。

3. 康复治疗

（1）全髋关节置换术后的康复治疗。

（2）全膝关节置换术后的康复治疗。

4. 转介服务　转介的标准为：在医学情况稳定后的功能康复，应及时进入社区康复机构中进行。关节置换术后的患者需要生活自助器具及其他用品的辅助，需转介至专门生产部门或供应服务部门。对生存环境需求高的患者，应根据患者实际情况和困难，在社区中应向无障碍建筑改造、文化教育等部门和机构转介。对能参与劳动就业的患者，应向劳动就业部门转介。

5. 康复预防　人工关节置换术后的康复计划，应遵循个体化、渐进性、全面性等3个原则，除了患肢锻炼，同时注重健肢、上肢主动活动，呼吸训练以及心理咨询，使患者消除忧虑、增强信心。

（五）骨性关节炎的康复

骨性关节炎是由多种因素（生物力学、生物化学与基因等）相互作用引起关节软骨纤维化、皲裂、溃疡、脱失而致的关节疾病，是社区中老年人中最常见的关节疾病。

1. 康复目标　充分利用社区优势，通过健康教育、社区及家庭康复、改善家庭和社区环境等方法，减轻患者疼痛、改善患者功能、延缓疾病进展、改善疾病预后、避免或改善残障、增进患者活动与参与能力。

2. 康复评定　请扫描章前二维码。

3. 康复治疗　请扫描章前二维码。

4. 转介服务　患者如出现关节严重的肿胀和疼痛，药物治疗难以控制症状，应建议患者到其他科室或上级医院进一步检查治疗，如关节内出现游离体，导致严重的滑膜炎、疼痛、活动受限，可行关节镜清理术；骨性关节炎后期患者，各种治疗无效并严重影响患者的日常生活活动及生活质量时，可考虑关节置换术。

5. 康复预防

（1）合理饮食控制体重，避免身体肥胖，减少关节负担。

（2）避免不良姿势，减少或避免屈膝运动和作业，如久蹲。

（3）休息和安全运动。

（4）注意骨性关节炎关节活动受限的特点。

（5）积极配合康复治疗。

（6）功能适应。

三、内脏疾病的社区康复

（一）冠心病的康复

冠状动脉粥样硬化性心脏病是指冠状动脉粥样硬化使管腔狭窄和阻塞，或（和）冠状动脉功能性改变导致心肌缺血、缺氧或坏死而引起的心脏病，统称为冠状动脉性心脏病，简称冠心病，又称缺血性心脏病。

1. 康复目标 增加患者的心肺功能，改善有氧运动能力，提高生活质量；控制危险因素，减少猝死和梗死危险。最大限度提高患者的生活质量，使患者参与社会生活的各个方面。

2. 康复评定 请扫描章前二维码。

3. 康复治疗 请扫描章前二维码。

4. 转介服务 工作人员在患者每次运动训练前，应常规进行临床评价，如心率、心律、血压，能够辨认急症问题，并提供适当干预及转诊服务。当患者在运动训练过程中出现心绞痛，包括牵涉到臂部、耳部、下颌部、背部的疼痛，应停止正在从事的任何活动，协助患者采取舒适的坐位或卧位，立刻舌下含服硝酸甘油，同时安慰患者情绪，监测血压、心率、心律，吸氧 3 ～ 5 分钟未缓解可再含一片，观察胸痛有无缓解，如无缓解或没有硝酸甘油，应马上拨打急救电话；如出现低血糖，根据内科治疗原则口服或静滴葡萄糖；发现心跳、呼吸停止按照心肺复苏进行急救，拨打急救电话转诊，通知负责医生和科室负责人，通知患者家属。

5. 康复预防 主要包括：①吸烟的干预；②血压管理；③血脂管理；④体重管理；⑤糖尿病管理；⑥抗血小板、抗凝；⑦肾素 – 血管紧张素 – 醛固酮系统拮抗剂；⑧ β 受体阻滞剂；⑨流感疫苗。

（二）慢性阻塞性肺疾病的康复

慢性阻塞性肺疾病（chronic obstructive pulmonary disease，COPD）是一组以气流受限为特征的肺部疾病，其气流受限不完全可逆，呈进行性发展，但是可以预防和治疗。主要表现为咳嗽、咳痰，气短、呼吸困难，还伴有体重下降、食欲减退、外周肌肉萎缩和功能障碍、抑郁焦虑等肺外症状。

1. 康复目标 实施以健康教育为主要策略的干预活动，减少人群中 COPD 的危险因素，控制发病率和死亡率的上升；通过对高危人群和患者的早期发现、随访管理与规范化治疗和干预，控制病情、预防延缓病情进展，提高患者的生存质量。

2. 康复评定 请扫描章前二维码。

3. 康复治疗 请扫描章前二维码。

4. 转介服务 COPD 是一种慢性呼吸道疾病，患者常有多种并发症，且易因呼吸道感染致病情加重，治疗不及时可导致呼吸衰竭、电解质紊乱等，患者出现咳嗽、咳痰加重，发热、呼吸困难、下肢水肿加重等，应及时转入医院呼吸科诊治。

5. 康复预防 主要措施包括：①对于有 COPD 高危因素的人群，应定期进行肺功能检测；②戒烟；③疾病的基本知识宣教；④药物的作用和正确使用的方法；⑤长期氧疗；⑥呼吸管理技巧；⑦体能活动。

（三）糖尿病的社区康复

糖尿病是由遗传和环境因素共同作用引起的一组以糖代谢紊乱为主要表现的临床综合征，是以血浆葡萄糖增高为特征的代谢内分泌疾病。其基本病理生理改变为体内胰岛素分泌绝对不足或相对不足和胰高血糖素活性增高所引起的糖类、蛋白质、脂肪、水和电解质等代谢紊乱，严重时导致酸碱平衡失常。典型的临床症状为"三多一少"，即多尿、多饮、多食、体重减轻。多数病例早期多无症状，糖尿病控制不好会引起心、脑、肾、神经、眼等部位的并发症。

1. 康复目标 糖尿病患者的康复目标是改善患者的胰岛素抵抗，改善糖代谢和降低血糖，减轻或预防并发症，提高生活质量，尽可能恢复理想的家庭和社会生活，降低医药费用，减轻国家和个人的经济负担。

2. 康复评定 请扫描章前二维码。

3. 康复治疗 请扫描章前二维码。

4. 转介服务 糖尿病康复的重心在基层社区，建立社区和二、三级医院双向转介服务制度，加强随访，提高患者自我管理知识和技能，减少或延缓并发症的发生，建立规范化档案管理系统。①无法处理患者在社区或家庭中出现的治疗问题时，应及时转介到医院规范治疗，并做好随访工作；②对病情稳定及对社区康复有需求的患者，应转介到社区康复治疗；③对有就业需要的患者，应转介到劳动就业部门，安排合适的工作；④患者有婚姻、家庭、法律咨询等诸多需求时，要积极提供转介服务到相关机构；⑤对于特别困难，且丧失劳动能力者，要及时转介纳入社会保障体系。

5. 康复预防 糖尿病是一种累及全身，需要终身治疗的疾病，患者及其家属必须接受健康教育，使患者了解糖尿病基本知识认清糖尿病的危害，积极采取饮食控制和运动治疗的康复措施，改变不良生活习惯，控制和保持理想体重，合理应用降糖药物，控制好血糖，减轻和延缓慢性并发症的发生和发展。糖尿病的预防分为三级预防。

四、精神疾病的社区康复

精神康复医学是康复医学的一个学科分支，与躯体疾病康复相一致，即运用一切可采取的手段，尽量纠正精神障碍的病态表现，最大限度地恢复适应社会生活的精神功能。精神疾病康复可分为医院康复和社区康复，其目标是使患者的工作和生活得到重新安置，使患者能独立从事一些工作和操持部分家务劳动以提高患者适应社会的能力，提高其社会角色水平和生活质量。精神康复医学服务的主要对象包括各类精神病和精神障碍的残疾者，其中大部分是重性精神病患者，且主要是慢性精神病患者。

（一）精神分裂症的社区康复

精神分裂症是一种慢性、严重性、致残性脑病。它以思维过程和情感反应的解体为特征，最常见的表现为幻听、偏执、奇特的妄想或语言和思维紊乱，伴随明显的社会或职业功能障碍，通常典型症状出现在成年早期。遗传、早年成长环境、神经生物学特点、心理和社会影响，都是其发生的重要影响因素。康复治疗的重点往往在社区和家庭，精神分裂症患者的社区康复主要包括以下几方面：

1. 药物治疗。

2. 心理治疗。

3. 生活技能训练。

4. 健康教育。

5. 职业康复。

6. 定期随访。

（二）双相情感障碍的社区康复

双相情感障碍是指既有躁狂或轻躁狂发作，又有抑郁发作的一类心境障碍。躁狂发作时，表现为情绪高涨、言语增多、活动增多；而抑郁发作时，则出现情绪低落、活动减少等症状。双相情感障碍一般呈发作性病程，躁狂和抑郁常反复循环或交替出现，但也可以混合方式存在，每次发作症状往往持续一定时间，躁狂发作持续1周以上，抑郁发作持续2周以上，并对患者的日常生活及社会功能产生不良后果。双相情感障碍的社区康复治疗包括：

1. 心理健康教育。

2. 认知行为治疗。

3. 人际和社会节律治疗。

（三）老年期痴呆的社区康复

老年期痴呆是老年人脑功能障碍导致的以认知、行为和人格变化为特征的一种综合征。它是一种获得性的持续性智能损害。老年期痴呆包含如下几类疾病：①老年性痴呆，或称 Alzheimer 型痴呆（Alzheimer's disease，AD）；②血管性痴呆（vascular dementia，VD），主要为多发性脑梗死性痴呆；③其他原因所致的痴呆。

痴呆患者的认知功能训练近年来颇受重视，其目的是通过反复给予定向和记忆强化，以提高患者的认知能力。具体包括以下几种方法：

1. 记忆训练训练。

2. 智力训练。

3. 右脑训练。

五、智力残疾的社区康复

智力残疾是指人的智力明显低于一般人的水平，并显示适应行为障碍。智力残疾是在智力发育期间，由于各种原因导致的智力低下；智力发育成熟以后，由于各种原因引起的智力损伤和老年期的智力明显衰退导致的痴呆。智力落后在精神病学上称为精神发育迟缓、精神发育不全、精神缺陷；教育、心理学称为智力落后、智力缺陷；儿科学称为智力低下、智能迟缓、智力发育障碍；特殊教育学校称为智力残疾。

1. 智力残疾的评定　首先，应根据智商、适应行为及发病年龄判定有无精神发育迟滞，再进一步寻找病因。主要包括：①病史收集；②体格检查；③实验室检查；④智力测验。

2. 智力残疾的分级　根据 WHO 和美国智力低下协会（American association on mental deficiency，AAMD）的智力残疾的分级标准，按其智力商数（IQ）及社会适应行为，划为四级智力残疾。

3. 康复训练

（1）训练计划的制订。

（2）常用训练方法：①运动能力训练；②感知能力训练；③认知能力训练；④日常生活能力训练。

4. 智力残疾的职业教育

（1）加强对义务教育段高年级智力残疾学生的职业教育。

（2）试点建立智力残疾学生初级职业培训学校。

5. 转介服务

（1）转介服务的对象和疗程。

（2）转介服务项目。

六、残疾儿童的筛查与社区康复

儿童期残疾一般分为：视力障碍（如中枢性视觉障碍）、听力障碍（如先天性感音性耳聋）、肢体残疾（如瘫痪）、智力残疾（如唐氏综合征）、精神残疾（如儿童孤独症）和多重残疾（如脑瘫的伴随障碍）。

（一）听力障碍儿童的早期筛查和康复

1. 婴幼儿听力损失的早期症状。
2. 儿童听力障碍的筛查方法
（1）新生儿听力筛查。
（2）儿童听力筛查。
3. 儿童听觉言语康复原则。
4. 儿童听力障碍的预防。

（二）视力障碍儿童的早期筛查和康复

1. 视力障碍儿童的早期症状。
2. 视力障碍儿童的筛查方法。
3. 视力障碍儿童的早期康复。

（三）脑性瘫痪儿童的早期筛查和康复

脑性瘫痪是儿童时期导致运动残疾的最重要的疾病，简称脑瘫，是由于发育中的胎儿或婴幼儿脑部受到非进行性损伤，而引起的一组持续存在的、导致活动受限的运动和姿势发育障碍综合征。其运动障碍常伴随感觉、认知、交流、感知、行为、继发性肌肉骨骼障碍及癫痫等。按临床表现分为6种类型：痉挛型四肢瘫、痉挛型双瘫、痉挛型偏瘫、不随意运动型、共济失调型、混合型。

1. 正常全身运动的发育历程和异常表现
（1）早产时期和扭动运动阶段。
（2）不安运动阶段。

2. 全身运动评估对脑性瘫痪的早期预测　40多年前，欧洲 Heinz F.R. Prechtl 教授建立了全身运动评估（general movements assessment，简称 GMs 评估），他指出："GMs 评估为我们打开了一扇探究小婴儿脑功能的窗户。"全身运动是一种自发性运动模式，最早出现于妊娠9周的胎儿，持续至出生后 5 ～ 6 月龄的小婴儿。全身运动评估是一种简便易行、易于推广的脑瘫及其他严重神经发育障碍超早期预测技术，可以安全有效地在3月龄内做出预测性筛查。
（1）连贯一致的"痉挛-同步性"GMs 和"不安运动缺乏"用于预测痉挛型脑瘫。
（2）痉挛型脑瘫和不随意运动型脑瘫的 GMs 表现特点。

3. 全身运动评估的临床操作规范
（1）临床所需硬件设备。
（2）GMs 录像记录规范。
（3）GMs 录像评估规范。

4. 依托社区的全身运动评估工作流程 通过评估 1 月龄内和 3 月龄的小婴儿的全身运动录像，可以安全有效地在 3 月龄以内完成脑瘫超早期筛查。GMs 评估简便经济，具有较高的成本效益比，适于在广大妇幼保健基层网络中进行推广应用。

5. 脑瘫儿童的康复治疗 脑瘫儿童的社区康复目标是：通过社区康复训练，促进患儿运动、感觉、认知功能的发育，预防继发性障碍，尽可能实现生活自理或部分自理，培养健全的人格，为进入学校和社会打下良好的基础。由于脑瘫患儿的康复是一个长期的过程，在为患儿设定康复计划时，应充分考虑患儿的障碍程度、现存能力、自身需求、发展潜力、家庭条件和家属的期望，以及所处的社区环境等方面。

（1）社区和家庭康复训练的基本技术。

（2）社区和家庭康复训练的注意事项。

（3）矫形器和辅助器具的应用。

（4）脑瘫的心理康复与教育。

6. 预后、预防和社会康复

（1）脑瘫预后的相关因素：①脑损伤的程度；②是否早期发现、早期干预；③康复治疗的情况；④康复预防的措施；⑤社会因素。

（2）脑瘫的三级预防。

（3）脑瘫的社会康复。

（四）儿童孤独症的早期筛查和康复

儿童孤独症又称自闭症，是一种先天性广泛性发育障碍的一种亚型，目前原因不明，但越来越多的证据表明，遗传因素和胎儿宫内环境因素在孤独症的发病中有重要作用，其发生与家庭教养缺失、养育者的冷漠、语言环境复杂等都没有明显关系。本病以男孩多见，一般在出生后 30 ～ 36 个月内发病。多数患者在婴儿期即已出现早期症状，至 12 ～ 30 个月症状明朗化。

1. 儿童孤独症的早期症状（2 岁前）。

2. 儿童孤独症的典型症状：主要有 3 大核心症状，社会交往障碍、言语交流障碍、兴趣狭窄和活动刻板重复。

3. 儿童孤独症的筛查方法。

4. 儿童孤独症的康复治疗：儿童孤独症的综合性治疗措施包括教育训练、感觉综合训练、听觉综合训练、游戏训练、药物治疗等。

本章小结

社区康复主要内容包括：①社区康复的概述；②社区康复的原则与职责；③康复的评定种类与方法；④社区常用的康复疗法及中医康复疗法；⑤社区常见疾

病的康复。

　　社区康复主要是通过社区现有的资源改善残疾人、慢性病病人、老年人的健康状况，以提高生活质量为目标，实现各地社区有需要的患者就医机会均等，充分参与社会生活的目的，从而使他们得到全面康复的社会系统工程。

第十章　卫生应急

学习目标

1. 识记　卫生应急概念、特点原则；突发公共卫生事件概念、特点、分类。

2. 理解　我国卫生应急系统的构成；我国卫生应急管理的运行机制；突发事件紧急医疗救援新模式。

3. 应用　突发公共卫生事件应急处理；检伤分类与转运；常见现场救护基本技术。

案例引入

2016年江西丰城发电厂三期扩建工程发生冷却塔平台坍塌特别重大事故，造成73人死亡、2人受伤，直接经济损失10 197.2万元。事故发生的直接原因是脚手架模板支撑拆除过早，混凝土浇筑后未达到强度要求，导致事故的发生。

请思考：作为现场救护人员，应如何及时施救，保护患者性命安全？

案例解析路径导航：

（1）脱离危险地带　立即将患者脱离危险，移至安全地带，如对因滑坡、塌方砸伤的患者搬运至安全地带；对于急性中毒的患者应尽快使其离开中毒现场，搬运至空气流通的地方等。

（2）安全转移　对于患者，要根据不同伤情，采取适宜的搬运方法。转运过程中，密切观察患者病情，并且不能终止救治措施，将患者安全运送到医院做后续抢救。

（3）检查病情　对受伤或中毒患者，对其进行认真仔细检查，确定病情。如意识状态、受伤部位及情况、气道是否通畅、有无大出血、有无呼吸、有无颈动脉搏动。

（4）对症救治　按检伤分类原则对患者进行治疗。在治疗时，分清轻重缓急，优先救治病危患者。外伤出血患者，立即进行止血与包扎；骨折患者，及时固定和包扎；心跳、呼吸骤停患者，分秒必争地实施 CPR；急性中毒患者，采取除毒措施。

第一节 卫生应急概述

一、卫生应急概念

卫生应急是指在突发公共卫生事件发生前或出现后，采取相应的监测、预测等应急准备与现场处置等措施，及时对产生突发公共卫生事件的可能因素进行预防和对已出现的突发公共卫生事件进行控制；同时，对其他突发公共事件实施紧急的医疗卫生救援，以减少其对社会、政治、经济、人民群众生命安全的危害。

二、卫生应急特点、原则

（一）我国卫生应急工作的主要特点

1. 主要目标 预防突发公共卫生事件的发生，尽可能将突发公共卫生事件控制在事件发生的初期。若发生突发公共卫生事件，应依据卫生应急机制应马上动员相关资源及技术，将突发公共卫生事件迅速控制在有限的范围内，减少对社会和大众健康的影响。

2. 符合我国的卫生国情 在突发公共卫生事件发生时，能及时有效地调动相关卫生资源、整合各种社会资源、动员全社会参与，及时有效做好突发公共卫生事件的应急工作。

3. 建设与完善卫生应急机制和体系 此过程是一个长期的过程。除了加强监测信息网络、实验室检测、基础建设等硬件建设；更要依靠科学，以人为本，加强人员培训和能力建设，发挥专业技术人员在卫生应急工作中的关键作用。

4. 依法开展卫生应急工作 《中华人民共和国传染病防治法》《突发公共卫生事件应急条例》等法律法规的出台，为卫生应急机制的建设和卫生应急工作的开展提供了法律保障。同时，要依靠科学、依靠专业队伍、依靠全社会和群众开展卫生应急。

（二）我国卫生应急管理特点

1. 统一指挥，分级负责 国务院是国家紧急事务管理的最高行政机构，统一领导各类突发事件的预防和处置工作。按照突发公共卫生事件的级别，分别由中央和地方不同层次的机构实施应急管理，跨省区或者特大的突发公共卫生事件，由国务院及有关部门统一协调，地方各级政府权衡处置，重大、较大或一般突发公共卫生事件，由地方各级政府负责处置。

2. 一案三制 目前我国卫生应急管理工作围绕"一案三制"这一中心环节，即应急预案体系，应急法制、体制、机制进行建设，加强应急预警、应急储备机制的建设，建立为何完善我国应急管理法律体系，全面加强卫生应急管理体系建设，以提高卫生应急能力。

3. 协调有序 突发公共卫生事件应急处理强调现场工作的协调、机构和部门间的配合，在统一指挥下，使应急工作能够急而不乱、科学有序的进行。

4. 不平衡性 国家、省、市、县及不同地区间突发公共卫生事件的特点和卫生应急管理水平发展是不平衡的。医疗卫生资源配置不合理，卫生人员素质和水平参差不齐，地区之间差别较大，应急的理念还未牢固树立等都造成了我国突发公共卫生事件应急管理的不平衡。

5. 社会参与 应急工作不仅是卫生部门的工作，政府各部门之间、卫生部门之间、中央与地方之间应通力合作，同时更需要广大人民群众的广泛参与，我国具有"人多力量大"的政治优势，传统的组织动员能力比较强。只有在此基础上，对整个社会资源实施统一调度、指挥和管理，迅速调动应急所需物资和人员，果断采取行动，才能有效控制事态的发展，动员全社会广泛参与是卫生工作的基本方针之一。

（三）我国卫生应急的基本原则

1. 预防为主、常备不懈 要提高全社会防范突发公共事件对健康造成影响的意识，落实各项防范措施，做好人员、技术、物资和设备的应急储备工作。对各类可能引发突发事件并需要卫生应急的情况，要及时进行分析、预警，做到早发现、早报告、早处理。

2. 统一领导、分级负责 根据突发公共事件的范围、性质和对公众健康危害程度，实行分级管理。各级人民政府负责突发公共事件应急处理的统一领导和指挥，各有关部门按照预案规定，在各自的职责范围内做好卫生应急处理的有关工作。各级各类医疗卫生机构要在卫生行政部门的统一协调下，根据职责和预案规定，做好物资技术储备、人员培训演练、监测预警等工作，快速有序对突发公共事件进行反应。

3. 全面响应、保障健康 突发公共事件卫生应急工作的重要目标是为了避免或减少公众在事件中受到的伤害。突发公共事件，涉及人数众多，常常遇到的不单是某一类疾病，而是疾病和心理因素复合危害，而且还有迅速蔓延的特点，所以在突发公共事件处理中，疾病控制、医疗救治等医疗卫生机构需要在卫生行政部门的协调下，在其他部门的支持配合下，协同开展工作。其目标是最大限度地减少事件带来的直接伤亡和对公众健康的其他影响。

4. 依法规范、措施果断 各级人民政府和卫生行政部门要按照相关法律、法规和规章的规定，完善突发公共事件卫生应急体系，建立系统、规范的突发公共事件卫生应急处理工作制度，对突发公共卫生事件和需要开展卫生应急的其他突发公共事件作出快速反应，及时、有效开展监测、报告和处理工作。

5. 依靠科学、加强合作 突发公共事件卫生应急工作要充分尊重和依靠科学，要重视开展突发公共事件防范和卫生应急处理的科研和培训，为突发公共事件卫生应急处理提供先进、完备的科技保障。地方和军队各有关部门和单位，包括卫生、科技、教育等各行业和机构要通力合作、资源共享，有效开展突发公共事件卫生应急工作。要组织、动员公众广泛参与突发公共事件卫生应急处理工作。

三、我国卫生应急系统的构成

我国应急系统主要由指挥决策系统、信息管理系统、应急处置系统、物资保障系统、专家咨询系统构成，具体如下：

1. 指挥决策系统 是应急管理的最高决策者，负责应急管理的统一指挥，给各个支持系统下达命令，提出要求。

2. 信息管理系统 应急管理体系的信息中心，负责突发公共卫生事件和应急信息的实时共享，为其他系统提供信息支持。主要工作有：信息采集、处理、存储、传输、更新、维护等。

3. 应急处置系统 是对"指挥调度系统"形成的预案和指令进行具体实施的系统。负责执行"指挥调度系统"下达的命令，完成各种应急处置任务。

4. 物资保障系统 负责应急处置过程中的资源保障。主要工作有：应急资源的存储、日常养护，在"决策辅助系统"协助下进行资源评估，负责应急资源调度等。

5. 专家咨询系统 在"信息管理系统"传递的信息基础之上，对应急管理中的决策问题提出建议或方案，为"指挥决策系统"提供决策支持。如预警分析、预案选择、预案效果评价、资源调度方案设计等。

四、我国卫生应急管理的运行机制

突发公共卫生事件应急运行机制是指突发公共卫生事件应急管理制度和方法的具体运行流程、诸要素之间的相互作用和关系。突发性公共卫生事件所产生的危机往往给一个国家及地区的社会经济产生严重影响。突发公共卫生事件应急机制建设是卫生应急工作的核心之一。为了及时高效地应对各类突发公共卫生事件，政府必须建立和完善统一指挥、反应灵敏、协调有序、运转高效的突发公共卫生事件应急运行机制。应急运行机制的应对要经过 3 个阶段：事前要建立预警系统，形成一个通畅的公共卫生信息系统；事中要充分依靠突发公共卫生事件应急机制从容不迫应对，与此同时，进行良好的危机公关，以保持社会稳定；事后要对原因、过程进行反思，对管理系统进行调整，使人们恢复和巩固信心。我国突发公共卫生事件应急运行机制正在建设和不断完善中，主要包括指挥决策机制、组织协调机制、监测预警机制、应急响应机制、信息发布与通报机制、应急保障机制、国际和地区间的交流和合作机制、社会动员机制、恢复重建机制、调查督导评估机制和责任追究与奖惩机制。见图 10-1。

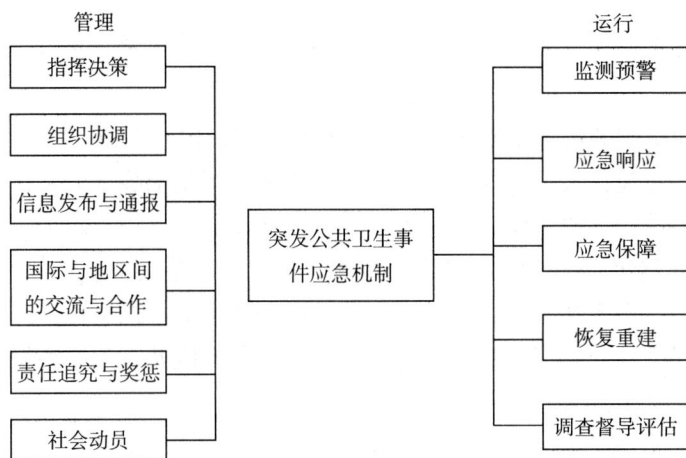

图10-1 突发公共卫生事件应急机制

（一）监测预警机制的运行

1. 预警信息 包括事件的类别、可能波及的范围、可能的危害程度、可能的延续时间、提醒事宜、应采取的相应措施等。

2. 预警级别 根据突发事件可能造成的危害程度、紧急程度及发展态势，预警可分成 4 个级别，分别用红色（特别严重）、橙色（严重）、黄色（较重）和蓝色（一般）来表示。

3. 预警信息的发布。

（二）应急响应机制的运行

1. 应急响应机制的运行主要包括响应过程、响应分级、响应程序及相应措施等内容。

2. 目前，我国初步形成了"统一指挥、协调有序、部门联动、快速高效"的应急响应机制。

3. 发生特别重大（Ⅰ级响应）突发公共卫生事件，应启动国家级响应；发生重大（Ⅱ级响应）突发公共卫生事件，启动省级响应；发生较大（Ⅲ级响应）突发公共卫生事件，应启动市级响应；发生一般（Ⅳ级响应）突发公共卫生事件，应启动县级响应。

（三）应急保障机制的构成和运行

应急保障机制的构成包括法律保障、技术保障、物资保障、经费保障、通讯与交通保障、其他保障（包括基本生活保障、社会公众的健康教育等）。

（四）恢复重建机制

恢复重建机制包括善后处置、调查、评估及恢复、重建，政府是恢复重建的主体。

恢复重建机制的包括短期恢复重建与长期恢复重建。

短期恢复重建：人员的安置，疾病防治与环境污染消除，危害评估，消除突发公共卫生事件产生的后果，快速恢复社会生产。

长期恢复重建：进行深入的社会调查、思考突发公共卫生事件产生的根源，总结经验教训，提出技术、管理、机构及运作程序上的改进意见，进行必要的组织变革，加强突发公共卫生事件的预防和应急准备。因此，建立突发公共卫生事件恢复、重建机制至关重要。

（五）督导评估机制的运行

督导评估机制的运行包括以下几方面：制度评估计划；确定专家评估小组成员和负责人；描述可能受影响的目标；描述事件的影响；确定优先序；提出行动建议；记录评估结果和决定，及时总结评估经验。

第二节 突发公共卫生事件应急处理

一、突发公共卫生事件概念、特征、分类

（一）突发公共卫生事件概念

突发公共卫生事件指突然发生，可能造成社会公众健康严重损害的重大传染病疫情、群体性不明原因疾病、重大食物和职业中毒以及其他严重影响公众健康的事件。

（二）突发公共卫生事件特征

1. 突发性 突发公共卫生事件难以预测未来且具有不确定性。虽然突发公共卫生事件存在发生预兆、预警的可能，但往往难对其作出准确判断及识别。

2. 公共属性 突发事件所危及的对象不是特定的人群，也是不特定的群体，在突发公共卫生事件影响范围内的人都有可能受到伤害。

3. 危害的严重性 突发公共卫生事件不仅对人民群众生命安全造成危害，而且对社会经济发展、生态环境等造成不同程度的危害，常致大量群众伤亡和损害居民的身心健康。其危害可表现为直接危害和间接危害。直接危害一般为突发公共卫生事件直接导致的即时性损害，间接危害表现为事件的继发性效应或危害，例如，事件引发公众恐慌、焦虑情绪等，有时还伴有后期效应（如放射事故），对社会、政治、经济产生影响。

4. 群体性 突发公共卫生事件影响并非影响个体，而是广泛的社会群体，对老幼病残等特殊人群的影响更加凸显。

5. 时间分布各异 人为原因导致的突发公共卫生事件的时间分布多无规律；由自然原因引起的灾害，尤为气象灾害的发生时间呈一定的季节性，如雪灾一般只会在冬季发生，洪水多发生在春夏两季。

6. 地点分布各异 水灾多发生于临近湖海、地势低平的圩区；地震多发生于地壳板块交界处；食物中毒和流感暴发可发生在任何地区。不同性质的突发公共卫生时间的地点分布不相同。

7. 应急处理的综合性 突发公共卫生事件不仅仅是一个公共卫生问题，同时涉及社会多方面，是一个社会问题。因此，突发公共卫生事件的应急处理必须由政府统一指挥、综合协调，同时需要全社会成员的通力合作，方可妥善处理，将突发公共卫生事件危害降到最低程度。

（三）突发公共卫生事件分类

突发性公共卫生事件的分类方法有多种，一般从发生原因上来分，通常可分为：

1. 生物病原体所致疾病 主要指传染病（包括人畜共患传染病）、地方病区域性流行、寄生虫病、暴发流行或出现死亡；群体性医院感染；预防接种或预防服药后出现群体性异常反应等。

2. 食物中毒事件 食物中毒是指人把有毒有害物质当作食物摄入后或摄入了含有生物性或化学性有毒有害物质后所出现的非传染性的急性或亚急性疾病，属于食源性疾病的范畴。

3. 有毒有害因素污染造成的群体中毒、出现中毒死亡或危害 这类公共卫生事件由于是污染所致，如大气污染、放射污染等，波及范围极广。

4. 自然灾害 泥石流、台风、洪涝、地震、火山爆发等自然灾害突然发生，会在瞬间造成大量生命财产的损失、物质短缺、生产停顿，灾民无家可归，同时产生严重的公共卫生问题，从而引发多种疾病，特别是传染性疾病的发生和流行。

5. 意外事故引起的死亡 飞机坠毁、空袭、煤矿瓦斯爆炸等重大生产安全事故让我们感到惋惜，一些生活意外事故也在严重威胁着群众的安全。由于意外事故没有事前的准备和预兆，往往会造成巨大的人员伤亡和经济损失。

6. 不明原因引起的群体发病或死亡 这类事件由不明原因所致，通常危害较前几类更严重。一方面，该类事件的原因不明，公众缺乏相应的防护知识和处理能力。同时，也没有针对该事件设定监测预警系统，使该类事件造成严重的后果。另一方面，由于该类事件原因不明，在控制上有很大的难度。

二、突发急性传染病

突发急性传染病指严重影响社会稳定，对人类生命健康构成巨大威胁，需要采取紧急处理措施，如人感染高致病性禽流感、鼠疫、传染性非典型肺炎等新发的急性传染病和不明原因性疾病。

（一）呼吸道传染病主要特点

1. 传染源 主要是传染病患者、隐性感染者、健康病原携带者。

2. 传播途径 呼吸道传播途径主要为飞沫、气溶胶、尘埃等传播方式；或以间接接触途径传播，如日常生活用品（公用玩具、共用食具、床、被等）被传染源的分泌物污染后。口鼻手等途径也可以将病原体传播给易感者。

3. 人群易感性 人群普遍易感，尤其是老年人、免疫力低下者、儿童及幼儿。

4. 流行病学特点 群体性：传播迅速，发病率在短时间内升到较高水平；聚集性：患者多分布在传染源周围，离患者越近，发病率越高；发病与生活、卫生条件相关，居住越拥挤，饮食卫生条件越差，越容易被传染。

（二）呼吸道传染病的处理

1. 报告制度 疑似出现呼吸道传染疾病，立即报告给科主任并启用备用诊室。一经确诊，疑似患者要做到单人单病房，确诊后统一病房管理、治疗。

2. 做好传染病调查工作 如采集标本，进行血清学或病原学检测，以核实诊断，证实是否爆发。

3. 认真填写传染病卡 内容包括患者年龄、性别、发病时间、地点、职业等。

4. 调查疫苗接种情况 分析发病与免疫史的关系，对住院患者陪护家属进行应急接种。

5. 隔离患者 及时隔离患者，发现继发病例及时隔离治疗，对疑似病例严密观察。

6. 消毒 进行空气和环境消毒，对患者的污染物进行消毒。

7. 向有关部门汇报 将情况汇报给医院的院感科，由院感科报告给市疾控部门。

8. 开展知识教育及应急接种 有针对性宣传卫生防疫知识与措施，协助疾控部门开展应急接种。

三、突发中毒事件

突发中毒事件包括重大食物中毒事件和职业中毒事件，指由于食品污染和职业危害的原因，造成人数众多或者伤亡较重的中毒事件。

（一）食物中毒的主要特点

1.中毒患者在相近的时间内均食用过某种共同的中毒食品，未食用者不发病。

2.潜伏期短，来势凶猛，短时间内可能有多人同时发病。

3.所有中毒患者的临床症状相同或相似，多见于胃肠道表现，同时病程短。

4.有共同的致病食物，即没有进食致病食物的人，不会发病。但是停止食用致病食物后，发病很快就停止。

5.食物中毒在人与人之间无传染性。

6.有明显的季节性（主要集中在夏秋季）。

（二）食物中毒的处理

1.清除经消化道未被吸收的毒物，以阻止胃肠道吸收毒素

（1）催吐　对于清醒的口服毒物中毒患者，催吐仍可考虑作为清除毒物方法之一，尤其是小儿中毒患者，但对大多数中毒患者来说，目前不建议使用催吐。催吐前需注意严格把握禁忌证，包括：昏迷；惊厥；食入腐蚀性毒物；休克、严重心脏病、肺水肿、主动脉瘤；最近有上消化道出血或食道胃底静脉曲张病史；孕妇。

（2）洗胃　洗胃为清除经消化道摄入毒物中毒的方法之一。洗胃的原则为越早越好，一般建议在服毒后1小时内洗胃，但对某些毒物或有胃排空障碍的中毒患者也可延长至4～6小时；对无特效解毒治疗的急性重度中毒，如患者就诊时即已超过6小时，酌情仍可考虑洗胃；对于农药中毒，例如有机磷、百草枯等要积极洗胃；而对于药物过量，洗胃则要趋向于保守。洗胃有可能发生并发症，如吸入性肺炎、心律失常、胃肠道穿孔等。洗胃过程中密切观察患者病情变化。

2.建立静脉通道　对患者进行催吐和洗胃的同时，为患者建立静脉通道，并采集患者血样送往检验科进行检验分析。食物中毒原因明确后，遵医嘱为患者静脉注射特效解毒剂并对症治疗。

四、群体性不明原因疾病

群体性不明原因疾病是指在2周内，在某个相对集中的区域内（如学校、社区等集体单位），同时或者先后出现具有共同临床表现患者，同时病例数不断增加，范围不断扩大，又暂时不能诊断或解释病因。如传染性非典型肺炎疫情发生之初，由于对其认识不清，虽然知道这是一组同一症状的疾病，但对于其发流行途径、发病机制及其诊断标准等认识不清。随着深入研究，最终认识到由冠状病毒的一种变种所致。

（一）群体性不明原因疾病的特点

群体性不明原因疾病有如下特点：社会影响大；处理难度大；现场调查处理工作复杂；面临现场调查设计，责任追究，法律诉讼，多部门配合甚至国内外合作等复杂问题。

（二）群体性不明原因疾病的处理

1. 隔离治疗患者　根据疾病的分类，按照肠道传染病、虫媒传染病、呼吸道传染病隔离病房要求，对患者进行隔离治疗。重症患者立即就近医院治疗，症状好转后转送隔离医院。患者在转运中要注意采取有效的防护措施。

2. 治疗前注意采集患者相关标本，妥善处理医疗废物。出院标准由卫生行政部门组织流行病学、临床医学、实验室技术等多方面的专家共同确定，患者达到出院标准方可出院。

3. 医学观察　对患者家属和密切接触者进行医学观察，观察期限根据流行病学调查的潜伏期和最后接触日期决定。

4. 严格实施消毒　按照《中华人民共和国传染病防治法》要求处理人、畜尸体，并按照《传染病患者或疑似传染病患者尸体解剖查验规定》开展尸检并采集相关样本。对可能被污染的场所、环境、物品等进行消毒、杀虫、灭鼠等卫生学处理。

5. 开展健康教育，提高居民自我防护意识，做到群防群治。

五、其他严重影响公共健康事件

（一）核辐射事故

核辐射指由于放射性物质或者其他放射源造成有可能造成公众健康严重影响或严重损害的突发事件。特点：放射性物质或者其他放射源经呼吸道、消化道、皮肤等进入人体引起内辐射，或直接通过照射引起机体细胞受损、坏死而导致急性放射病。核辐射突发事件能导致人员伤亡或放射性污染，还可能造成严重的社会心理影响。

1. 核辐射的危害特点

（1）易造成大面积放射性污染：核辐射对空气造成污染并随风飘散；放射性物质以粉末为主覆盖于物体表面，物体受到污染；受核辐射污染的废水渗透到地下，水体会受到污染。

（2）易造成辐射性生物效应：大量放射性核素能够放射出具有电离能力和穿透能力的射线，从而使物质或机体发生物理、化学、生物等方面的变化。射线对人体的伤害途径有外照射和内照射。

（3）危害潜伏期时间长：如果长时间受辐射照射，容易使机体器官功能受到损害。

（4）对现场处置人员直接造成伤害。

（5）造成人员中毒。

2. 核辐射的处理

（1）尽快脱离污染现场。

（2）尽快清除初始污染部位的污染，阻止人体放射性核素的吸收，加速排出人体的放射性核素，减少其在组织和器官中的沉积。

（3）依据早期症状和血液常规检查结果，初步估计人员受照剂量，设立临时分类站，进行初步分类诊断，必要时使用稳定性碘或抗放射药物。

（4）加速放射性核素排出治疗时，应注意防止可能给机体带来的毒性副作用。应特别注意其对肾脏的损害，应尽早采取促排措施。

（5）一般而言，放射性核素摄入量少于 1 个年摄入量限值（ALI）时，不考虑采取促排措施；放射性核素摄入量超过 2 倍 ALI 以上的人员，应采取促排措施，并进行追踪观察；超过 20 个 ALI 属于严重内照射，应进行积极治疗和长期医学观察，注意远期效应。

（二）化学品泄漏

化学品泄漏突发事件是指在化学品的生产、运输、储存、使用和废弃处置过程中，由于各种原因引起化学品从其包装容器、运送管理、生产和使用环节中泄漏，造成空气、水源和土壤等周围环境的污染，严重危害或影响公众健康的事件。

1. 特点 污染速度快；影响范围大；突发性强；持续时间长；造成群众健康受到危害和财产损失。

2. 化学品泄漏的现场处理

（1）应急处理前，一定要先穿戴好防护用品，如防护服、防毒面具等。

（2）立即将患者移离现场，迅速脱去被化学品污染的衣裤鞋袜。

（3）马上用大量清水反复多次清洗创面，15～30 分钟；冲洗越早、越干净、越彻底越好。若累及眼部，用清水冲洗时眼皮一定要掰开，如无冲洗设备，协助患者将头部放入清洁的水盆中，把眼皮掰开，眼球来回转动洗涤。若是生石灰、电石等颗粒溅入眼睛，先用棉签去除颗粒，再用大量清水来回冲洗。

（4）用大量清水冲洗完毕后，用清洁纱布轻轻覆盖创面。

（5）创面切勿涂抹红药水或药膏，或用脏布包裹。

（6）患者口渴时，可适量饮水或含盐饮料。

（7）若合并骨折、出血等外伤，在现场立即进行处理。

（三）火灾

在时间、空间上失去控制并对财产和人身造成损害的燃烧现象称为火灾。火焰及其燃烧物可直接造成人体烧伤，甚至危及生命。吸入高温的烟气，就会烧伤呼吸道，造成组织肿胀，阻塞呼吸道，甚至窒息死亡。由于火灾引起的伤害也非常多，包括中毒、踩踏伤、坍塌而引起的砸伤、埋压和刺割伤等。

1. 现场特点　火灾、烟气蔓延迅速；空气污染，通气不畅，视线不良；人物集聚和杂乱拥挤；心理紧张和行为错乱。

2. 火灾的现场处理

（1）尽快采用清水或覆盖方法帮助患者灭火或使其身体脱离灼热物质，指导患者立即卧倒打滚灭火，并迅速脱去着火衣物。对于大面积的重度烧伤，最基本的处理原则是散热和冷敷，中小面积的浅度烧伤可采用立即浸入清水进行冲洗，对于大面积烧伤患者，不能使用冷水，会使血管收缩，使组织缺氧。

（2）防止患者休克及感染，在现场可口服止痛片（有呼吸道烧伤或颅脑损伤时，禁用使用吗啡），保持气道通畅，并给予吸氧、补液及抗生素等对症治疗。

（3）在现场，对烧伤创面一般不做特殊处理，尽量不要弄破水疱，不要随意涂药以免增加后期处理的难度。

（4）包扎创面，可采用无菌敷料覆盖创面，防止再次污染。

（5）在现场如发现心跳、呼吸停止，应立即进行心肺复苏术。复苏成功后严密观察其他变化。搬运患者一切动作要轻柔，以减少患者的痛苦。

（6）对于吸入性轻度损伤，现场给予氧气吸入，静脉注射地塞米松等；中度损伤患者，进行静脉滴注、气管插管等方法施救；对气管充血、肿胀或呼吸道阻塞而濒临死亡的患者，应及时行气管切开术。

（四）重大交通事故

重大交通事故指一次造成死亡 1～2 人，或者重伤 3 人以上 10 人以下，或者财产损失 3 万元以上不足 6 万元的交通事故。

1. 特点　突然发生；伤情复杂；运送困难；伤情严重。

2. 急救原则　遵循迅速、准确、有效三大原则，首先确保呼吸顺畅，维持有效血液循环，检测生命体征及病情变化，然后进行辅助诊断检查。

3. 重大交通事故的处理

（1）伤情评估：按照 A、B、C、D、E 等步骤评估伤情，做出初步判断：A：气道，判断呼吸道是否通畅；B：呼吸，检查呼吸频率、节律、有无胸部损伤影响呼吸功能；C：血液循环：判断有无大动脉搏动及大出血；D：神经系统：有无颅脑损伤及脊柱脊髓损伤；E：肢体活动：判断四肢骨折情况，有无伤口出血及畸形。

（2）保持呼吸道通畅：马上清除口腔血块、呕吐物及分泌物，取出义齿，保持呼吸道通畅。置患者于侧卧位或头偏向一侧，以防误吸并给予鼻导管或面罩吸氧，氧流量为 4 ～ 6 L/min，呼吸困难者进行气管插管或气管切开。

（3）开放静脉通道 2 条以上，液体给予平衡盐溶液 1000 ～ 1500 mL 迅速扩容，同时留置导尿，观察尿量、颜色、性质。

（4）采用监护仪持续监测患者血压、呼吸和血氧饱和度，根据监测结果，及时对症处理。

（5）控制活动出血：伤口加压包扎，清创缝合，固定骨折。必要时对大动脉出血使用止血带，确诊为内脏大出血者应提前联系科室进行紧急手术止血。

（五）爆炸事故

爆炸事故是人们在生产活动中，由于违反了正常生产程序或不了解物质的危险特性，意外发生了突发性大量能量的释放。这种由于人为、环境或管理上的原因而造成财产损失或人身伤亡，并伴有强烈的冲击波、高温高压的事故称为爆炸事故。

1. 特点　爆炸与燃烧的双重性；物体破坏与人员伤亡的严重性；爆炸发生的突发性；爆炸现场潜在的危险性。

2. 救援要点

（1）现场救护　听从指挥，进入现场。选择安全地带，进行生命救护。协助受伤患者离开现场。

（2）烧伤救护　抢救烧伤患者，必须迅速将患者与高温热环境或物体隔离。

（3）创伤救护　保护好创面，防止感染，及时止血，外伤骨折后初步固定。

3. 爆炸事故的处理

（1）处理原则　通过判断患者病情轻重缓急，优先处理和转运危重症患者，使其得到快速救治，减少致残和死亡率，同时采取必要的临时救治措施和用药，稳定患者病情，为后续治疗争取时间。

（2）保持呼吸道通畅　通过观察患者是否具有自主呼吸和呼吸频率等，结合听诊器判断气管和肺部是否受阻和损伤。对于无自主呼吸者立即气管插管，必要时予以紧急气管切开，配合呼吸机、球囊或吸氧管给氧。

（3）抗休克　严密观察患者意识、瞳孔、脉搏和四肢循环等状态，同时监测患者各项生命体征变化，建立 2 条静脉通道，确保各种抗休克液体和药物顺利输入，补充容量以林格氏液为主，先胶体液后晶体液，在 1 ～ 2 小时内迅速补足计划液量，注意记录出入量变化，必要时留置尿管，观察肾功能灌注情况。注意采集血液标本，测量血气、电解质、血型、血液生化和凝血等各项指标，指导临床用药。

（4）外伤和骨折处理　外伤出血患者，立即予以清创、消毒、止血、包扎、缝合等，注射破伤风抗毒素，注意体温变化，防止感染和高热。对于骨折患者应进行制动，保持一定体位，避免剧烈晃动，严密观察患肢的末梢循环及局部肿胀、疼痛情况。

六、重大自然灾害

重大自然灾害指自然异常变化造成的人员伤亡、财产损伤、资源破坏等现象，如有水灾，地震等。

（一）地震灾害

1. 特点　破坏性；突发性；不可控性；地区性；频繁性；连发性。

2. 危害

（1）生理伤害：挤压伤和挤压综合征；休克与感染；烧伤。

（2）心理、精神伤害。

（3）人员死亡。

（4）公共卫生问题：水源污染；媒介生物孳生；生态环境破坏食品污染传染病流行等。

3. 救援要点　疾病预防控制；加强环境卫生控制措施；加强食品卫生控制措施；加强饮水卫生控制措施；传染病控制；健康教育。

4. 地震灾害的处理

（1）处理原则：首先搜寻、集中患者，然后检伤分类，先重后轻，现场抢救，及时转送。

（2）进行检伤分类：分别用蓝、黄、红、黑 4 种颜色的腕带，对轻、重、危重伤患者和死亡患者进行标识，以便后续救治辨认或采取相应措施。以保证危急患者及有抢救价值的患者优先得到抢救，一般患者得到及时治疗。

（3）早期救治：采取先救命、再治伤的救治原则：对呼吸道梗阻和窒息、心脏骤停等危及生命的急症患者，要清除患者呼吸道异物，保持呼吸道通畅，进行心肺复苏、尽早气管插管及辅助呼吸。其他患者予以对症治疗，给予止血、补液、清创、包扎、保温、吸氧等治疗。对于骨折、关节损伤、大面积软组织损伤的患者，应予以临时固定。

（4）移动患者：对于地震患者，发现、怀疑有脊柱骨折时，搬动要十分小心，防止脊柱弯曲和扭转，以免加重伤情。搬运时，应由 3 ~ 4 人分别托扶患者的头、背、臀、腿部，抬放至硬质担架上，然后固定运送。

（5）转运过程中，要严密观察患者病情，及时采取有效措施。

（二）洪水灾害

1. 洪水灾害特点　由于强降雨，造成洪水暴发，给人类正常生活、生产活动带来损失和危害。

（1）淹溺　人落入洪水，可致淹溺。被水流中木块或其他异物所冲撞，可能合并其他创伤。

（2）叮咬伤　洪水上涨，老鼠、昆虫迁徙，各种叮咬伤发病增多。

（3）公共卫生疾病　洪水区附近的厂区被淹埋，化工原料等可能会污染食品、水源，可引发急性传染病疫情。

2. 救援要点　抢救和治疗患者；加强饮用水卫生措施；加强食品卫生措施；加强环境卫生措施；传染病控制；媒介生物控制；健康教育。

3. 洪水灾害的处理

（1）对于溺水患者，立即清除溺水患者口鼻淤泥、杂草、呕吐物等，取下假牙，开放气道，给予 5 次通气，每次吹气 1 秒左右，并能看到胸廓起伏。

（2）如果溺水者对初次通气无反应，接下来行胸外心脏按压，若无生命迹象方可使用 AED。

（3）如有创伤、出血事件，按照止血、包扎等原则处理，详见本章第三节。

（4）尽快搬上急救车，迅速转送。对所有溺水休克者，不管情况如何，都必须从发现开始持续进行心肺复苏抢救。

第三节　突发事件紧急医疗救援

一、突发事件紧急医疗救援队伍组织与管理

突发事件紧急医疗救援队伍组织与管理包括 7 个部分：呼救信息的管理与判断；指挥与调度救援力量；救援队伍的启动；现场指挥；现场救援的组织；现场的救治与合理分流转送；信息的收集与反馈。

（一）呼救信息的管理与判断

1.120 调度在接到突发公共卫生事件与意外伤害事故紧急求救信息后，需要调度人员对呼救信息进行分析、判断与再确认。

2.初步判定是否要启动应急预案，启动哪一级的预案。

3.按程序向哪一级的领导报告。

（二）指挥与调度救援力量

1.调度人员转换角色为救援初始阶段的指挥员。

2.就近派车作为第一梯队赶赴现场进行救援并随时搜集现场伤亡情况。

3.根据伤亡情况，迅速组建第二梯队前往救援。

4.集中优势力量来承担紧急救援任务。

（三）救援队伍的启动

1.第二救援梯队组建完毕后，即行派出。其中包括指挥车、救援物品供应车各一辆，监护型救护车与普通型救护车若干。

2.根据突发事件性质、伤病情况等启动特色救援队伍。

（四）现场指挥

1.先到达的第一梯队高年资、高技术职称的医务人员立即现场指挥。

2.第二梯队到达后，由中心级领导或院前急救部的领导接任现场指挥。

3.当属地卫生行政部门相关领导到达现场后，立即接替现场指挥权。

4.现场指挥是负责与省、市级卫生应急指挥部及省紧急医疗救援指挥中心联系、汇报工作、接受命令、协调与各救援部门之间的关系。

5.紧急救援中心的主任或院前急救部的主任负责现场的医疗救治工作，并将伤亡情况向行政部门相关领导和应急办公室汇报并接受指令。

（五）现场救援的组织

1.紧急救援中心将划分为指挥组、检伤分类组、现场抢救组、车辆管理组、通讯信息组、供应保障组等6个组。

2.根据预案中各组的任务职责、工作程序、诊断与治疗常规、技术操作规范分头进行救援工作。

（六）现场的救治与合理分流转送

现场救治原则：

1.参加抢救工作的单位向"现场指挥官"报到，并接受统一指挥。

2.大规模伤员现场检伤分类。

3.根据现场伤病员情况设置现场手术室、急救处置室。

4.现场医疗救援过程中，要本着"先救命后救伤、先救重后救轻"的抢救原则，做好突发事件伤员的分级救治：现场急救、早期治疗、专科治疗。

合理分流转送：

1.原则是进行现场必要的紧急处理与救治后在严密监护下进行转送。

2.伤员经现场救治的医疗文书要一式三份，及时向现场医疗救援应急指挥部报告，并向接纳分流伤员的医疗机构提交。

3.转送途中伤员需要医务人员完善监护并做必要的病情和监护记录。

4.灾害事故发生后任何医疗机构不得以任何理由拒诊、推诿分流的伤员。

（七）信息的收集与反馈

1.第一梯队到达现场后，要将现场的情况及时向 120 指挥调度中心反馈。

2.第二梯队到达后，要将现场的情况真实、准确、客观、全面地向指挥中心反馈。

3.伤病员在分流前要向指挥中心汇报以便及时向相关医院通报情况。

4.救护车在转送之前、到达医院时、完成任务后分 3 次向指挥中心及现场指挥部汇报。

5.现场信息组要及时收集情况，进行汇总、分析，及时写出书面报告，向上级机关汇报。

二、检伤分类与转送

（一）检伤分类标识

通常检伤分类采用国际标准的伤情分类卡将患者分成红色、黄色、绿色、黑色 4 类，见表 10-1。红色：第一优先，危重伤，即非常严重的创伤，但如果及时治疗就有生存机会。黄色：第二优先，重伤，即有重大创伤，但仍然可以短暂等候而不会危及生命或导致机体残疾。绿色：第三优先，轻松，即可以自行走动，没有严重创伤，可以在现场完成治疗后送往医院。黑色：死亡，即心脏停止跳动且没有呼吸。

表 10-1 检伤分类标识

类别	程度	标志	伤情
I	危重伤	红色	严重颅脑损伤、大出血、昏迷、各类休克、严重挤压伤、内脏伤、张力性气胸、颌面部伤、颈部伤、呼吸道烧伤、大面积烧伤（≥30%）
II	重伤	黄色	胸部伤、开放性骨折、小面积烧伤（<30%）、长骨闭合性骨折
III	轻伤	绿色	轻微头部损伤和软组织损伤
0	致命伤	黑色	按有关规定对死者进行处理

（二）现场分检决策程序依次分为 4 个步骤

通过第一步和第二步的现场分检，把最严重的创伤患者送往最高救治水平的医院。

1.现场分检第一步 第一步是从患者生理学角度，通过检查患者的生命体征同时评估其意识水平，快速准确鉴别患者伤情。创伤分检第一步需要检出最严重的创伤患者。只要发现以下任何一项情况，就将患者送往最高救治水平的医院。

分检的生理学标准：格拉斯哥昏迷评分（GCS）≤ 13 分；收缩压 <90mmHg；呼吸频率 <10 次 / 分钟（不满 1 岁婴儿呼吸频率 <20 次 / 分钟）需要通气支持。

2.现场分检第二步 第二步主要是从解剖学角度，患者可能存在严重损伤，并且需要在救治水平较高的医院进行处理，但其生理学参数又达不到第一步标准。对于这些患者，单纯依靠生理学标准可能会导致检伤分类不足。因此，从解剖学的角度可提高检出严重创伤患者的可能性。

解剖学的角度分检标准为：所有头、颈、躯干、四肢近端至肘或膝部穿透伤患者；气胸（连枷胸）；两处或多处近端长骨骨折；四肢挤压、撕脱伤；肢体近端至腕或踝处的离断；骨盆骨折；开放或凹陷性颅骨骨折；瘫痪。

3.现场分检第三步 某些创伤患者虽然没有达到第一步或第二步的标准，但可能仍然存在严重隐匿性的创伤。现场分检的第三步是通过评估损伤机制，决定是否需要把患者转送至创伤医疗机构。

损伤机制分检标准为：坠落：成人从高于 6 米（约 2 层楼高）的高处坠落；儿童从高于 3 米或其身高的 2 或 3 倍的高处坠落；部分或全部乘客从机动车抛出；同一客舱有乘客死亡；汽车撞击步行者或骑自行车者致其被抛出、碾压，或被严重撞击（>32km/h）；用摩托车以 >32km/h 速度碰撞。

4.现场分检第四步 当遇到一个没有达到以上分检标准的患者时，应观察患者的伴随症状，若达到以下标准，应进行相应处理。

其分检标准为：对于老年人，55 岁以上者创伤 / 死亡风险增加，65 岁以上者收缩压 <110mmHg 可发生休克，低速撞击（跌倒）可导致严重损伤。对于儿童，应优先送往有儿童创伤处理能力的创伤中心；有抗凝血和出血性疾病者受创伤后将处于迅速恶化的高危状态；妊娠 >20 周的患者。

三、常见现场救护基本技术

（一）心肺复苏与 AED 的使用

心脏骤停是指心脏泵血功能机械活动的突然停止，造成全身血液循环中断、呼吸停止和意识丧失。心脏骤停发作突然，约 10 秒左右即可出现意识丧失，如在 4 ～ 6 分钟的黄金时段内及时救治可获得存活，如没有及时抢救将出现生物学死亡。心肺复苏是用以抢救心脏骤停患者，能形成暂时的人工循环与人工呼吸，以求达到心脏自主循环、自主呼吸和自主意识得到恢复的挽救生命技术。此外，配合 AED 的使用，可使患者生存率大大提高。研究显示，如果心脏骤停在发作后 5 分钟内进行心肺复苏 +AED，生存率高达 70% 以上。因此，心肺复苏联合 AED 成为心脏骤停抢救能否成功的关键和根本保证。

1.心脏骤停的原因

（1）意外事件 如电击、溺水、窒息等。

（2）神经系统病变 如脑血管意外、脑部外伤等疾病所致的脑水肿、颅内压增高。

（3）器质性心脏病 如急性广泛性心肌梗死、急性心肌炎等均可导致心脏停搏。

（4）手术和麻醉意外 如麻醉药过量、给药途径有误、术中出血过多。

2. 心脏骤停的临床表现

（1）突然面如死灰、意识丧失或全身抽搐 轻拍重喊，无反应，说明意识丧失。

（2）大动脉搏动消失，血压测不出 因为颈动脉较为表浅，且颈部容易暴露，一般作为判断的首选部位。成人以颈动脉或股动脉，幼儿以肱动脉为准。

（3）呼吸停止或呈叹息样呼吸 可通过听有无呼气声或采用面颊部靠近患者的口鼻感觉有无气体溢出，脸转向患者观察胸腹部有无起伏。

（4）瞳孔散大 需注意循环完全停止后超过1分钟才会出现瞳孔散大，且有些患者可始终无瞳孔散大的现象。

（5）皮肤苍白或发绀 一般以口唇和甲床最为明显。

（6）心尖搏动及心音消失 听诊无心音。心电图表现为心室颤动或扑动、心电机械分离。

心脏骤停时可以出现上述多种临床表现，但以意识丧失和大动脉搏动消失这两项最为重要，可凭这两项就可以实施心肺复苏。

3. 心肺复苏、AED 的操作步骤

前提：评估现场环境安全程度。

（1）判断意识：评估患者意识状态，轻拍重喊。用双手轻拍患者双肩，问："喂！你怎么了？"如无反应，立即检查呼吸。

（2）检查呼吸：观察患者胸廓有无起伏，时间为 5 ～ 10 秒（数 1001、1002、1003、1004、1005……）。

（3）让医务人员准备抢救物品及除颤仪。

（4）判断有无有颈动脉搏动：用右手的中指和食指从气管正中环状软骨划向近侧颈动脉搏动处（数 1001，1002，1003，1004，1005……）。

（5）松解衣领及腰带。

（6）胸外心脏按压：两乳头连线中点（胸骨中下 1/3 处），用左手掌跟紧贴患者的胸部，两手重叠，左手五指翘起，双臂伸直，用上身力量用力按压 30 次（按压频率 100 ～ 120 次 / 分，按压深度 5 ～ 6cm）。

（7）打开气道：仰头抬颌法，清理口腔分泌物，去掉假牙。

（8）持续 2 分钟的高效率的 CPR：以心脏按压：人工呼吸 =30：2 的比例进行，操作 5 个周期。

（9）在心肺复苏第一个周期完成后，进行 AED 除颤，AED 准备期间胸外心脏按压不可停止。

（10）开启 AED，充分暴露胸部，正确粘贴电极板。

（11）AED"正在分析心率"，AED"建议除颤、正在充电"，施救人员诉"旁人离开"。

（12）充电完毕，除颤按钮闪烁，迅速完成按键，并报告"除颤完毕"。

（13）判断复苏是否有效：查看自主呼吸是否恢复，同时触摸是否有颈动脉搏动。

（14）待复苏成功后，移除电极片，整理 AED。

（15）整理患者：进行进一步生命支持。

4. 心肺复苏提高抢救成功率的主要因素　按压频率 100～120 次 / 分钟；胸骨下陷的深度 5～6cm；按压后保证胸廓完全回弹；胸外按压时最大限度地减少中断；避免过度通气；AED 准备期间胸外心脏按压不可停止。

（二）海姆立克急救法

海姆立克急救法是利用肺部残留气体，形成气流，将堵住气管、喉部的食物硬块等异物冲出，使人获救。

1. 成人海姆立克急救法的应用

（1）施救者站立在患者背后，双手臂环抱其腰部，让伤病员弯腰，头向前倾。

（2）施救者一手握拳，将拳头的拇指一侧放在患者胸廓上和脐上的腹部。

（3）另一手紧握在握拳手之上，快速用力挤压患者腹部的后上方，约每秒挤压一次，直到排出异物。

（4）重复以上手法直到异物排出。

（5）如没有旁人，患者可自救，自行弯腰靠于以固定水平物体边缘（如椅背、扶手栏杆等），快速向上冲击式压迫上腹部，直到异物排出。

2. 儿童海姆立克急救法的应用（适合 2 岁以上儿童）

（1）在儿童背后，双手放于儿童肚脐和胸骨之间，一手握拳，另一手包住拳头。

（2）双臂用力收紧，瞬间按压儿童胸部。

（3）持续几次挤按，直到气管堵塞解除。

3. 婴幼儿海姆立克急救法的应用（适合 1 岁以下婴幼儿）

（1）施救者将婴儿面朝下，使其身体放置在手臂上并依靠膝盖上。

（2）施救者手臂贴着前胸，大拇指和其余四指分别卡在下颌骨位置，另一只手在婴儿背上两肩胛骨间拍 5 次。

（3）再将婴儿翻正，在婴儿胸骨下半段，用食指及中指压胸 5 次，直到异物吐出。

4. 注意事项 对于能有效咳嗽的儿童，提示气道未完全阻塞，应鼓励其咳出堵塞物，因为咳嗽比任何冲击法更有效。如果咳嗽力度越来越差且不能发声，提示气道梗阻严重，检查其意识是否清醒。意识清醒则采用海姆立克急救法。意识不清醒提示心脏骤停，立即启动 CPR。

（三）止血、包扎、固定

撞击、摔打、坠落、挤压、摩擦、穿刺、拖拉等都可能造成人体闭合性、开放性创伤、骨折、出血、休克等，在送往医院之前要帮助患者止血、包扎、固定。

1. 伤口止血 骨折往往伴随着出血，伤及动脉血管出血达总量达到 800 ~ 1000mL 时，可能造成患者休克，出血量达到 1600 ~ 2000mL 时，已严重危及生命。

（1）指压动脉止血法 用手指压迫伤口近心端动脉，将其压向深部的骨头，阻断血液通过。适用于头部和四肢某些部位的大出血。

（2）直接压迫止血法 用无菌纱布直接压迫伤口处，压迫时间约 10 分钟。适用于较小伤口的出血。

（3）加压包扎止血法 先用无菌纱布覆盖压迫伤口，再用三角巾或绷带用力包扎，包扎范围比伤口稍大。这是最常用的止血方法，在没有无菌纱布时，可使用消毒卫生巾、餐巾等替代。

（4）布制止血带止血法 该方法只适用于四肢大出血，当其他止血法不能止血时才用此法。取一根小棒穿在布，打个带圈内，提起小棒拉紧，将小棒依顺时针方向绞紧，将绞棒一端插入活结环内。最后拉紧活结并与另一头打结固定的松紧度应以出血停止、远端摸不到脉搏为宜。过松达不到止血目的，过紧会损伤组织。时间一般不超过 5 小时，每小时要放松 1 次，时间 1 ~ 2 分钟。

（5）伤口处理注意事项 勿用污染物品接触伤口；禁用碘酊涂擦伤口；禁用非消毒水冲伤口；钢筋、木棍不可拔出伤口。

2. 包扎 及时正确的包扎，可以达到压迫止血、保护伤口、减少疼痛等，同时固定敷料和夹板。相反，错误的包扎可导致出血增加、加重感染、造成二次伤害等不良后果。包扎完成后要观察肢体颜色，有无肿胀，如发紫、发麻即表示包扎过紧，需重新包扎。

（1）环形包扎法 用于肢体粗细相等的部位。操作步骤：①伤口用无菌或干净的敷料覆盖，固定敷料。②将绷带打开，第一圈环绕稍作斜状，并将第一圈斜出一角压入环形圈内环绕第二圈。③加压绕肢体 4 ~ 5 圈，每圈盖住前一圈，绷带缠绕范围要超出敷料边缘。④最后将绷带多余的剪掉，用胶布粘贴固定，也可将绷带尾端从中央纵行剪成两个布条，然后打结。

（2）螺旋反折包扎法 用于肢体粗细不等的部位。操作步骤：①伤口用无菌或干净的敷料覆盖，固定敷料。②先按环形法缠绕两圈。③然后将每圈绷带反折，盖住前圈三分之一或三分之二，依次由下而上缠绕。④折返时按住绷带上面正中央，用另一只手将绷带向下折返，再向后绕并拉紧；绷带折返处应避开患者伤口。⑤最后以环形包扎结束。

（3）8字形包扎法　用于肩、肘、膝、踝等关节部位。操作步骤：①伤口用无菌或干净的敷料覆盖，固定敷料。②包扎时从腕部开始，先环形缠绕两圈。③经手和腕"8"字缠绕。④最后将绷带尾端在腕部固定。⑤最后以环形包扎结束。

（4）回返包扎法　用于头和断肢残端、肢体离断伤的处理。绷带包扎原则为：①包扎绷带应力求严密，稳定，清洁。②压力均匀，并应富有弹性。③松紧适度，利于引流。④注意消灭死腔，防止出血。⑤打结时，不要在伤口上方，也不要在身体背后，以免造成不适。⑥经常检查，发现绷带松动、脱落时，应及时予以加固或更换。如有脓血外溢或渗出，应酌情加厚或更换。⑦在没有绷带而必须急救的情况下，可用毛巾、手帕、床单（撕成窄条）、长筒尼龙袜子等代替绷带包扎。

（5）绷带包扎法的注意事项　先清创，再包扎不用水洗（化学伤除外）；不轻易取异物；不回纳脱出体腔的内脏；动作轻柔、松紧适当、指（趾）端外露；包扎后的肢体保持功能位置。

3. 骨折固定　四肢骨折均应固定，脊柱和骨盆应相对固定，以防止对血管、神经、脏器进一步损伤，同时可以减轻疼痛、预防休克、便于运送。

（1）锁骨骨折固定　用毛巾或敷料垫于两腋前上方，将三角巾折叠成带状，两端分别绕两肩呈"8"字形，拉紧三角巾的两头在背后打结，尽量使两肩后张。如仅一侧锁骨骨折，用三角巾把患侧手臂悬兜在胸前，限制上肢活动即可。

（2）肱骨骨折固定　用长、短两块夹板，长夹板放于上臂的后外侧，短夹板置于前内侧，在骨折部位上下两端固定。将肘关节屈曲90°，使前臂呈中立位，再用三角巾将上肢悬吊，固定于胸前。

（3）前臂骨折固定　协助患者屈肘90°，拇指向上。取两块合适的夹板，其长度超过肘关节至腕关节的长度，分别置于前臂的内、外侧，然后用绷带于两端固定，并用三角巾将前臂悬吊于胸前，呈功能位。

（4）大腿骨折固定　取一长夹板放在伤腿的外侧，长度自足跟至腰部或腋窝部，另用一夹板置于伤腿内侧，长度自足跟至大腿根部，然后用绷带或三角巾分段将夹板固定。

（5）小腿骨折固定　取长短相等的夹板（从足跟至大腿）两块，分别放在伤腿的内、外侧，然后用绷带分段扎牢。紧急情况下无夹板时，可将伤员两下肢并紧，两脚对齐，然后将健侧肢体与伤肢分段绷扎固定一起，注意在关节和两小腿之间的空隙处垫以纱布或其他软织物以防包扎后骨折部弯曲。

（6）脊柱骨折固定　仰卧（或俯卧）于硬板（或硬质担架）上，腰不能弯曲；必要时，可用绷带将伤员固定于木板上。

（7）骨盆骨折固定 用三角巾或大块布料将骨盆的环形包扎，仰卧于硬板或硬质担架上，膝下加垫使之微屈。

（8）骨折固定注意事项 不要盲目复位，以免加重损伤。外露伤口骨折断端禁止送回伤口内。松紧适宜，不影响血运，又能固定。指（趾）外露，便以观察血液循环。如发现指（趾）尖苍白或青紫时，可能是固定包扎过紧，应放松重新包扎固定。保持受伤部位功能位置。可以用制式夹板或就地取材如木棍、竹片、树枝、手杖、报纸等做成的夹板进行骨折固定，但夹板不宜与皮肤直接接触。在夹板两端、骨骼突起部、悬空部位应加衬垫。夹板长度与宽度，要与骨折肢体相适合。避免不必要的搬动与剧烈活动。

四、突发事件紧急医疗救援新模式

1. 陆路医疗转运与救治 充分发挥院前医疗急救机构的作用，完善管理机制，发展人员队伍，保障人员待遇，改进装备设施，进一步提升突发事件现场检伤分类救治和伤员快速安全转运的能力。建立完善陆路长途医疗转运协作机制，与铁路运输部门加强协作，提升大批量伤员转运的效率和安全性。

2. 航空医疗转运与救治 鼓励发展我国航空医疗转运与救治工作。制订支持航空医疗转运与救治发展的政策和保障措施。研究编制航空医疗转运与救治相关工作规范和技术指南。逐步开展航空医疗转运与救治的专业队伍和装备设施建设。积极探索建设国家航空医疗救援力量。

3. 海（水）上医疗转运与救治 在我国沿海和沿江河湖泊地区，按区域布局建设国家海（水）上紧急医学救援基地，重点加强海（水）上伤病救治队伍和设备条件等专业化建设。基地平时开展海（水）上紧急医学救援专业教育、陆海空相结合的培训演练和装备研发等工作；在海（水）上突发事件发生时，有效落实伤员医疗转运与救治等医学救援措施。指导和支持沿海和内陆水域省份加强本辖区相关医疗卫生机构的海（水）上紧急医学救援能力建设。

本章小结

本章主要阐述了卫生应急、突发公共卫生事件的基本概念、特点；我国卫生应急系统的构成和我国卫生应急管理的运行机制；突发急性传染病、突发中毒事件、群体性不明原因疾病、其他严重影响公共健康事件和重大自然灾害的应急处理；检伤分类标识、检伤分类与转送的步骤、常见现场救护基本技术以及突发事件紧急医疗救援的新模式。

主要参考文献

［1］周业勤.初级卫生保健：我国社区卫生服务治疗化改革研究［M］.北京：科学出版社，2014.

［2］杨辉.初级卫生保健与中国全科医学的发展及挑战［J］.中国全科医学，2018，21（28）：3407-3410.

［3］刘明清，王万荣.预防医学［M］.北京：人民卫生出版社，2014.

［4］杨柳清.预防医学［M］.北京：中国中医药出版社，2018

［5］戚林，王永军.公共卫生学基础［M］.北京：人民卫生出版社，2018.

［6］傅华.健康教育学［M］.北京：人民卫生出版社，2017.

［7］Shafieian M，Kazemi A. A randomized trial to promote physical activity during pregnancy based on health belief model［J］. J Educ Health Promot，2017，6：40

［8］田向阳.健康教育与健康促进基本理论与实践［M］.北京：人民卫生出版社，2016.

［9］陈金宝.社区护理学［M］.上海：上海科学技术出版社，2016.

［10］张先庚.社区护理学［M］.北京：人民卫生出版社，2016.

［11］赵小玉.护理学导论［M］.北京：北京大学医学出版社，2015.

［12］Karen Glanz，Barbara K. Rimer，K. Viswanath. Health behavior：theory，research and practice（5e）［M］. San Francisco：John Wiley & Sons，Inc，2015.

［13］余金明.健康行为与健康教育［M］.上海：复旦大学出版社，2013.

［14］陈金金.护理学导论［M］.广州：中山大学出版社，2014.

［15］李小妹.护理学导论［M］.北京：人民卫生出版社，2012.

［16］何国平.社区护理学［M］.湖南：湖南科学技术出版社，2012.

［17］李春玉.社区护理学［M］.北京：人民卫生出版社，2012.

［18］吕姿之.健康教育与健康促进［M］.北京：北京医科大学出版社，2002.

［19］王筱筱，段宏为，林航，等.格林模式在健康教育中的应用进展［J］.中国护理管理，2018，18（04）：570-574.

［20］汤仕忠.社区保健［M］.南京：东南大学出版社，2004.

［21］陈锦治.社区保健［M］.北京：人民卫生出版社，2002.

［22］黄亚博.实用社区卫生保健［M］.南京：东南大学出版社，2012.

［23］李春玉.社区护理学［M］.北京：人民卫生出版社，2012.

［24］曹文元.传染病学［M］.西安：第四军医大学出版社，2016.

［25］侍杏华.传染病学［M］.天津：天津出版传媒集团，2012.

［26］杜雪平.全科医生基层实践［M］.北京：人民卫生出版社，2012.

［27］李鲁.社区预防医学［M］.北京：人民卫生出版社，2010.

［28］徐文灿.皮肤性病学［M］.长春：吉林出版集团，2016.

［29］艾娟.内科学［M］.北京：科学技术文献出版社，2016.

［30］崔树起，杨文秀.社区卫生服务管理［M］.北京：人民卫生出版社，2018.

［31］梁万年.卫生事业管理学［M］.北京：人民卫生出版社，2017.

［32］钱晓忠，潘宇峰，倪衡如.社区卫生服务中心规范化管理流程汇编［M］.上海：上海交通大学出版社，2018.

［33］邢文华，韩丽媛，王应白.社区卫生服务时间知道［M］.上海：上海交通大学出版社，2017.

［34］周恒忠，夏晓萍.全科医学与社区卫生服务［M］.北京：人民军医出版社，2012.

［35］祝墡珠.全科医学概论［M］.第4版.北京：人民卫生出版社，2013.

［36］梁万年，郭爱民.全科医学基础［M］.北京：人民卫生出版社，2008.

［37］刘云秀，彭电落，龚建平，等.社区医疗巡诊模式的研究［J］.当代医学，2018，23（24）：80-82.

［38］熊吉峰.农村失能老人家庭照护者压力研究［J］.武汉科技大学学报（社会科学版），2014，16（6）：637-642.

［39］齐文娟.中学生健康危险行为特征及其与家庭因素的关系［J］.中国学校卫生，2017，38（6）：812-815.

［40］王刚.社区康复学［M］.北京：人民卫生出版社，2018.

［41］朱天民.社区康复［M］.北京：人民卫生出版社，2018.

［42］刘晓华，钱敏雷.公交车火灾事故的医疗救护与探讨［J］.中华灾害救援医学，2014，（09）：510-512.

［43］岳茂兴，王立祥，王东明，等.地震现场救援与卫生应急医疗处置专家共识（2017）［J］.中华卫生应急电子杂志，2017，（04）：193-205.

［44］付熙明，袁龙，刘英.核辐射突发事件公众健康教育策略研究［J］.中国辐射卫生，2017，（05）：577-579.

［45］黎敏，李超乾，卢中秋，等.急性中毒的诊断与治疗专家共识［J］.中华卫生应急电子杂志，2016，（06）：333-347.

［46］季淑艳，房民.突发危险品爆炸事故伤员的急救护理体会［J］.武警后勤学院学报（医学版），2017，（07）：627-628.

［47］高婷婷，田军章，王声湧，等.卫生部门应急风险沟通能力评价指标体系研究［J］.中华疾病控制杂志，2014，18（3）：252-256.

［48］张磊，阮桢.100起危险化学品泄漏事故统计分析及消防对策［J］.消防科学与技术，

2014，33（3）：337–340.

［49］郭庆山，张连阳，何武兵，等．灾难环境中开放性损伤的救治技术规范［J］.中华灾害救援医学，2015，3（06）：310–311+319.

［50］王立祥，孟庆义，余涛.2016中国心肺复苏专家共识［J］.中华灾害救援医学，2017，5（01）：1–23.

［51］王甲莉，徐峰，陈玉国．心肺复苏2017重大研究进展［J］.中华急诊医学杂志，2018，27（3）：237–239.

［52］郑进．我国院前急救中有关外伤若干问题商榷［J］.中华灾害救援医学，2015，3（08）：459–461.

［53］樊超．海姆立克急救法［J］.大家健康，2016，（06）：73.

［54］MCCOY CE，CHAKRAVARTHY B，LOTFIPOUR S.Guidelines for Field Triage of Injured Patients：In conjunction with the Morbidity and Mortality Weekly Report published by the Center for Disease Control and Prevention［J］.West J Emerg Med，2013，14（1）：69–76.

［55］邓晓婷，陈冠林，黄莹偲，等．突发公共卫生事件风险评估方法［J］.中国预防医学杂志，2014，15（3）.

［56］王声涌，林汉生．突发公共卫生事件应急管理学［M］.广州：暨南大学出版社，2011.

［57］石泽亚．自救互救他救［M］.北京：人民卫生出版社，2016.

［58］祝益民．卫生应急管理培训手册［M］.长沙：湖南科技出版社，2015.

［59］国务院．中华人民共和国传染病防治法修订版［S］.2013.

［60］王陇德．卫生应急工作手册［M］.北京：人民卫生出版社，2005.

［61］王陇德．突发公共卫生事件——应急管理理论与实践［M］.北京：人民卫生出版社.2008.